AF533089

Traditionelle Thaimassage erlernen

ein Handbuch

Patrick Colin Ladewig

Impressum:

Patrick Colin Ladewig
Traditionelle Thaimassage erlernen
Ein Handbuch

1. Auflage 2011

in der Mediengruppe Westarp
Kirchstr. 5 - 39326 Hohenwarsleben
www.westarp.de, www.westarp-bs.de, www.book-on-demand.de

ISBN: 978-3-86386-158-2

Druck und Bindung: Kühne & Partner Druck GmbH, Helmstedt
www.druckerei-kuehne.de, www.unidruck7-24.de

Printed in Germany.

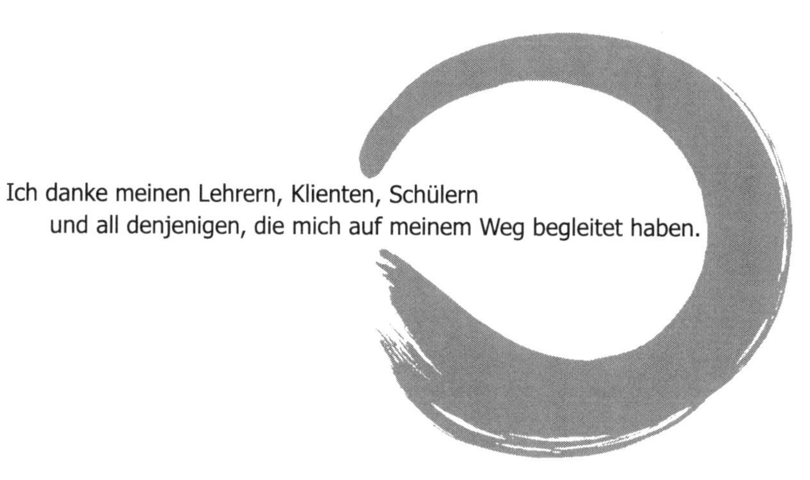

Ich danke meinen Lehrern, Klienten, Schülern
und all denjenigen, die mich auf meinem Weg begleitet haben.

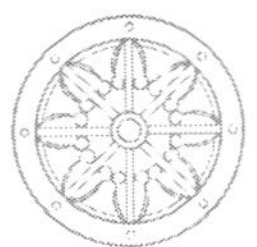

Inhalt

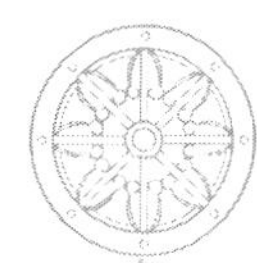

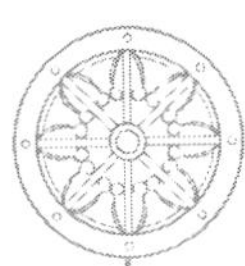

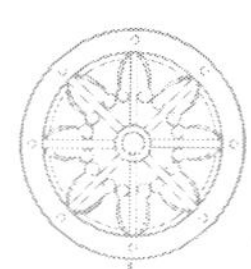

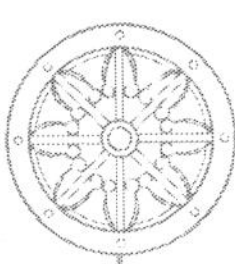

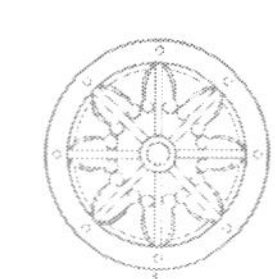

Intro

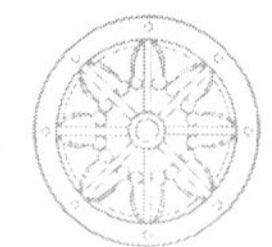

Dieses Buch ist ein Handbuch für das Erlernen der Traditionellen Thaimassage (TTM). Ich behandle und unterrichte seit Jahren in dieser Form der Körperarbeit und bin sowohl als Gebender als auch als Nehmender an optimalen Behandlungserfolgen interessiert. In Thailand habe ich die verschiedenen Stilformen dieser Behandlungstechnik kennen gelernt und auch die unterschiedlichen Level in den thailändischen Schulen erfahren. Allein der Unterschied zwischen dem nördlichen Stil, der in und um Chiang Mai gelehrt wird, und dem südlichen Stil, der vorwiegend im Wat Po in Bangkok unterrichtet wird, macht schon deutlich, dass sich die TTM nicht in eine standardisierte Form pressen lässt.

Verschiedenartige Einflüsse und Vorlieben prägen einen eigenen Stil jedes Masseurs. Aus persönlichem Interesse habe ich die angrenzenden Länder Thailands bereist, um zu sehen, wie die TTM dort ausgeführt wird und welche Einflüsse in den einzelnen Regionen stärker ausgeprägt sind. Ich habe mich von vielen bekannten und weniger bekannten Masseuren im asiatischen Raum behandeln lassen, um zu erleben, wie einzelne Techniken von ihnen abgewandelt werden und welche eigenen Methoden sie kreiert haben. Oftmals entwickelte sich ein interessanter Erfahrungsaustausch. Irgendwann entstand der Wunsch, ein übersichtliches Nachschlagewerk zu entwickeln, um die Vielfalt der Behandlungstechniken, deren Handhabung und Einsatz weitergeben zu können. Demzufolge liegt der Schwerpunkt dieses Buches im Erlernen einer soliden Grundbehandlung in Verbindung mit der Anwendung verschiedener Techniken, um bei jedem Klienten optimale Behandlungserfolge zu erzielen.

Ich habe mich entschieden bei den Grundtechniken den nördlichen Stil zu verwenden. Dieser wird in einer 3 bis 4 stündigen Behandlungssequenz dargestellt, ähnlich der Abfolge, wie sie in den nördlichen Schulen Thailands weitergegeben wird.

Die Vielzahl der Behandlungsabläufe und Akupressurpunkte aus der TTM, die bei bestimmten Schmerzsymptomatiken Anwendung finden, werden in diesem Buch nicht berücksichtigt. Ich hoffe diesem Gebiet an anderer Stelle einen eigenen Platz widmen zu können.

Die auf den Seiten 25-29 dargestellten Energielinien sind zur allgemeinen Veranschaulichung gedacht. Ihre Behandlung bei den aufgeführten Symptomen ist dem erfahrenen Praktizierenden vorbehalten.

Um den Dienstleistungscharakter der Massage zu unterstreichen und die Mündigkeit des zu Behandelnden hervorzuheben, habe ich mich für den Begriff „Klient“ (K) entschieden.

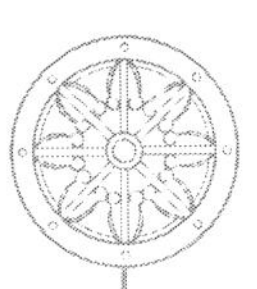

Beim Zusammenstellen einer eigenen Behandlungsabfolge ist es ratsam, sich nach der Reihenfolge der Grundtechniken zu richten, die bei Bedarf durch die Zusatztechniken ergänzt werden können. Behandlungstechniken werden generell auf beiden Körperseiten des Klienten angewendet. Die Behandlung der Energielinien an den Armen, den Beinen, den Händen und dem Gesicht ist pro Sitzung nur einmal durchzuführen, und zwar in der am besten geeigneten Behandlungsposition.

Die Ausführung der Behandlung sollte in einem langsamen, entspannten und fließenden Rhythmus erfolgen, die verschiedenen Techniken dabei ineinander fließen. Hilfsmittel, wie Decken und Kissen, können eingesetzt werden, um den Klienten immer in der richtigen Position lagern zu können. Hinweise zur Führung in die entsprechenden Behandlungspositionen werden in dem Kapitel „Positionswechsel" gegeben.

Ein wichtiger Punkt während der Behandlung ist die Atmung. Dehntechniken sollten grundsätzlich während der Ausatmung [K] erfolgen. Ebenso gibt es auch Drucktechniken, die nur während der Ausatmung [K] durchgeführt werden. Hier bestehen verschiedene Möglichkeiten, z. B. die eigene Atmung mit der des Klienten zu synchronisieren, den Klienten anzuleiten, wann er tief ein – und ausatmen soll oder der Masseur atmet dem Klienten laut vor.

Bei den verwendeten Maßeinheiten, wie z. B. Daumenlänge und – breite, ist immer das Maß des Klienten ausschlaggebend.

In den einzelnen Techniken werden die zu behandelnden Körperteile oft mit Druckzonen (1/2/3/2/1) dargestellt. Damit ist gemeint, dass so viele Druckzonen wie nötig festgelegt werden können, aber der zu behandelnde Bereich ist vor und zurück zu bearbeiten.

Im fortlaufenden Text werden die Begriffe „pressen" und „ laufen" häufig verwendet. Mit „Pressen" ist gemeint, dass mit beiden Handflächen, Daumen etc. gleichzeitig Druck ausgeübt wird, während beim „ Laufen" das Körpergewicht des Masseurs mit schaukelnder Bewegung von rechts nach links usw. verlagert wird und so die Druckzonen abgelaufen werden.

Unter der Überschrift „warm up" sind Techniken aufgeführt, die der täglichen Vorbereitung auf die Körperarbeit dienen.

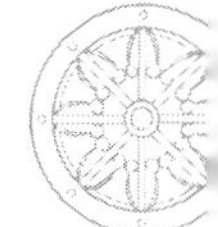

Um bei Behandlungen auf einer Körperseite nicht die Begriffe „rechter Arm“ und „linkes Bein“ etc. zu verwenden, habe ich mich für das System „innen“ und „außen“, „oben“ und „unten“ und „Himmel“ und „Erde“ entschieden. Mit „innen“ ist immer die Körpermittelachse des Klienten in vertikaler Richtung gemeint. Die Hand, der Fuß des Masseurs etc., die dieser Achse am nahesten kommen, sind immer innen.

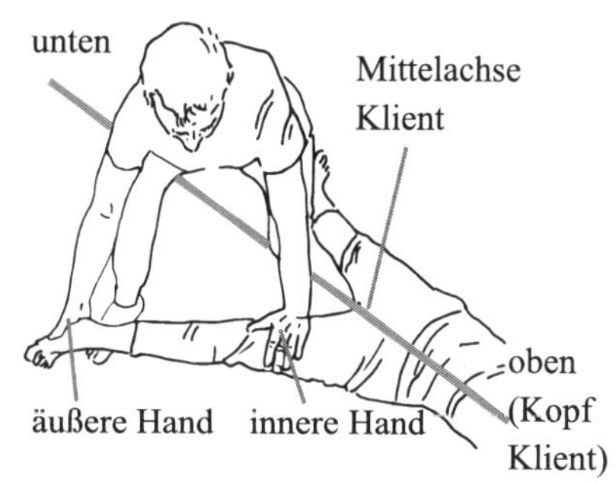

Mit „oben“ ist der Kopf des Klienten gemeint. Die Hand bzw. der Fuß etc. des Masseurs, die dem Kopf des Klienten am nahesten kommen, sind immer „oben“. Egal, ob an der linken oder rechten Körperseite des Klienten gearbeitet wird, die Beschreibung trifft auf beide Seiten zu. Im von mir gestalteten Unterricht hat sich dieses System bewährt, da die Gefahr des Durcheinanderkommens auf den verschiedenen Körperseiten so ausgegrenzt wird. Lediglich innerhalb der Sitzposition habe ich Begriffe wie „rechts“ und „links“ verwendet.

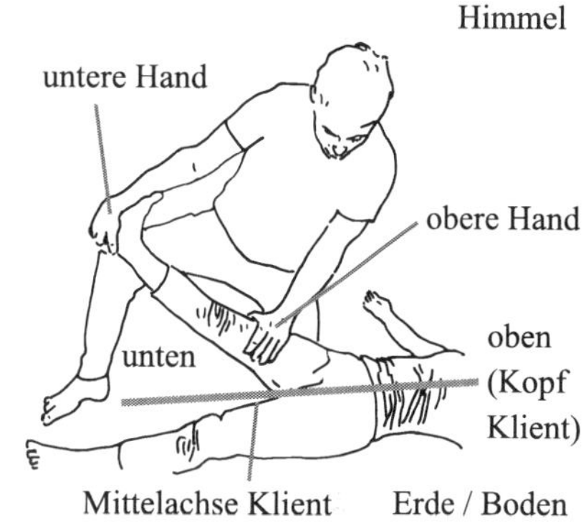

Das Üben der vorgestellten Techniken sollte mit Vorsicht erfolgen, denn dieses Buch ersetzt keine Ausbildung durch einen erfahrenen Lehrer. Es kann dabei aber eine große Hilfe sein.

Grundsatz dieser Form der Körperarbeit ist, dass die Behandlungen nicht als Arbeit, sondern als Meditation zu begreifen sind und die Klienten Zuwendung und Wohlwollen spüren und erfahren. Intuition und Kreativität sind die Wegbegleiter.

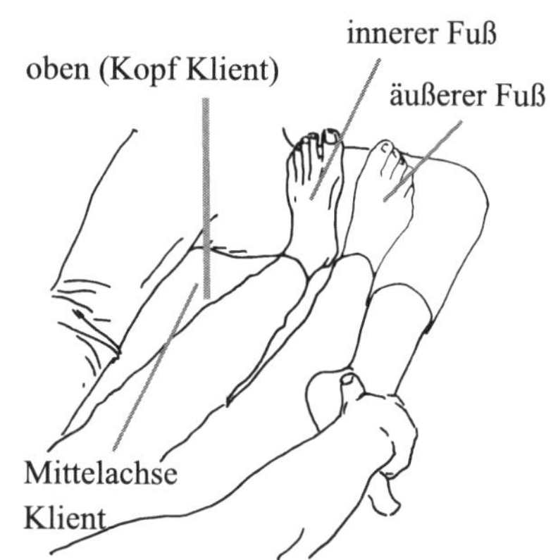

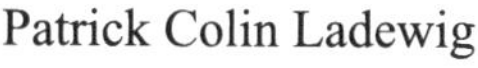
Patrick Colin Ladewig

Mantra

3x

OM NAMO / SHIVAGO / SILASA / AHANG / KARUNIKO /
SAPASATANANG / OSATHA / TIPA - MANTANG / PAPASO /
SURIYA - JANTANG / GOMALAPATO / PAKA - SESI / WANTAMI /
BANTITO / SUMETHASSO / AROKHA / SUMANA-HOMI /

1x

PIYO - TEWA / MANUSSANANG / PIYO - PROMA / NAMUTTAMO /
PIYO - NAKHA / SUPANANANG / PININSIANG / NAMA - MIHANG /
NAMO - PUTTAYA / NAVON - NAVIEN / NASATIT- NASATIEN /
EHI- MAMA / NAVIEN - NAWE / NAPAI - TANG - VIEN /
NAVIEN - MAHAKU / EHI - MAMA / PIYONG - MAMA /
NAMO - PUTTAYA /

3x

NA - A / NA - WA / ROKHA / PAYATI / VINA - SANTI

Übersetzung des Mantras

Wir laden den Geist unseres Gründers Doktor Shivago ein, der zu uns kommt
durch sein heiliges Leben. Bitte bringe uns das Wissen aller Natur,
dass dieses Gebet uns die wahre Medizin des Universums zeigt.
Im Namen dieses Mantras respektieren wir deine Hilfe und bitten, dass wir
durch unseren Körper Ganzheit und Gesundheit zu den Körpern unserer
Klienten bringen.
Die Göttin des Heilens verweilt in hohen Himmelssphären,
während sich die Menschen in der Welt darunter befinden.
Im Namen unseres Gründers mögen die Himmel auf der Erde reflektiert
werden, so dass diese heilende Medizin die ganze Welt umkreisen wird.
Wir beten für den einen, den wir berühren, dass er glücklich sei und dass
jegliche Krankheit von ihm entfernt werde.

Shivago Kumar Baj

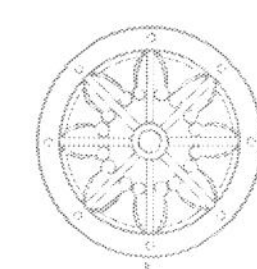

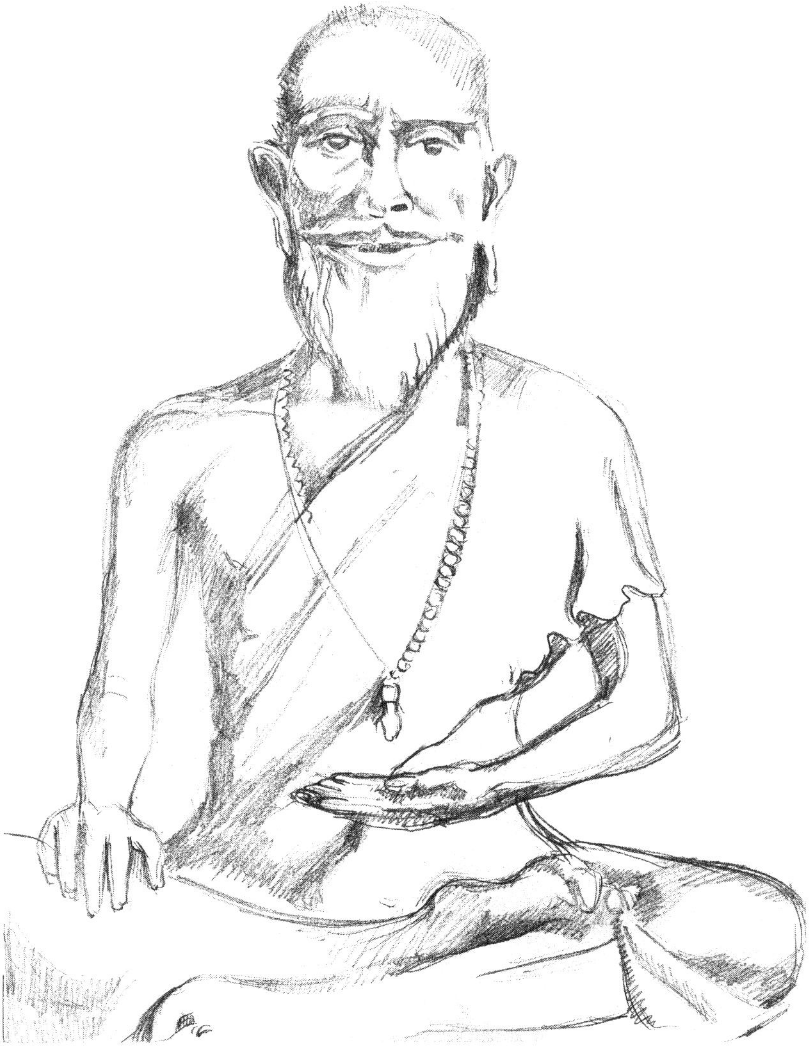

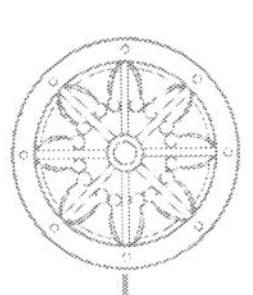

Darstellung TTM

"Wenn irgendjemand in Siam (Thailand) krank ist, beginnt er damit, seinen ganzen Körper von jemandem, der darin geübt ist, bearbeiten zu lassen. Dieser macht sich über den Körper des Kranken her und trampelt ihn unter seinen Füßen."

(Simon de la Loubère, 1690, französischer Gesandter am königlichen Hof von Thailand)

Die Traditionelle Thaimassage (TTM), in Thailand Nuad Bo-Rarn genannt, ist eine Heilkunst, deren Ursprünge mehr als 2500 Jahre zurückliegen. Ihr Begründer ist ein nordindischer Arzt der damaligen Königsfamilie. Shivago Kumar Baj war den Überlieferungen zufolge ein Freund Buddhas und wird in Thailand als Vater der Medizin verehrt. Er findet Erwähnung im Pali-Kanon, den alten Schriften des Buddhismus der südlichen Schule des Theravada.

Mit der Ausbreitung des Buddhismus fand die aus Indien stammende Heilbehandlung ihren Weg nach Thailand. Dort wurde sie unter Mönchen praktiziert und weiterentwickelt und im letzten Drittel des vorigen Jahrhunderts auch über die Klostermauern hinaus weitergegeben. Ebenfalls sind chinesische Einflüsse auf die TTM unumstritten, deren genauen Wege jedoch nicht nachzuweisen sind.

Der TTM liegt eine in der Natur des Menschen innewohnende, ganzheitliche Betrachtungsweise zugrunde, in der Körper, Geist und Seele als eine Einheit begriffen werden und deren Einklang angestrebt wird.

Die TTM orientiert sich im Unterschied zu klassisch westlichen Massageformen weniger an der Anatomie des Körpers als vielmehr an Energielinien und -zonen, vergleichbar mit den Meridianen in der chinesischen Medizin. Somit ist diese Form der Heilbehandlung eng neben Akupunktur, Shiatsu und Reflexzonenbehandlung angesiedelt. Da sich außerdem noch Elemente aus den Asanas der Yogi in ihr wiederfinden, bekam sie den Spitznamen „Yoga für faule Menschen".

Der TTM zugrunde liegt das System der Nadis (in der TTM Sen genannt). Diese sind ein System von 72000 Energielinien, von denen sich im Laufe der Geschichte der TTM 10 herausgebildet haben, die für diese Form der Energiearbeit wichtig sind. Physikalisch sind diese Linien ebenso wie die bekannteren Meridiane nicht messbar. Eindeutige Behandlungserfolge treten jedoch den Beweis für die Existenz dieser Energiekanäle an.

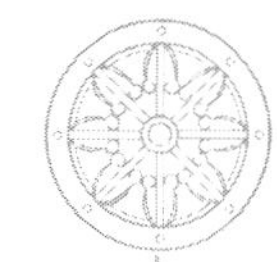

Mit dem Wirken am energetischen Körper geht bei der TTM natürlich auch eine Arbeit am physischen Körper einher. Dieser wird von Fuß bis Kopf systematisch gelockert, gedehnt und bewegt.

Entlang der Energielinien werden durch Pressur Verspannungen und Blockaden gelöst. Der Druck wird hauptsächlich durch die Daumen ausgeübt, aber auch Handballen, Ellenbogen und Füße kommen hier wie selbstverständlich zum Einsatz. Dehnungs- und Strecktechniken, die tief im Hatha Yoga verwurzelt sind, finden ebenso ihren Platz in der Behandlungsabfolge.

Die Behandlung erfolgt in Rücken-, Bauch- und Seitenlage, ebenso in Sitzposition. Viele dieser Techniken können wir heute isoliert und abgewandelt in der westlichen Physiotherapie wiederfinden, wie beispielsweise in der manuellen Therapie.

Die TTM wird auf Matten am Boden praktiziert. Das erlaubt dem Masseur sein gesamtes Körpergewicht einzusetzen und ohne große Kraftanstrengung zu arbeiten. Die Bewegungen sind so ausgelegt, dass sie zugleich den zu Behandelnden als auch den Masseur unterstützen. Der Gebende nimmt somit an den einzelnen Behandlungsabläufen größeren Anteil.

Die TTM wird immer in lockerer Kleidung und ohne Verwendung von Ölen durchgeführt. Die Wirkung dieser kann jedoch durch die Verwendung bestimmter Kräuteressenzen verbessert werden.

Ein guter Masseur dieser Technik sollte ganz im Sinne der alten Tradition arbeiten. Die Massage wird darin nicht als Arbeit betrachtet, sondern trägt vielmehr meditativen Charakter. Im Geiste sollten Gedanken des Mitgefühls und der Heilung für den Klienten stehen.

Während der Behandlung sollte so wenig wie möglich miteinander gesprochen werden, denn Ziel einer jeden TTM ist vollkommene Entspannung.

Die TTM lässt sich sowohl als Mittel zur Prävention als auch unter therapeutischem Aspekt einsetzen, sie dient ebenso der Steigerung der Flexibilität des Bewegungsapparates.

Die Behandlungsdauer sollte traditionell nicht unter 90 min., besser bei 120 min. liegen.

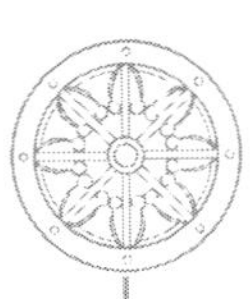

33 Prinzipien

1. Die Massage sollte in meditativer und konzentrierter Geistesverfassung gegeben werden.

2. Du solltest keine Behandlungen geben, wenn du dich hungrig oder erschöpft fühlst oder gar krank bist.

3. Führe mit dem Klienten ein Vorgespräch und frage nach Krankheiten und kürzlich zurückliegenden Operationen.

4. Es ist wichtig, dass der Klient seinen Schmuck (Uhren, Ringe etc.) ablegt. Der Energiefluss würde sonst gestört werden und es könnte zu Verletzungen kommen.

5. Reinige die Füße des Klienten und deine eigenen vor jeder Behandlung.

6. Rezitiere das Mantra in deinem Geist vor der Behandlung.

7. Führe die Massage langsam aus.

8. Arbeite mit geradem Rücken und geraden Armen. Die Stärke des Druckes wird von deinem Körpergewicht bestimmt, nicht von deiner Stärke. Entwickle deine Körpermechanik, arbeite mit schaukelnder Bewegung und achte darauf, dein Körpergewicht effektiv einzusetzen und somit Energie zu sparen.

9. Der Druck mit Daumen, Handballen, Ellenbogen, Knie und Fuß sollte langsam und sicher ausgeführt werden. Es ist darauf zu achten, dass du zuerst sanft drückst und dann den Druck langsam steigerst. Die Bewegungen sollten dabei fließend ausgeführt werden, um dem Klienten ein sicheres Gefühl zu vermitteln.

10. Du solltet keine Bewegungen ausführen, die dir selbst Schmerzen bereiten.

11. Arbeite in einem entspannten Zustand und achte auf eine tiefe und regelmäßige Atmung. Der Klient sollte seine Atmung den Bewegungen automatisch anpassen. Dehnungen sollten immer während der Ausatmung des Klienten ausgeführt werden.

12. Schütze deine Knie! Da ein Großteil der Behandlung in der knienden Position erfolgt, ist es wichtig, die Knie durch das Verwenden einer entsprechend weichen Unterlage zu schützen.

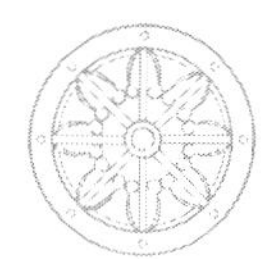

13. Sei vorsichtig, wenn du Klienten behandelst, die künstliche Gelenke im Körper haben. Verwende keine großen Dehntechniken, die über das betroffene Gelenk gehen.

14. Berühre keine offenen Wunden.

15. Wenn du Klienten behandelst, die unter einer entzündlichen Hauterkrankung leiden, solltest du auf den betroffenen Hautregionen keinesfalls massieren.

16. Auf Krampfadern wird nie direkt Druck ausgeübt, bei kleineren Besenreisern ist nicht ganz so viel Vorsicht geboten.

17. Um Verletzungen zu vermeiden, übe keinen direkten Druck auf die Wirbelsäule, Knie oder andere Knochen aus.

18. Bei Nierenkrankheiten ist eine Pressur auf die Nierenzone zu unterlassen.

19. Blutstopp ist bei Herzerkrankungen, Venenerkrankungen, Krampfadern, Bluthochdruck, in der Schwangerschaft und bei der Einnahme von Blut verdünnenden Medikamenten untersagt.

20. Bei schweren Magen/ Darm- Erkrankungen ist es verboten, eine Bauchbehandlung durchzuführen.

21. Direkt nach dem Essen darf ebenfalls keine Bauchbehandlung erfolgen.

22. Sei vorsichtig bei größeren Wassereinlagerungen im Körper. Halte gegebenenfalls Rücksprache mit dem Arzt des Klienten.

23. Bei Asthmatikern solltest du in der Bauchlage keinen starken Druck auf den Rücken ausüben.

24. Das Verdrehen (Twist) der Wirbelsäule ist bei Verletzungen oder vorausgegangenen Operationen dieser zu unterlassen.

25. Bei einer schwangeren Klientin darf keine Behandlung in Bauchlage und keine Bauchbehandlung angewendet werden. Es empfiehlt sich stattdessen eine Arbeit in Seiten- und Rückenlage. Auch sollte man keinen starken direkten und länger anhaltenden Druck auf einzelne Akupressurpunkte ausüben.

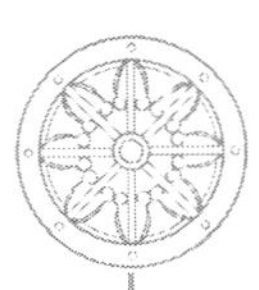

26. Beobachte die Reaktionen deines Klienten genau. Sollte ein Druck oder eine Dehnung zu stark sein, kannst du das neben der Gegenspannung im Körper am ehesten im Gesicht erkennen. Wenn sich die Gesichtszüge schmerzvoll verziehen, nimm den Druck oder die Dehnung vorsichtig zurück.

27. Vor dem Bearbeiten der Energielinien an Beinen, Armen und am Rücken solltest du Handflächendruck zur Entspannung ausüben.

28. Nachdem ein Entspannungspunkt gedrückt wurde, arbeite in kreisender Bewegung mit Daumen-, Finger- oder Handflächendruck unmittelbar am Punkt.

29. Um den Energiefluss zum Klienten zu unterbrechen, ist es wichtig für den Masseur, sich nach jeder Behandlung die Hände zu waschen.

30. Wenn du während der Behandlung bei einem Druck oder einer Dehnung einen größeren Widerstand spürst, sei vorsichtig und versuche nichts zu forcieren. Für viele tiefe Blockaden sind mehrere Behandlungen notwendig. Bei der Durchführung von weiteren Behandlungen am selben Klienten sind Abstände von ca. einer Woche zwischen den einzelnen Behandlungsterminen ratsam, um gute Behandlungserfolge zu erzielen.

31. Die Behandlung sollte ohne größere Gespräche im Stillen durchgeführt werden, um absolute Entspannung zu erreichen. Manche Klienten brauchen jedoch in den ersten Minuten das Gespräch, um Vertrauen zu gewinnen und sich somit entspannen zu können.Sollte ein Klient allerdings nicht aufhören können zu erzählen, weise ihn bitte auf diese Regelung und ihren Grund hin.

32. Es ist empfehlenswert dem Klienten mitzuteilen, dass es nutzbringend ist zwei Stunden nach der Behandlung nichts zu essen und nicht zu duschen oder zu baden. Der Körper befindet sich in dieser Zeit in einem Zustand, wo Giftstoffe ausgeschieden werden. Dieser Prozess wird durch die benannten Tätigkeiten unterbrochen.

33. Der Masseur sollte sich hin und wieder Behandlungen von einem Praktiker mit einem größeren Erfahrungsschatz als den, über den er selbst verfügt, geben lassen. Des Weiteren ist es von großem Vorteil für diese Energiearbeit selbst regelmäßig Yoga, Tai Chi etc. zu praktizieren. Das macht deinen Körper nicht nur geschmeidiger für die Bodenarbeit, sondern sensibilisiert auch für das Erkennen und den Umgang mit Energien.

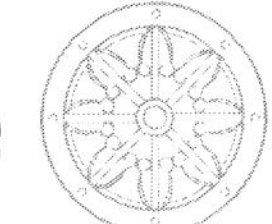

9 Gebote

1. Studiere die Technik und Ausübung der Traditionellen Thaimassage gründlich.

2. Übe die Massage nicht in öffentlichen Räumen aus.

3. Hoffe nicht auf Gewinn.

4. Nimm keine Klienten anderer Therapeuten an.

5. Prahle nicht mit deinem Wissen.

6. Frage nach Rat und höre auf Personen mit mehr Erfahrung.

7. Bringe eine gute Reputation mit.

8. Gebe keine Zertifikate an Personen aus, die nicht qualifiziert sind.

9. Danke jeden Tag Shivago Kumar Baj durch Sprechen des Mantras.

Diese Regeln sind zwar mehr kulturell orientiert und können nicht immer und unter allen Umständen angewendet werden, aber sie verdeutlichen das Verständnis von Selbstlosigkeit und Verantwortlichkeit, das die Ausübung der Traditionellen Thaimassage erfüllt.

Man sieht, wie tief sich die Traditionelle Thaimassage den vier edlen Bewusstseinszuständen der Buddhistischen Lehre verpflichtet. Diese sind: metta-Güte, karuna-Mitgefühl, mudita-mitfühlende Freude und upekkha-Bedachtsamkeit.

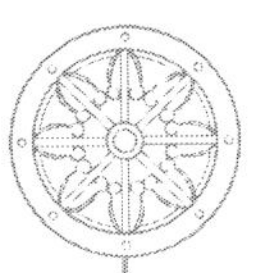

Contra

Es ist empfehlenswert, vor jeder Behandlung eine Befragung des Klienten durchzuführen, um bestimmte Krankheiten auszuschließen oder zu erkennen. Solltest du dir nicht sicher sein, ob eine Traditionelle Thaimassage dem Klienten gut tun würde, halte Rücksprache mit seinem Arzt. Passe deine Behandlungen den Einschränkungen des Klienten an.

Was du von deinem Klienten wissen solltest

- Bewegungseinschränkungen
- Gelenkprobleme
- kürzlich zurückliegende Operationen
- Schwangerschaft
- Magen- und Darmerkrankungen
- Herz- und Herzkreislauferkrankungen
- Osteoporose
- rheumatische Erkrankungen
- frühere Verletzungen wie Knochenbrüche etc.
- Krampfadern
- Hauterkrankungen
- offene Wunden
- akute Infektionen
- schwere Erkrankungen wie HIV oder Krebs

Wann darf keine Massage ausgeübt werden

- schwere Herz- oder Herzkreislauferkrankungen
- schwere Gefäßerkrankungen
- weit fortgeschrittene schwere Erkrankungen wie Krebs und AIDS
- sehr hoher Blutdruck
- Fieber
- kürzlich erfolgte Operationen
- schwere psychische und neurologische Erkrankungen

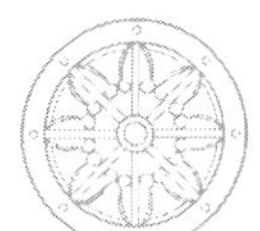

Sen Sumana

Diese verläuft in der Mittellinie der Vorderseite des Oberkörpers. Sie startet am Bauchnabel und führt durch den Solarplexus über die Brustkorbmitte durch die Kehle bis zur Zungenspitze. Sen Sumana entspricht zum Teil dem Konzeptionsgefäß (Ren Mai) aus der traditionellen chinesischen Medizin, des Weiteren zum Teil dem Sushumna Nadi aus dem Yoga.

Behandlung bei:

Schmerzen in der Brust, Asthma, Bronchitis, Husten, Bauchschmerzen, Erkrankungen des Verdauungssystems, Herzerkrankungen, Übelkeit und Brechreiz, Krämpfen des Zwerchfells, Halsschmerzen, Erkältungen

1

Sen Ittha

Sen Ittha hat ihren Ursprung am Nabel und führt von dort aus diagonal nach unten über die linke Seite des Schambeins. Von dort läuft sie weiter hinab auf der ersten inneren Energielinie am Oberschenkel bis zum Knie. Sie kreuzt um das Knie herum und steigt nun auf der dritten äußeren Energielinie des Oberschenkels über die Mitte des Gesäßes und des Kreuzbeins auf. Von dort ist ihr Verlauf steigend entlang der ersten (inneren) Energielinie des Rückens (angrenzend an die Wirbelsäule) über die linke Seite des Nackens. Von hier verläuft sie entlang der linken Seite der zentralen Linie des Schädels bis zur Stirn und dann über die linke Seite des Gesichtes bis zum linken Nasenloch.

Sen Ittha läuft zum Teil auf dem Blasenmeridian, wie wir ihn aus der chinesischen Medizin kennen. Sie wird mit dem Mond assoziiert und auch mit dem Ida Nadi aus dem Yoga verglichen.

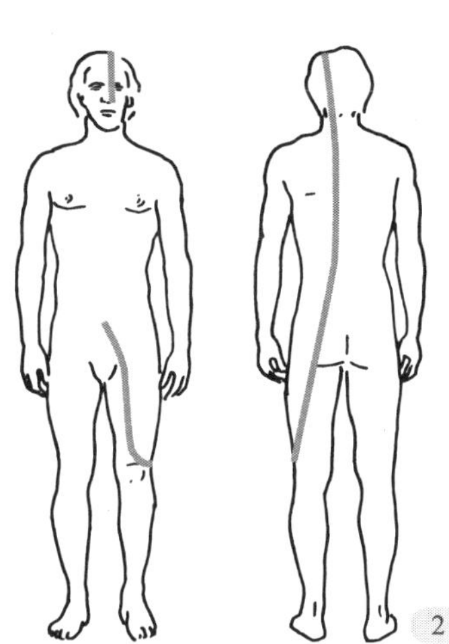

2

Behandlung bei:

Rückenschmerzen, Krankheiten des Urinaltraktes, Erkältung, Fieber und Kälteempfinden (Frösteln), Husten, Verstopfung der Atemwege, Halsschmerzen, steifem Nacken, Schulterschmerzen, Knieschmerzen, Kopfschmerzen, Augenschmerzen, Schwindel, Bauchschmerzen, Magen- Darmerkrankungen und Erkrankungen der inneren Organe

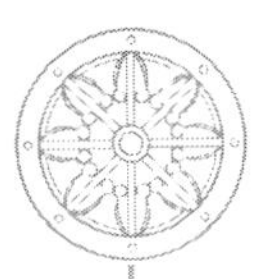

Sen Pingkhala

Sen Pingkhala nimmt denselben Verlauf wie Sen Ittha, nur seitenverkehrt auf der rechten Seite des Körpers. Sie wird mit der Sonne assoziiert. Wie Sen Ittha entspricht sie einem Teil des Blasenmeridians aus der chinesischen Medizin und wird mit dem Pingala Nadi aus dem Yoga verglichen.

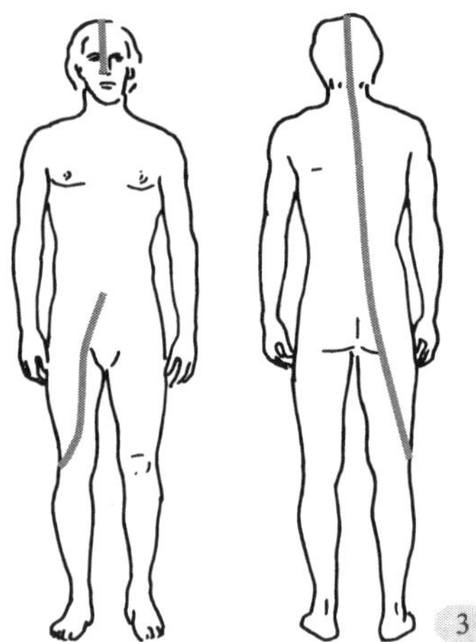

Behandlung bei:

allen Symptomen, die bei Sen Ittha aufgeführt sind und zusätzlich bei Erkrankungen der Leber und Gallenblase

Sen Kalathari

Der Ursprungspunkt von Sen Kalathari ist der Nabel. Von dort aus verzweigt sie sich in 4 Linien, von denen auf jeder Körperseite zwei verlaufen. Diese steigen zum einen auf der rechten und linken Seite aufwärts. Sie laufen vom Nabel schräg durch den Brustkorb, durch die Brustwarzen hinweg bis zur Schulter. Dabei führen sie über die Kuhle, die am äußeren Ende des Schlüsselbeins entsteht. Von dort aus gehen sie auf der Mitte der Arminnenseite bis zum Handgelenk. Der Verlauf am Arm entspricht in etwa dem Herzkreislaufmeridian aus der chinesischen Medizin. Am Handgelenk teilen sie sich auf in jeweils fünf Linien, die über die Handfläche bis zu den Fingerspitzen führen. Die zwei unteren Linien starten ebenfalls am Nabel und verlaufen über die Leisten in die Oberschenkel. Dort laufen sie auf der zweiten inneren Energielinie am Oberschenkel über das innere Knie in die zweite innere Linie des Unterschenkels. Von dort aus führen die Linien bis zum Fußgelenk. Dort teilen sie sich in jeweils 5 Linien, die bis zu den Zehenspitzen laufen.

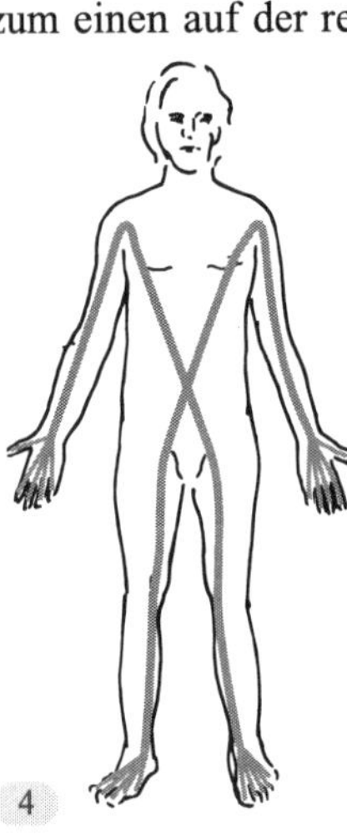

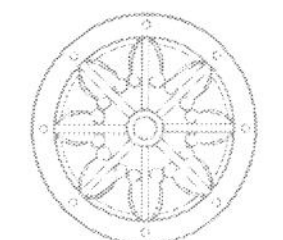

<u>*Behandlung bei:*</u>

Schmerzen des Brustkorbes, Herzrhythmusstörungen, rheumatischen Herzerkrankungen, Nasennebenhöhlenentzündung, Angina Pectoris, Artrose der Finger, Knieschmerzen, Krankheiten des Verdauungstraktes, Verstopfung, Eingeweidebruch, Gelbsucht, Schmerzen oder Lähmungen in den Armen und Beinen, Keuchhusten, Übelkeit, Epilepsie, Hysterie, Schizophrenie, Schock und verschiedenen psychischen Erkrankungen

Sen Sahatsarangsi

Sen Sahatsaragsi beginnt am Nabel und fällt von dort aus ab über die linke Leiste. Dort mündet sie in die erste innere Energielinie des Oberschenkels und folgt ihr bis zum Knie. Über das innere Knie läuft Sen Sahatsaragsi in die erste innere Energielinie des Unterschenkels bis zum inneren Knöchel. Von dort verläuft sie unter dem Fuß entlang der Vorderseite der Ferse zum äußeren Knöchel. Dort wird sie zur ersten äußeren Energielinie des Unterschenkels und steigt über das äußere Knie und die erste äußere Energielinie des Oberschenkels bis zur Leiste. Hier schlägt sie einen Haken und führt schräg über die linke Leiste den Unterbauch hoch bis zur linken Brustwarze. Von hier ab verläuft sie schräg über das innere Ende des Schlüsselbeins, über den linken Mundwinkel und endet am linken Auge. Sen Sahatsarangsi ähnelt in Teilen dem Magenmeridian der chinesischen Medizin.

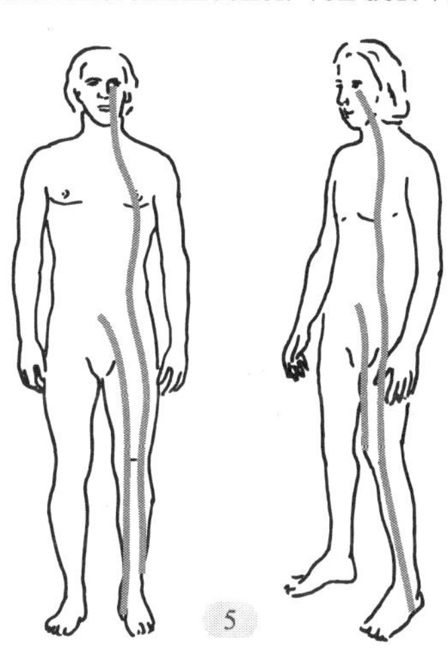

<u>*Behandlung bei:*</u>

Schmerzen des Brustkorbes, Krankheiten des Verdauungstraktes, Artrose des Kniegelenkes, Lähmungen der Beine, Taubheit der unteren Extremitäten, Gesichtslähmungen, Harnleitererkrankungen, Unregelmäßigkeiten im Urinaltrakt, Halsschmerzen, manisch depressiven Psychosen, Knieschmerzen, Eingeweidebruch, Zahnschmerzen, Fieber, Rötungen und Schwellungen des Auges

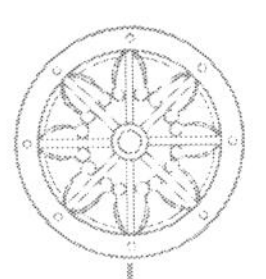

Sen Thawari

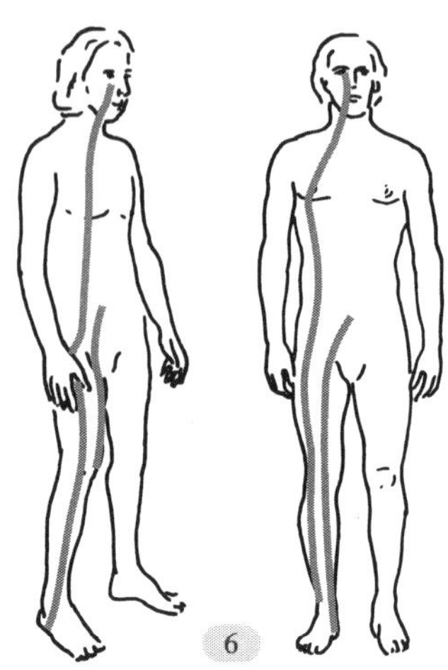

Sen Thawari hat denselben Verlauf wie Sen Sahatsarangsi, nur seitenverkehrt auf der rechten Seite des Körpers. Sie ähnelt wie Sen Sahatsarangsi in Teilen dem Magenmeridian der chinesischen Medizin.

Behandlung bei:

allen Symptomen, die bei Sen Sahatsaragsi aufgeführt sind, zusätzlich bei Blinddarmentzündungen, Übelkeit und Gelbsucht

Sen Lawusang

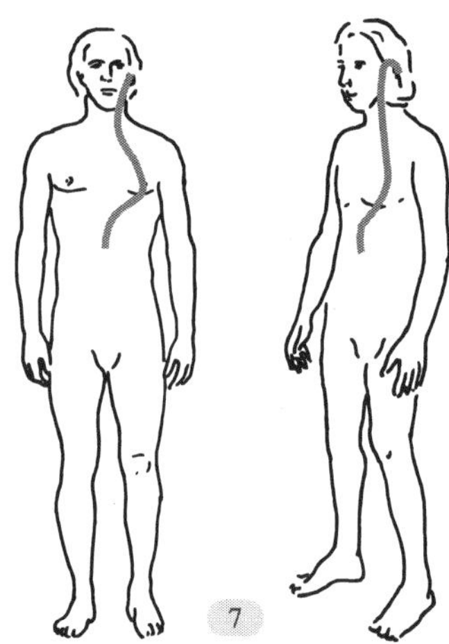

Der Ausgangspunkt der Sen Lawusang befindet sich kurz oberhalb des Nabels und führt von dort aus aufwärts über den Solarplexus und dann schräg durch die linke Brustwarze. Sie läuft weiter über die linke Seite durch die Kreuzung von Schlüssel- und Brustbein. Von dort führt ihr Verlauf hinter dem Brustbein über die linke Halsseite weiter über den Zusammenschluss von Ober- und Unterkiefer. Von dort aus läuft sie zum linken Ohr und um dasselbe herum.

Behandlung bei:

Gesichtslähmung, Halsschmerzen, Mittelohrentzündung, Zahnschmerzen, Schmerzen des Brustkorbes, Husten, Erkrankungen des Magen-Darmtraktes, Ohrerkrankungen, Taubheit

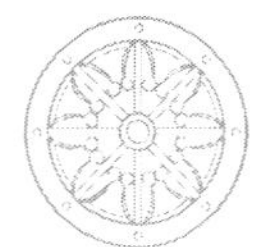

Sen Ulangka

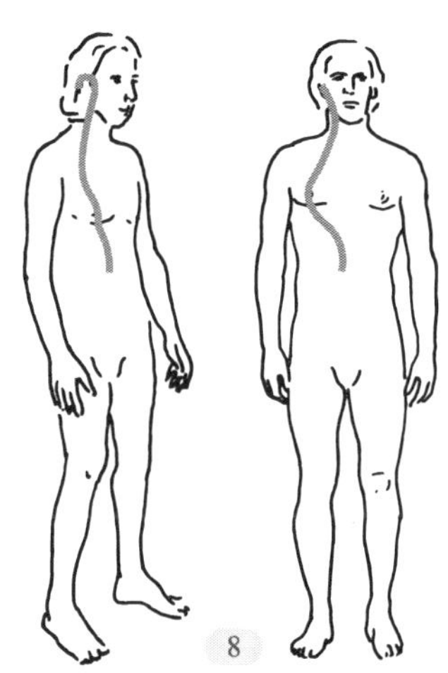

Sen Ulangka hat denselben Verlauf wie Sen Lawusang, nur seitenverkehrt auf der rechten Seite des Körpers.

Behandlung bei:

denselben Symptomen, die bei Sen Lawusang aufgeführt sind

8

Sen Nanthakrawat

9

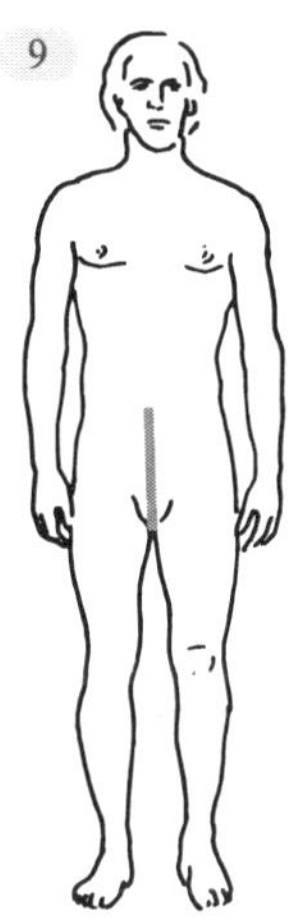

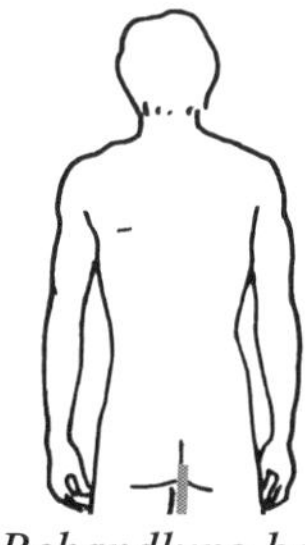

Sen Nanthakrawat schließt zwei Linien ein. Sen Sikhini beginnt am Nabel, fällt von dort aus über den Unterbauch und läuft bis zur Harnröhre. Sen Sukhumang startet auch am Nabel und fällt über den Darm ab bis zum After. Die Behandlung von Sen Nanthakrawat erfolgt durch eine Massage des Unterleibes.

Behandlung bei:

Blasenerkrankungen, Unfruchtbarkeit, Schmerzen des Unterleibes, Impotenz, Durchfall, Unregelmäßigkeiten der Menstruation, vorzeitiger Ejakulation, Eingeweidebruch, Prostataerkrankungen, Schwierigkeiten beim Urinlassen, Gebärmutterblutung

Sen Khitchanna

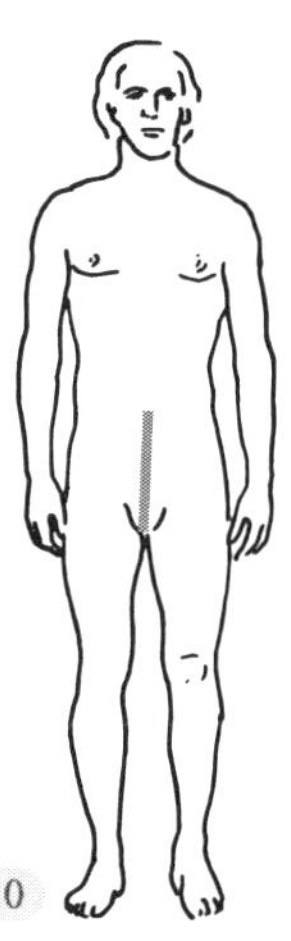

Sen Khitchanna ist mit Sen Nanthakrawat zu vergleichen, jedoch wird hier zwischen Frauen und Männern unterschieden. Bei Frauen läuft die Energielinie als Sen Khitcha vom Nabel bis zur Vagina. Bei Männern verläuft sie als Sen Pitakun vom Nabel bis zum Penis. Die Behandlung von Sen Khitchanna erfolgt durch eine Massage des Unterleibes.

Behandlung bei:

denselben Symptomen, die bei Sen Nanthakrawat aufgeführt sind

10

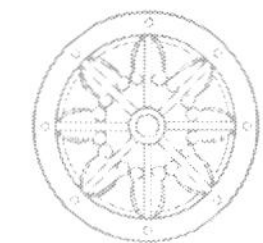

Skelett

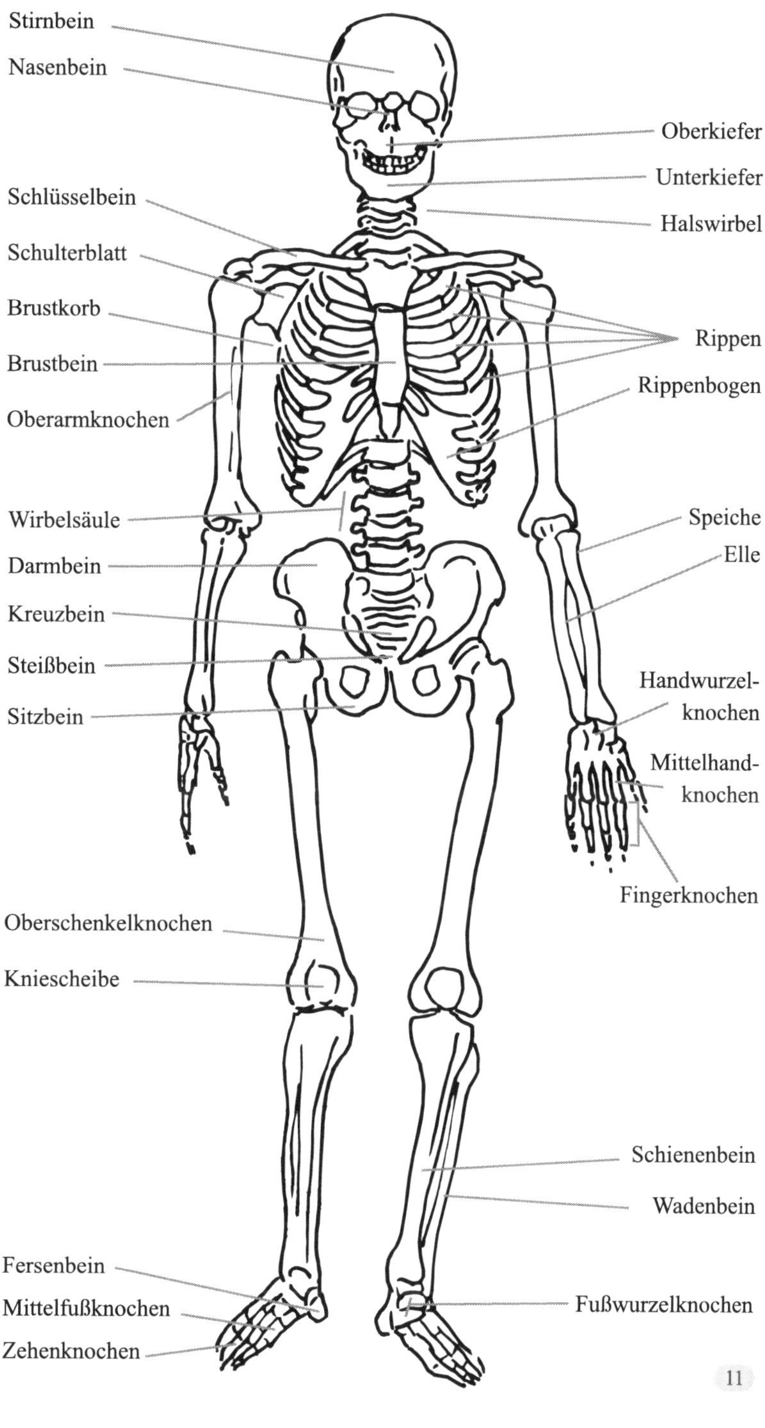

Stirnbein
Nasenbein
Oberkiefer
Unterkiefer
Schlüsselbein
Halswirbel
Schulterblatt
Brustkorb
Rippen
Brustbein
Rippenbogen
Oberarmknochen
Wirbelsäule
Speiche
Darmbein
Elle
Kreuzbein
Steißbein
Handwurzel-
knochen
Sitzbein
Mittelhand-
knochen
Fingerknochen
Oberschenkelknochen
Kniescheibe
Schienenbein
Wadenbein
Fersenbein
Mittelfußknochen
Fußwurzelknochen
Zehenknochen

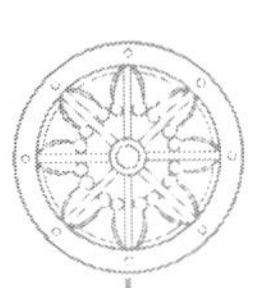

Muskulatur Vorderseite

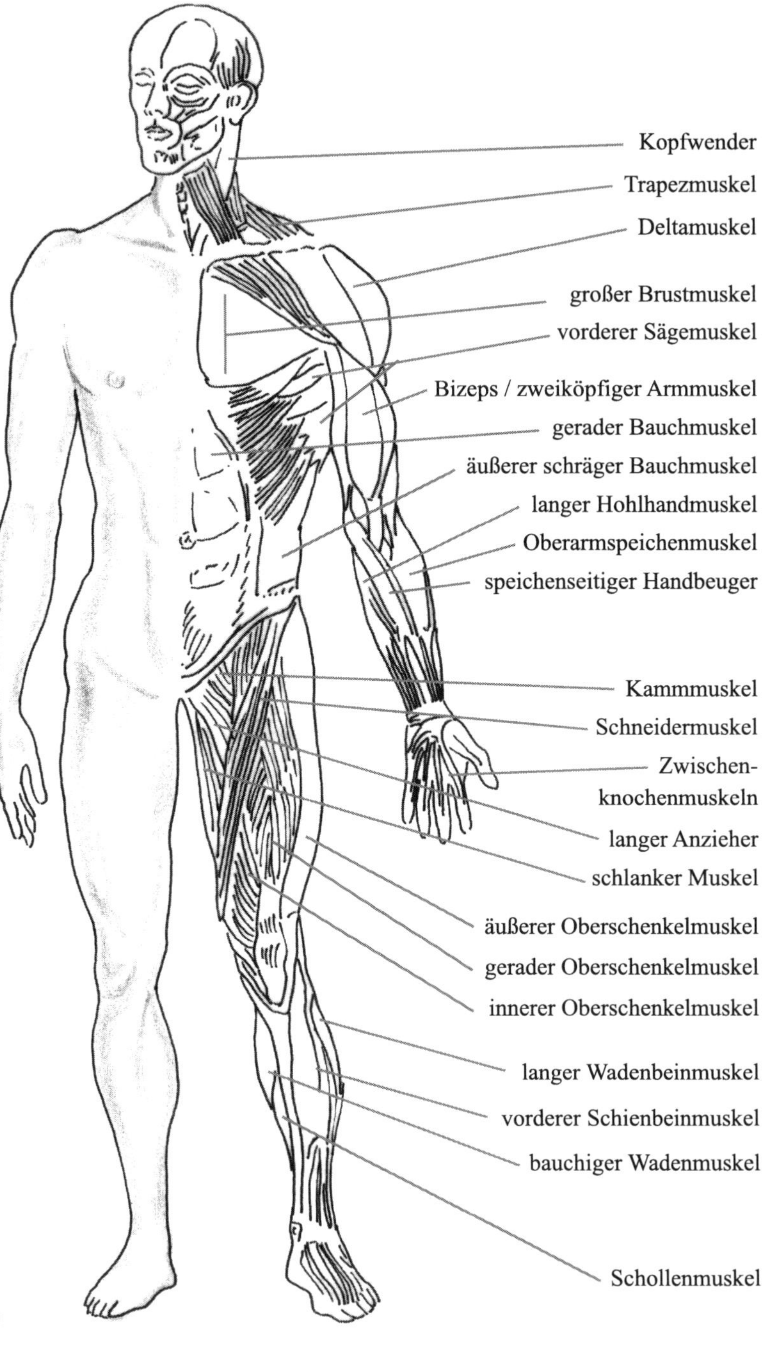

Kopfwender
Trapezmuskel
Deltamuskel
großer Brustmuskel
vorderer Sägemuskel
Bizeps / zweiköpfiger Armmuskel
gerader Bauchmuskel
äußerer schräger Bauchmuskel
langer Hohlhandmuskel
Oberarmspeichenmuskel
speichenseitiger Handbeuger
Kammmuskel
Schneidermuskel
Zwischen-knochenmuskeln
langer Anzieher
schlanker Muskel
äußerer Oberschenkelmuskel
gerader Oberschenkelmuskel
innerer Oberschenkelmuskel
langer Wadenbeinmuskel
vorderer Schienbeinmuskel
bauchiger Wadenmuskel
Schollenmuskel

12

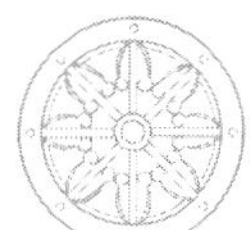

Muskulatur Rückseite

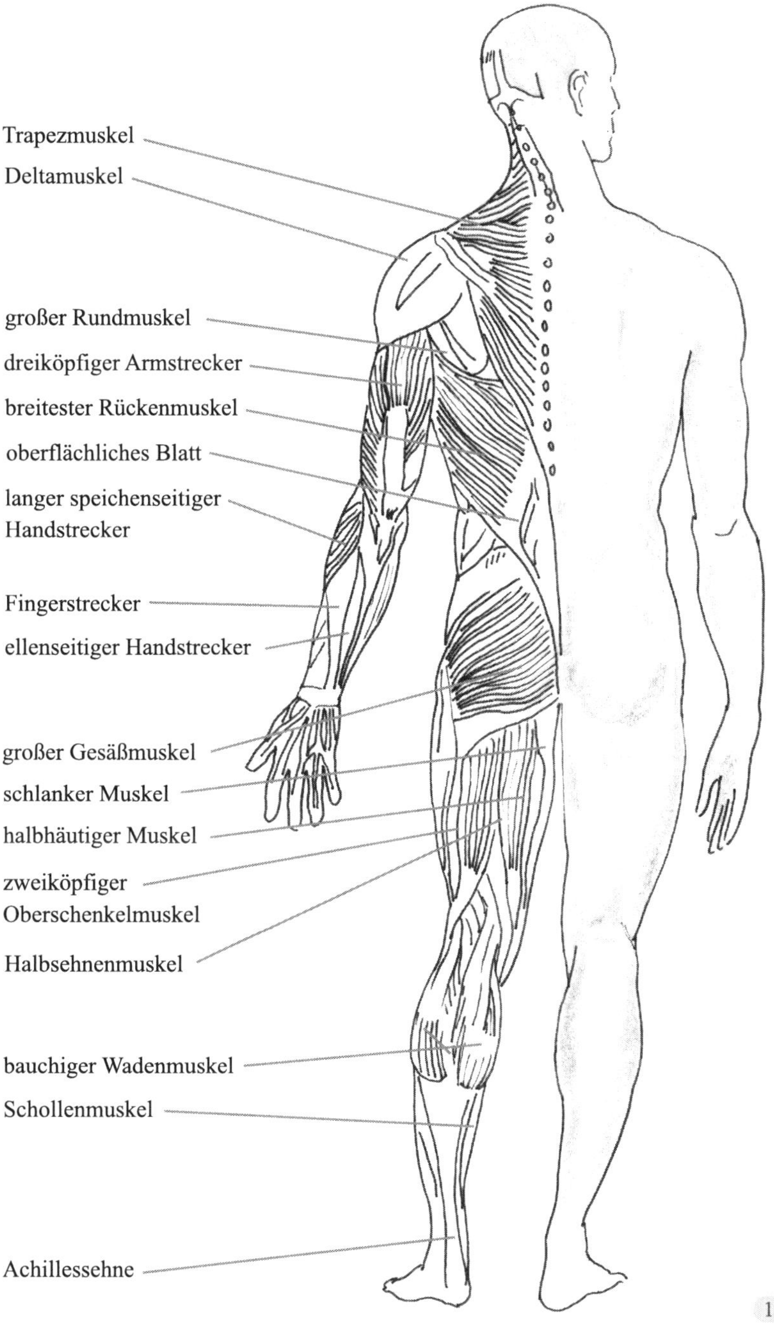

Trapezmuskel
Deltamuskel
großer Rundmuskel
dreiköpfiger Armstrecker
breitester Rückenmuskel
oberflächliches Blatt
langer speichenseitiger Handstrecker
Fingerstrecker
ellenseitiger Handstrecker
großer Gesäßmuskel
schlanker Muskel
halbhäutiger Muskel
zweiköpfiger Oberschenkelmuskel
Halbsehnenmuskel
bauchiger Wadenmuskel
Schollenmuskel
Achillessehne

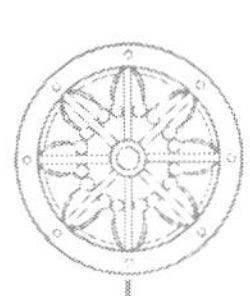

Grundtechniken

Daumendruck

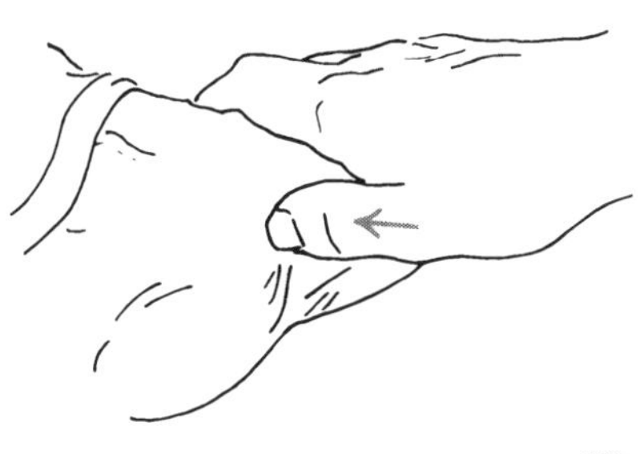

14

Doppeldaumendruck

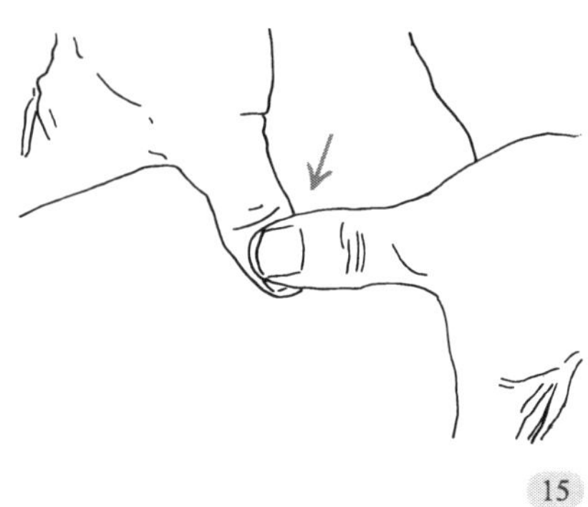

15

Handflächendruck (Handballen, optional)

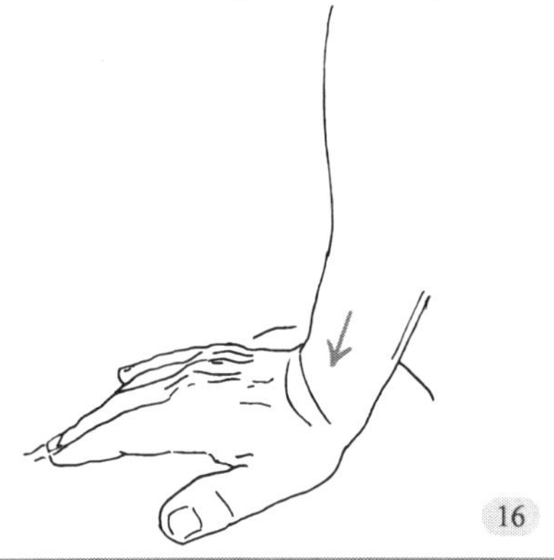

16

Doppelter Handflächendruck (Handballen, optional)

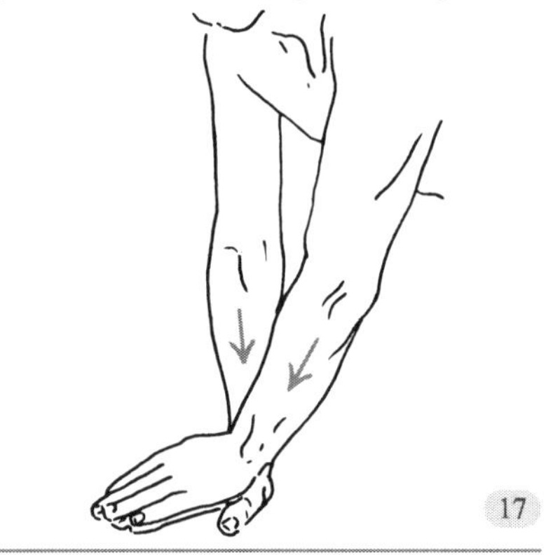

17

Ellbogendruck

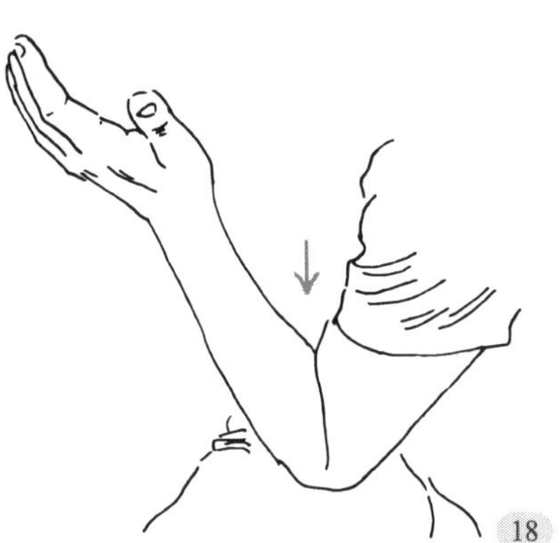

18

Druck mit vorderen Fingerflächen

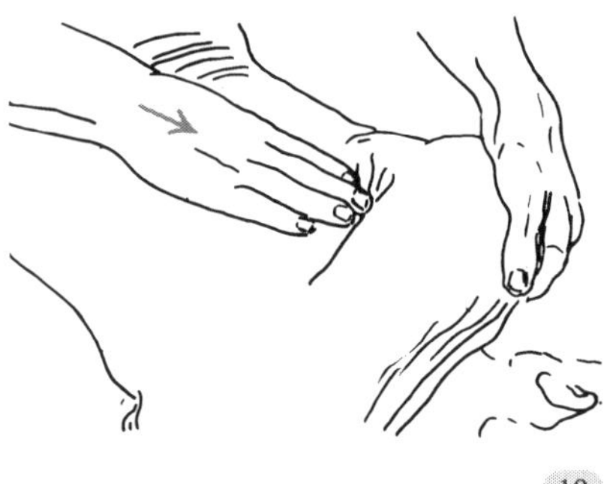

19

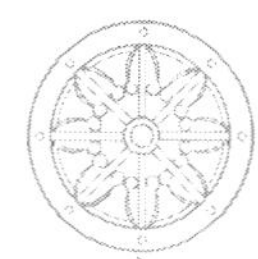

Unterarmrollen

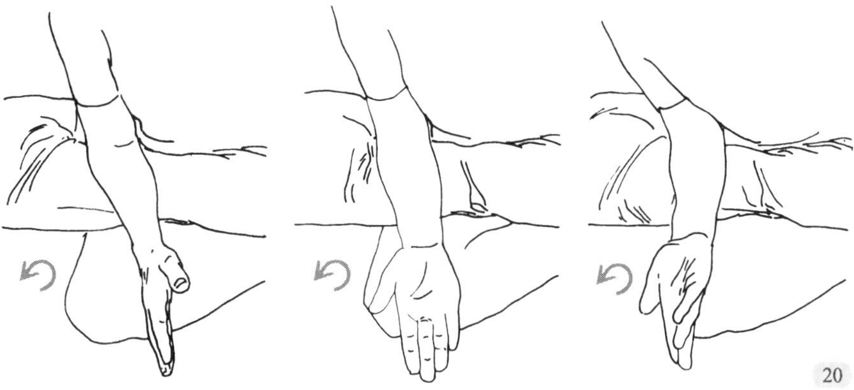

20

Hacken

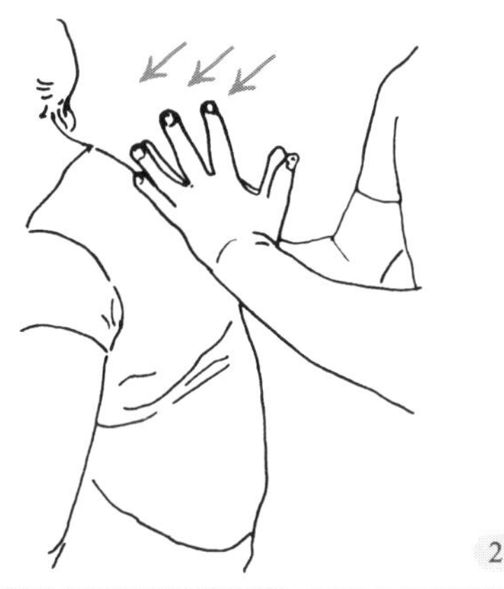

21

Nussknacker

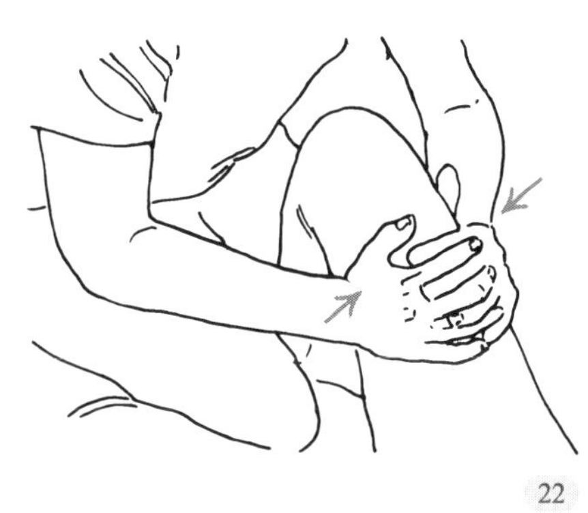

22

Fußdruck

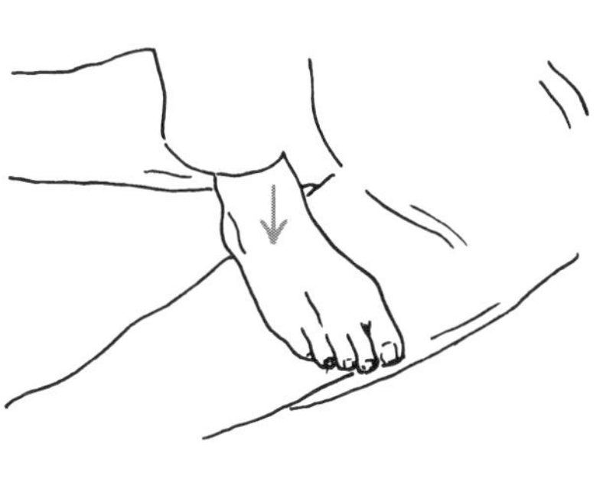

23

Knetgriff

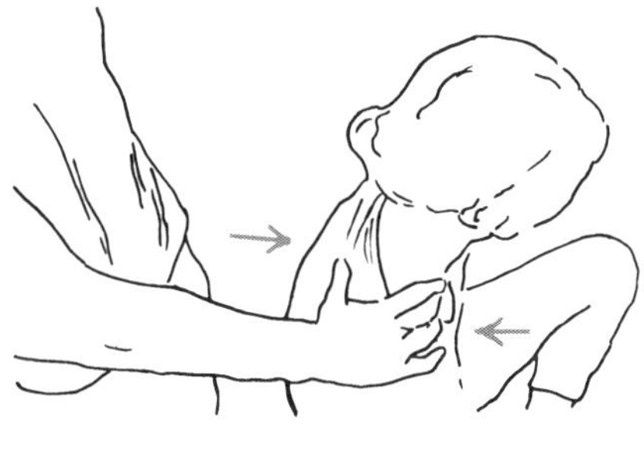

24

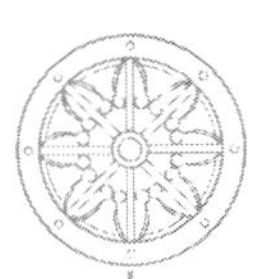

Kniedruck

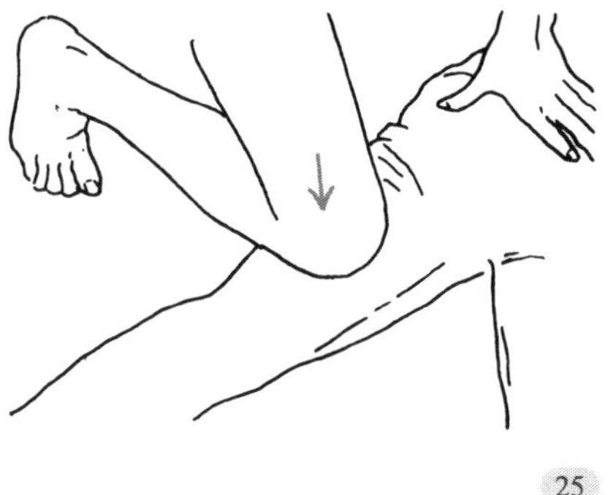

Schmetterlingsgriff

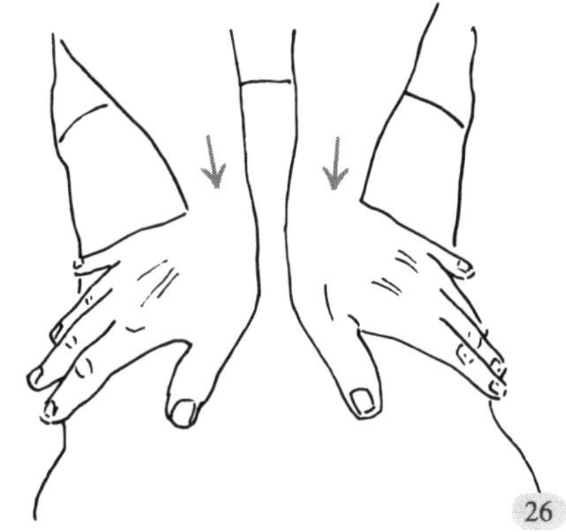

Grundstellungen

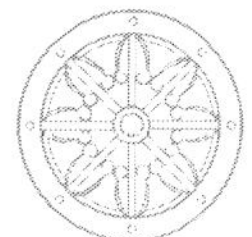

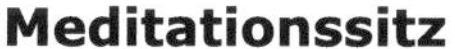

Meditationssitz

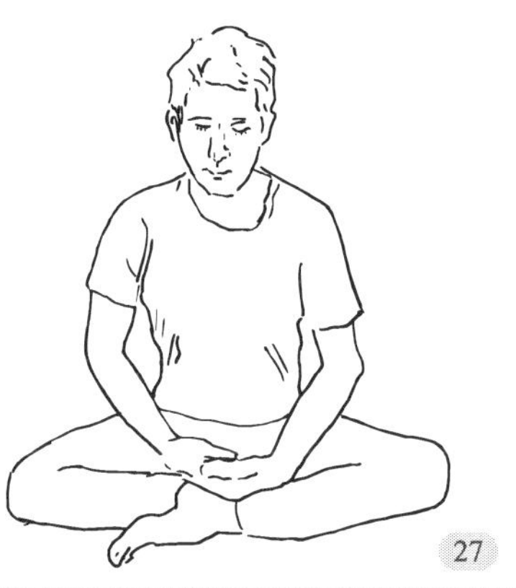

Thaisitz

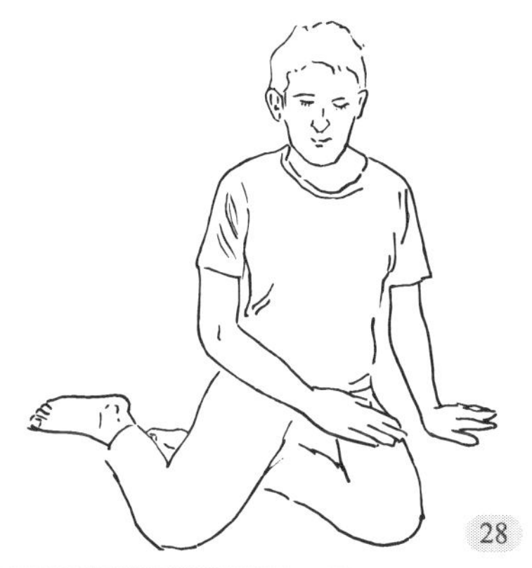

Japanischer Sitz o. Fersensitz

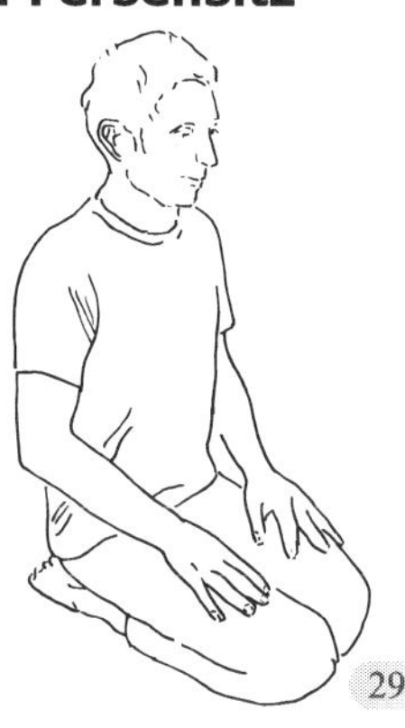

Aufgerichteter japanischer Sitz

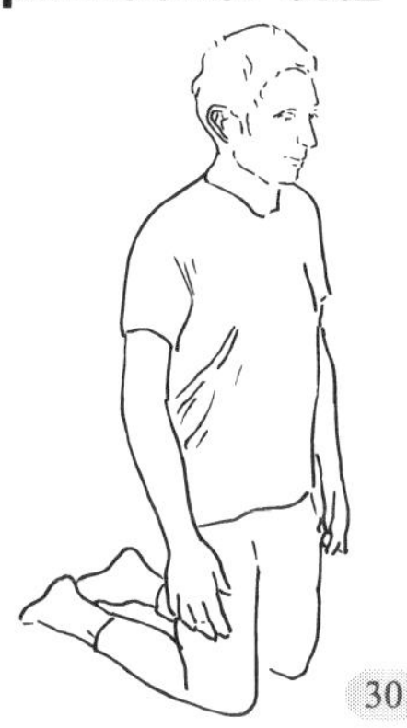

Stand

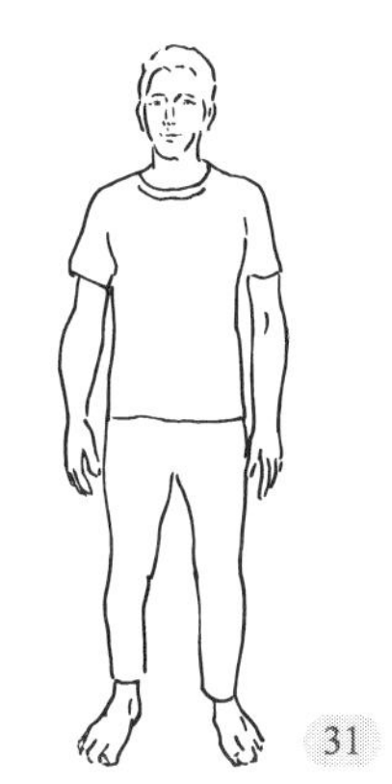

Halbkniestand

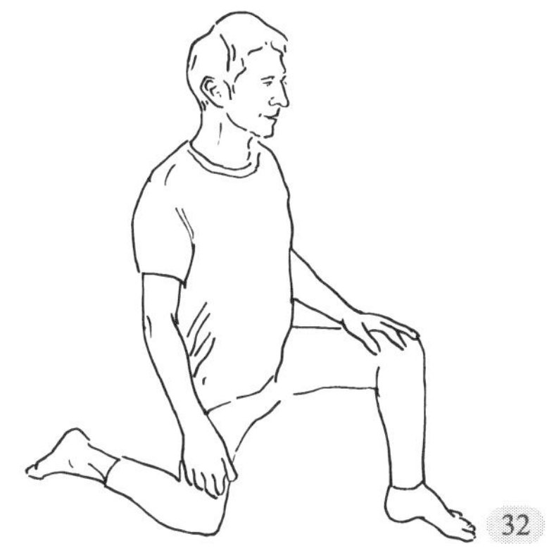

Langsitz

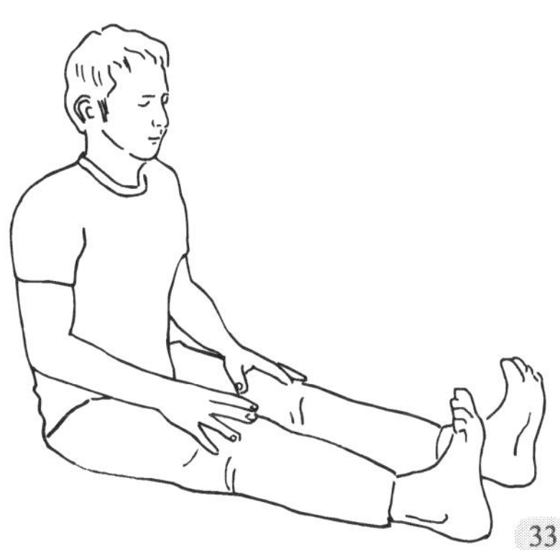

Grundbehandlung Rückenlage

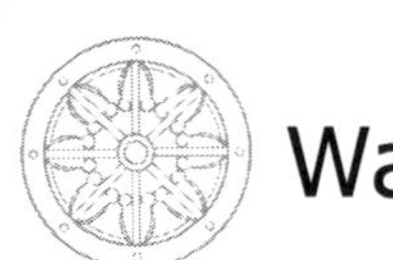
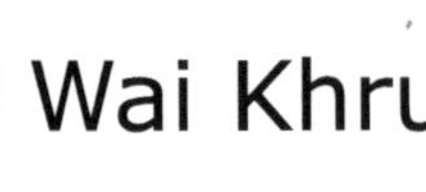

Wai Khru

(1)

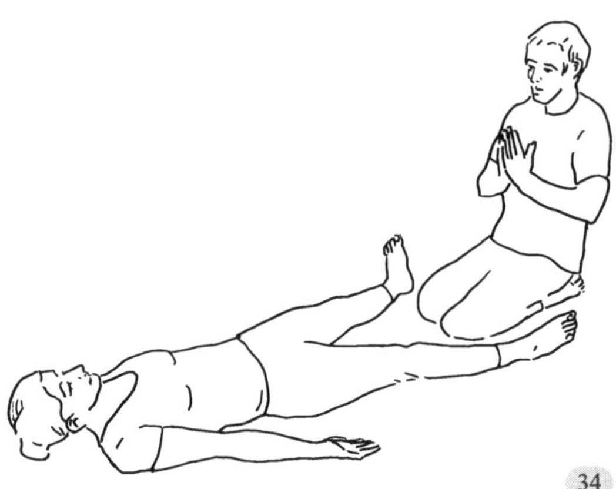

34

Der Klient liegt auf dem Rücken mit leicht geöffneten Beinen. Der Kopf[(K)] kann hierbei auf einem kleinen Kopfkissen oder einer Nackenrolle abgelegt sein. Du sitzt am kurzen Ende des von den Beinen [(K)] gebildeten Dreiecks und hältst deine Hände in der Gebetshaltung.

Beruhige deinen Geist und stelle dir vor, wie die Energie von deinem warmen Herzen zu deinen Händen und somit zum Körper des Klienten fließen wird. Spreche nun in Gedanken das Mantra in Dankbarkeit an den Doktorvater Shivago Kumar Baj und bitte somit darum, dass deine Arbeit dem Klienten Gesundheit schenken möge.

Handtellerdruck 1

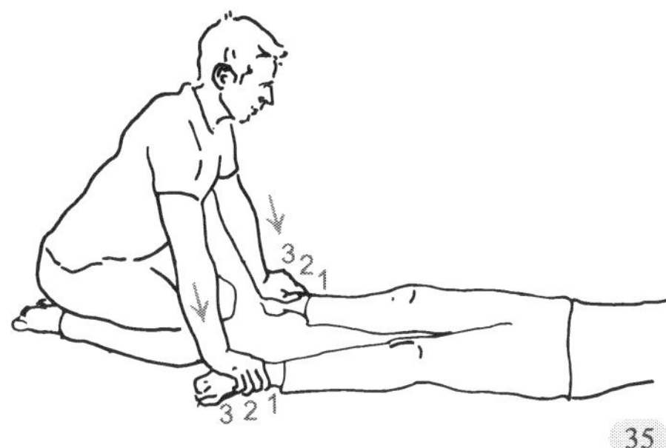

35

Reibe jetzt deine Hände gegeneinander, so erwärmen sie sich. Halte sie dann kurz (ca.5 cm) über die Füße (K), um somit die beiden Körperenergien zu verbinden. Lasse nun dein Körpergewicht langsam durch deine Handflächen in die Füße (K) hineinsinken und presse diese in den Zonen 1/2/3/2/1 Richtung Boden. Die Füße (K) sind dabei nach außen gekippt *[35]*. Zone 1 befindet sich nahe der Ferse (K), Zone 2 in der Mitte des Fußgewölbes und Zone 3 in Nähe der Fußballen (K).

Danach läufst du mit deinen Handflächen über die Füße, Fersen, Unterschenkel und Oberschenkel (K) und den gleichen Weg zurück. Bei den Fersen (K) arbeitest du mit deinen äußeren Handtellern *[36]*. Gleiches gilt für die Unterschenkel (K), bei denen du mit deinen äußeren Handtellern nur Druck auf die Waden (K) ausübst, nicht auf das Schienenbein (K) *[37]*. Bei den Knien (K) hältst du deine Hohlhände über die Kniescheiben (K) und rotierst diese damit einige Male *[38]*. An den Oberschenkeln (K) arbeitest du mit deinen ganzen Handflächen *[39]*. Zum Abschluss presst du nochmals die Füße (K) 1/2/3/2/1 mit deinen Handflächen *[35]*.

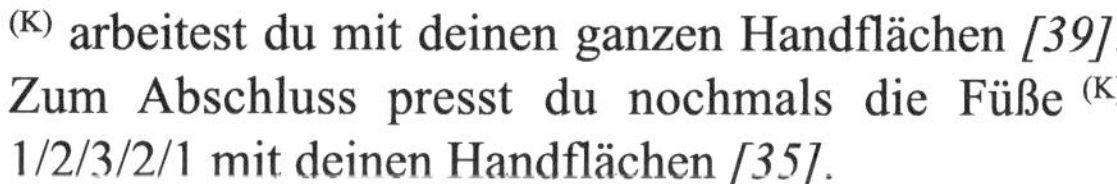

36

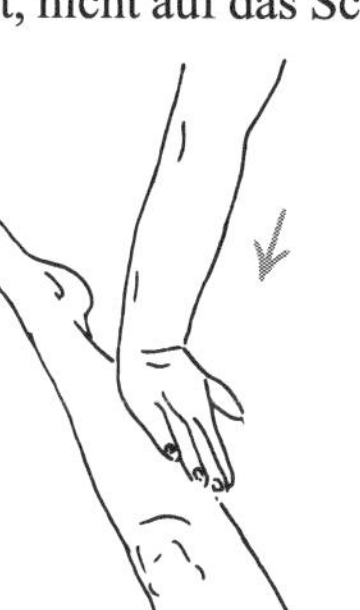
37

Es wird immer an beiden Seiten (K) gleichzeitig gearbeitet. Dein Rücken sollte gerade bleiben, der Druck im 90° Winkel durchgeführt werden. Richte dich mit zunehmendem Abstand immer mehr auf. Solltest du viel kleiner als der Klient sein, spricht nichts dagegen, dass du deine Position veränderst, also weiter in das Beindreieck (K) hineinrutschst.

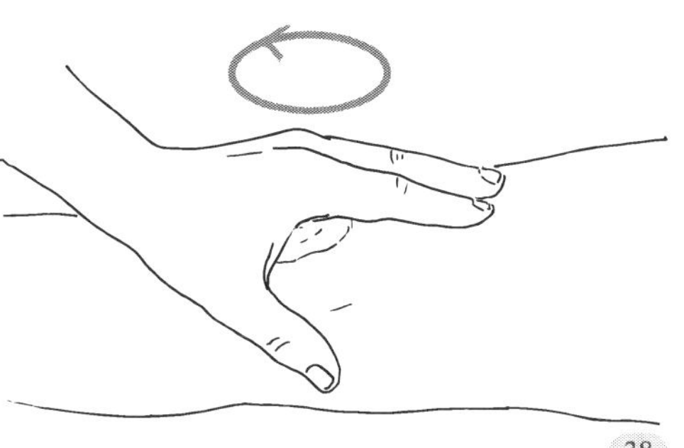
38

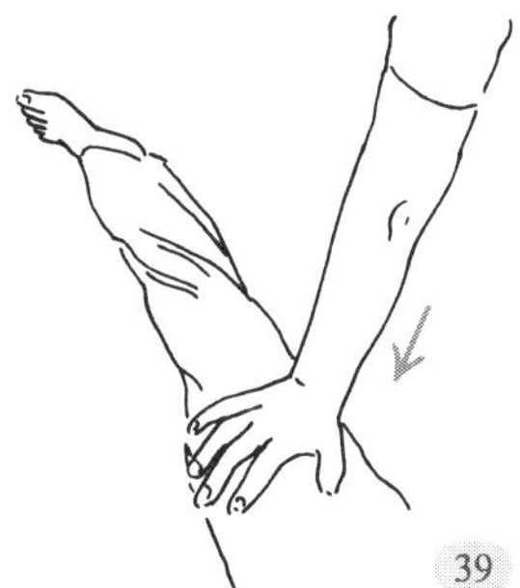
39

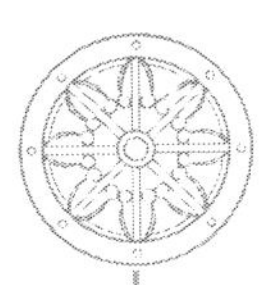

6 Punkte Fußunterseite (3)

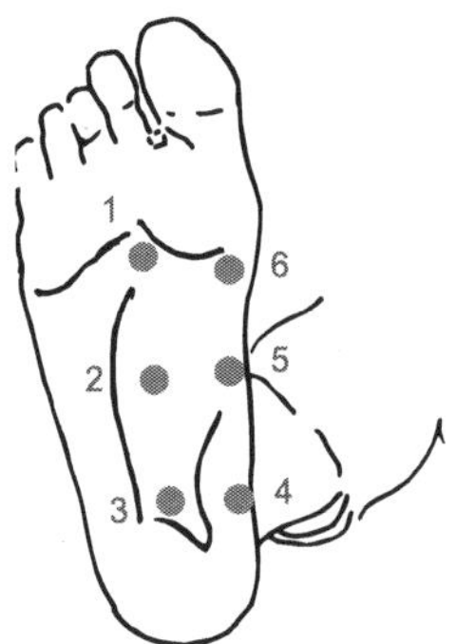

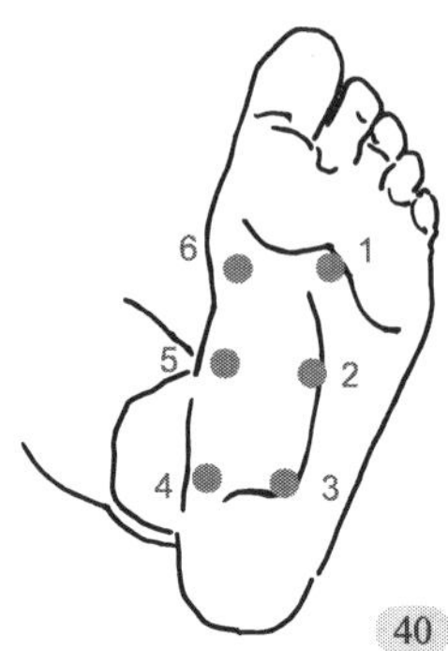

40

Hier platzierst du die Druckfläche deiner Daumen auf Punkt 1 an beiden Füßen(K). Dieser Punkt entspricht in der chinesischen Medizin dem Punkt Niere 1 (Die empor sprudelnde Quelle).

Du findest ihn, wenn du die Fußballen (K) von den Seiten her zusammendrückst und in die tiefste Stelle des entstehenden Tales drückst, da, wo sich die beiden Ballenlinien treffen, ein kleines Stück mehr in Richtung Fußgewölbe. Drücke diesen und alle folgenden Punkte für jeweils 5 Sekunden gleichzeitig an beiden Füßen (K). Punkt 2 ist in der Mitte des Fußes (K) zu finden. Wenn du von Punkt 1 zu Punkt 2 eine Linie ziehen würdest und diese zur Ferse hin verlängerst, findest du auf dieser Punkt 3, und zwar dort, wo die Ferse ins Tal fällt.

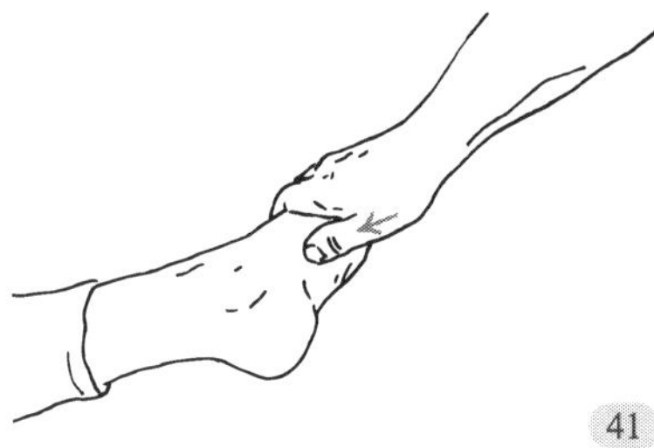

41

Die Punkte 4,5 und 6 befinden sich von der gedachten Linie der Punkte 1,2,3 ca. eine Daumenbreite entfernt Richtung Fußgewölbe. Die Punkte 4 und 5 sind auf derselben Höhe anzutreffen wie 3 und 2. Der Punkt 6 liegt nicht auf der Höhe von Punkt 1, sondern ist ein kleines Stück weiter Richtung Punkt 5 anzutreffen (dort, wo der Anfang des Fußgewölbes von der Fußballenseite zu finden ist).

Beobachte bei dem Druck dieser Punkte die Reaktionen des Klienten genau. Manche Menschen sind an diesen Zonen sehr empfindlich. Arbeite aus diesem Grund dort besonders sensibel und steigere den Druck nur langsam. Wiederhole diese Sequenz (Runde) noch 2-mal. Bei der zweiten Runde kannst du ein wenig mehr Druck verwenden, bei Runde 3 wieder soviel Druck wie in Runde 1. Danach übst du mit deinen Handflächen Druck auf die nach außen gekippten Füße (K) aus 1/2/3/2/1 *[35]*.

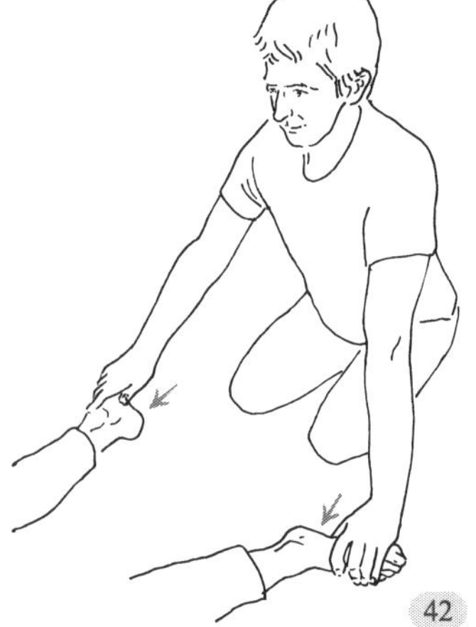

42

5 Linien Fußunterseite

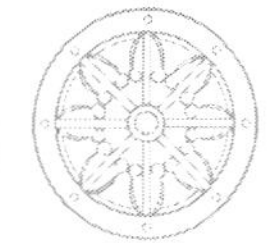

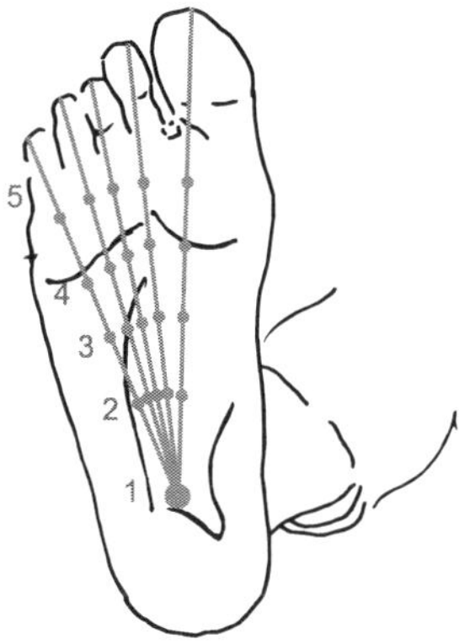

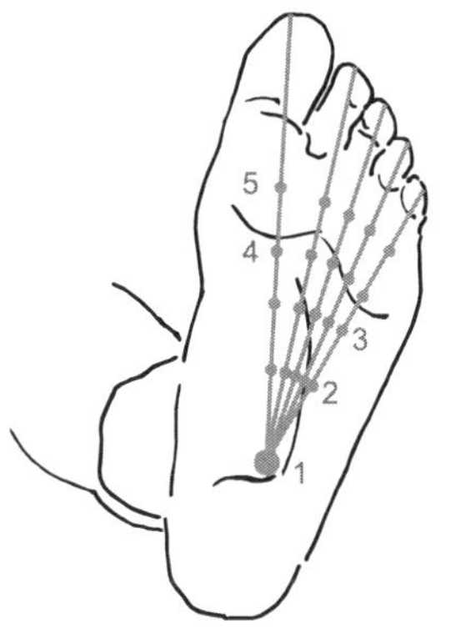

43

Der Mutterpunkt aller 5 Linien ist hier der Punkt 3 von Technik 3. Zur Mitte jeder Zehenspitze gehen von diesem Punkt alle 5 Linien der Fußunterseite ab. Auf jeder dieser befinden sich 5 Punkte, wobei Punkt 1 aller 5 Linien der Mutterpunkt ist. Punkt 5 jeder Linie befindet sich auf der höchsten Stelle des Fußballens vor dem jeweiligen Zeh.

Lege nun auf jeder Linie zwischen Punkt 1 und 5 in gleichmäßigen Abständen die übrigen 3 Punkte fest. Drücke an beiden Füßen (K) gleichzeitig jeden Punkt ungefähr eine Sekunde und gehe dann zum nächsten *[44]*. Beginne mit der Linie zum großen Zeh und ende mit der zum kleinen Zeh. Der Druck auf Punkt 5 aller Linien sollte nicht zu stark sein. Du hast dort auch die Möglichkeit, mit deinem Daumen zu zirkulieren und so kreisenden Druck auszuüben.

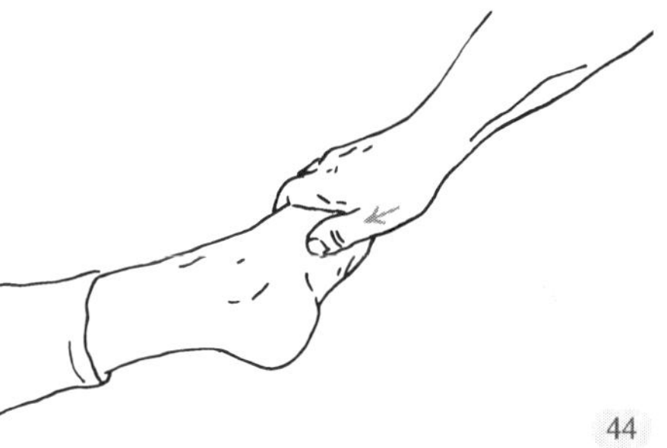

44

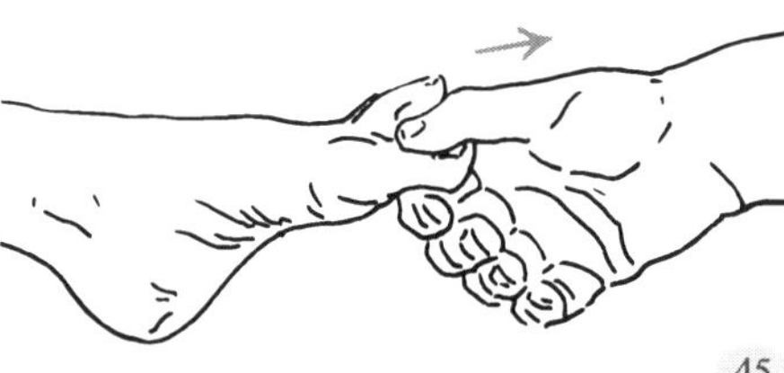

45

Zum Abschluss jeder Linie schnippst du mit deinem Zeigefinger und Daumen den jeweiligen Zeh (K) *[45]*.

Als Vor- und Nachbereitung dieser Linienarbeit bietet es sich an, Handflächendruck *[35]* 1/2/3/2/1 auszuüben.

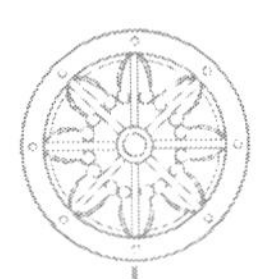

4 Linien Fußoberseite (5)

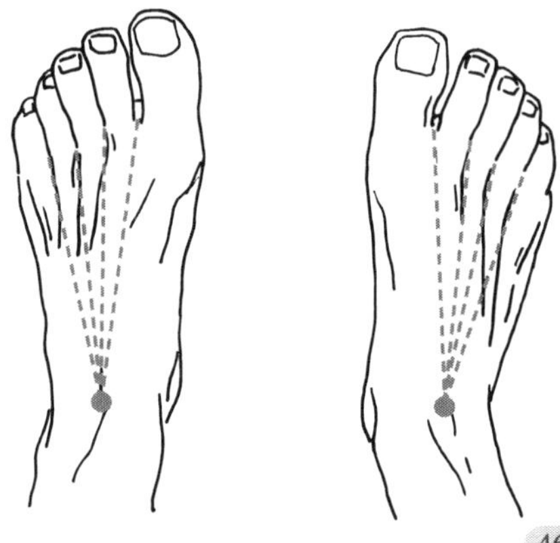
46

Hier geht es um die Behandlung der Sehnenzwischenräume auf der Fußoberseite (K) *[46]*. Du sitzt im Fersensitz am unteren Ende des Beindreiecks (K) und stellst die Füße (K) so auf, dass die Zehen (K) zur Decke zeigen. Jetzt übst du auf beiden Seiten Handflächendruck aus und dehnst damit die Füße (K) in Richtung Erde *[47]*. Drücke die Zonen 1/2/3/2/1, wobei sich Zone 1 am Anfang des Fußspanns nahe des Unterschenkels befindet, Zone 2 liegt auf der Mitte des Fußspanns und Zone 3 am Ende des Fußspanns und zieht sich bis zu den Zehen.

Umgreife nun mit den Fingern die Außenkante beider Füße (K) und bewege deinen Oberkörper nach vorn. Dabei werden die Füße (K) Richtung Kopf (K) nach vorn gedehnt. Gleichzeitig stellst du die Druckfläche deiner Daumen in den Mutterpunkt aller 4 Linien und presst diesen gerade nach unten Richtung Erde *[48]*.

Bei der Dehnung der Füße (K) nach vorn entsteht eine Kuhle zwischen der Sehne, die zum großen Zeh läuft, und dem dort noch nicht geteilten Sehnenstrang, der zu den übrigen Zehen des Fußes (K) führt, dort befindet sich der Mutterpunkt. Dieser hat eine Entsprechung in der chinesischen Medizin (Magen 41, Befreiter Wasserlauf).

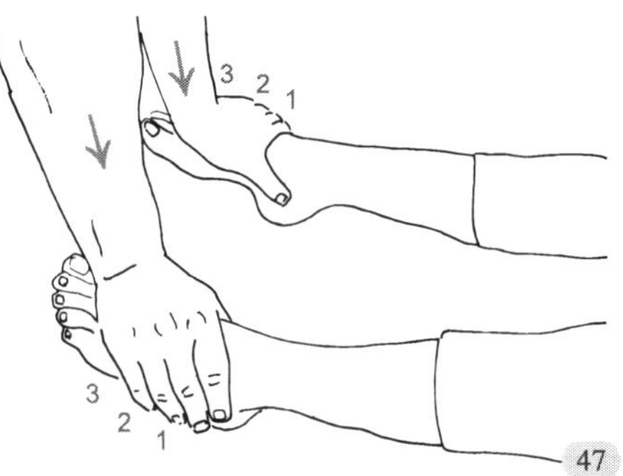

47

Die Bewegung, die du ausführst, sollte so aussehen, dass du gleichzeitig beide Füße (K) nach vorn dehnst als auch mit deinen Daumen den Mutterpunkt drückst. Dann bearbeitest du die jeweilige Linie mit einem Daumenkreisen bis zum jeweiligen Zehenzwischenraum. Starte mit der Linie, die dem großen Zeh (K) am nahesten liegt. Springe danach mit deinen Daumen zurück zum Mutterpunkt. In dieser Abfolge bearbeitest du alle 4 Linien und wiederholst danach den Handflächendruck Richtung Erde 1/2/3/2/1 *[47]*.

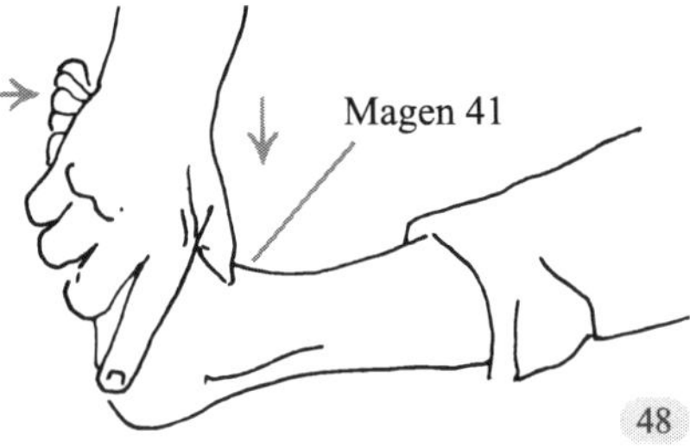

48

4 Punkte Fußgewölbe

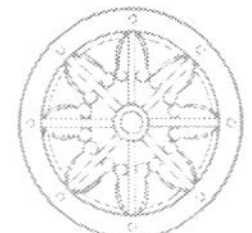

Das Fußgewölbe ist die Zone, auf der sich die Wirbelsäule widerspiegelt. Für die Arbeit in diesem Gebiet lässt du die Füße (K) wieder nach außen fallen und übst nochmals Handflächendruck auf die Innenseite der Füße (K) aus *[35]*.

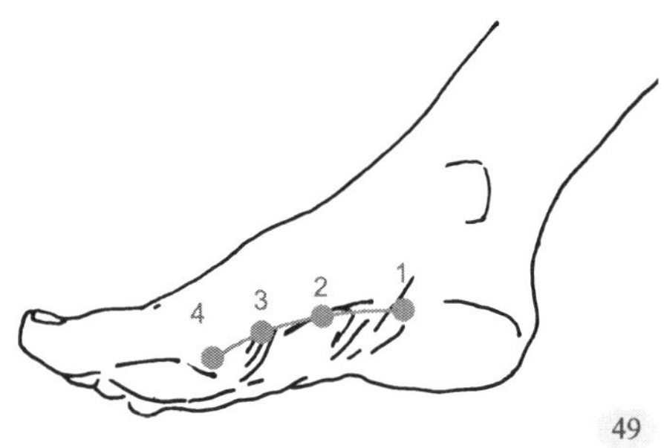

49

Jetzt legst du, beginnend an der Ferse und endend am Ballen, im Fußgewölbe (K) 4 Punkte in gleichen Abständen fest. Punkt 1 liegt am Ende der Ferse und Punkt 4 am Anfang des Fußballens. Die Punkte 2 und 3 befinden sich in gleichen Abständen zwischen Punkt 1 und 4 *[49]*.

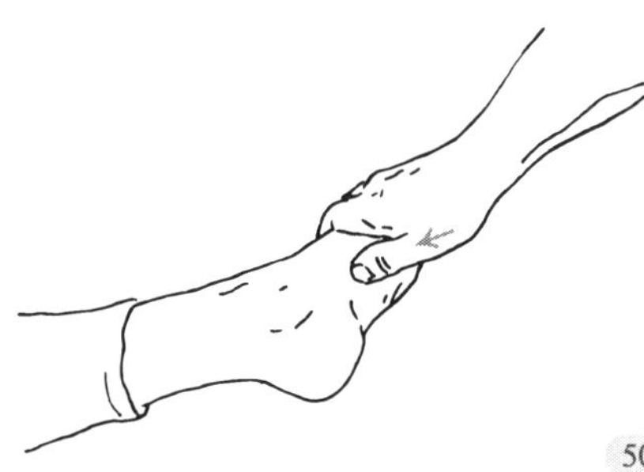

50

Drücke jetzt mit deinen Daumen *[50]* jeden Punkt für 5 Sekunden gleichzeitig an beiden Füßen (K) *[51]*. Wenn du bei Punkt 4 angekommen bist, arbeitest du mit einem Daumenlauf und einer schaukelnden Bewegung deines Oberkörpers die Punkte zurück zu Punkt 1. Dabei presst du jeden für ca. eine Sekunde.

Übe jetzt erneut Handflächendruck auf die Innenseiten der Füße(K) aus *[35]*.

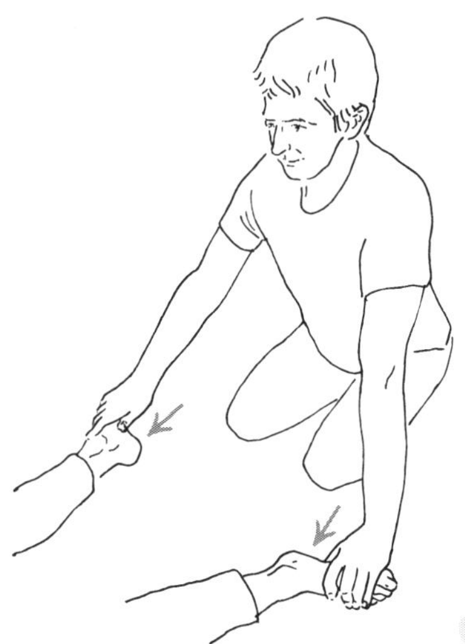

51

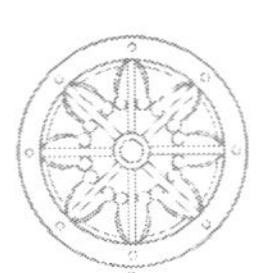

Rotation Fußgelenk (7)

Bei den folgenden 3 Techniken arbeitest du zuerst an einem Bein (K) und wiederholst nach Technik 9 dieselben Abläufe am anderen.

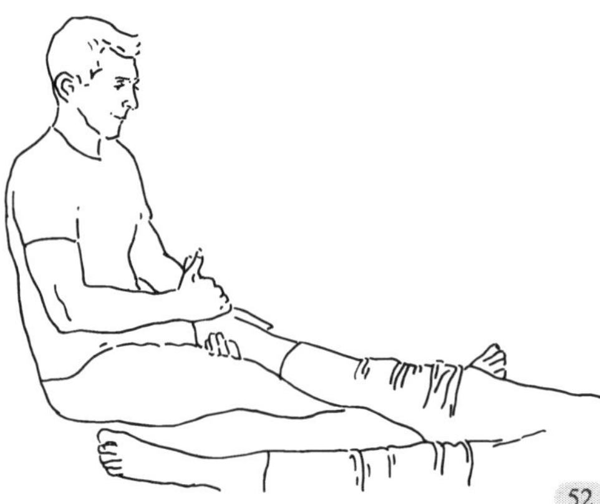

52

Hebe ein Bein (K) hoch und setze dich im Langsitz darunter, sodass dein Fuß an der Außenseite des Oberschenkels (K) kurz über dem Knie (K) zum Liegen kommt. Dein anderes kannst du abgekippt anwinkeln, das verleiht dir zusätzliche Stabilität. Das Bein des Klienten liegt auf deinem Bein und wird durch dieses unterstützt und in seiner Lage gesichert *[52]*.

Wenn du am rechten Bein des Klienten arbeitest, ist dein rechtes Bein untergelegt. Auf der linken Seite gilt dasselbe, nur seitenverkehrt.

Greife nun mit einer Hand die Ferse (K) und mit der anderen umgreifst du die Zehen (K). Rotiere den Fuß (K) zuerst 5-mal in die eine und dann 5- mal in die andere Richtung *[53]*.

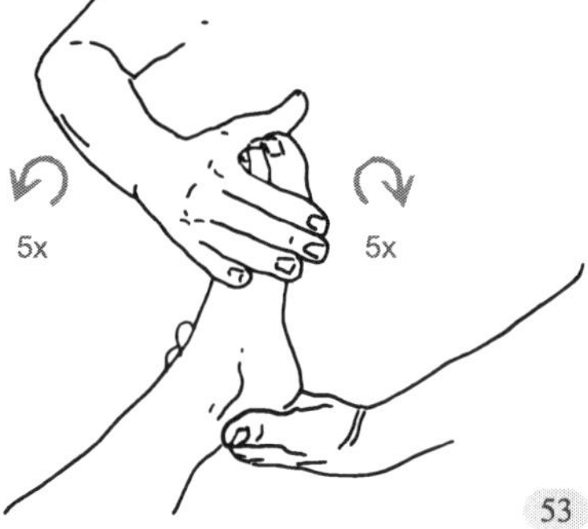

53

Drehzug Fuß

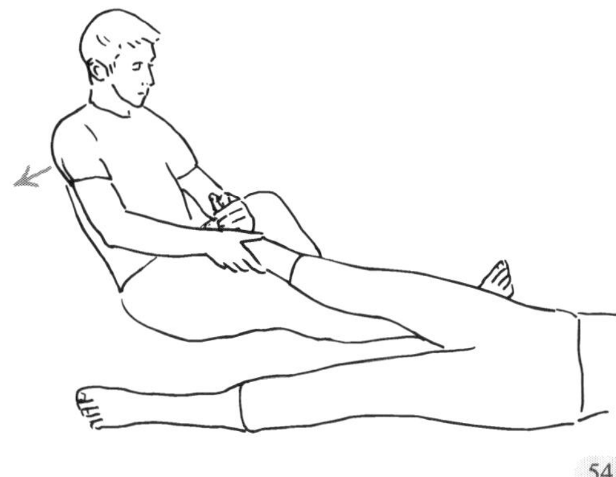

54

Für diese Technik behältst du die Sitzposition mit untergelegtem Bein bei *[52]*. Unterteile nun den Spann des zu behandelnden Fußes [(K)] in 3 Zonen, wobei sich Zone 1 am oberen Spann nahe des Unterschenkels, Zone 3 bei den Zehen und Zone 2 dazwischen befindet.

Eine deiner Hände befindet sich an der Ferse [(K)] und die andere greift in die jeweilige Zone über den Spann [(K)] *[55]* um den Innen- oder Außenrist des Fußes [(K)] *[56]*. Der Ellenbogen deines handelnden Arms ist seitlich ausgestellt. Senke jetzt deinen Ellenbogen und lasse den Oberkörper vorsichtig Richtung Boden zurückfallen, dabei dreht der Fuß [(K)] jeweils nach innen oder außen. Halte den Zug pro Zone für ca. 5 Sekunden.

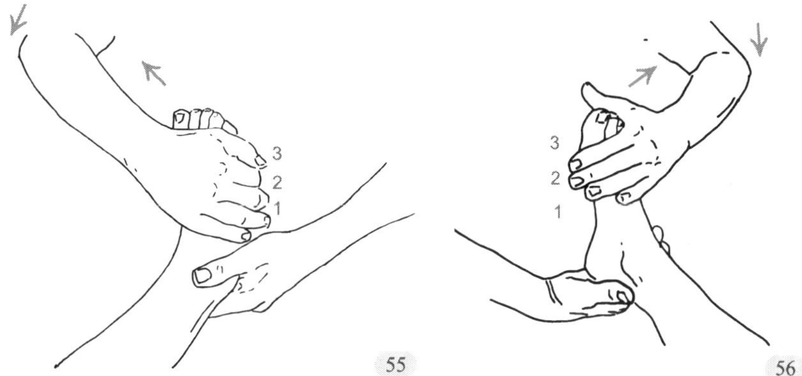

55 56

Behandele so die Zonen 1/2/3/2/1. Wechsle danach die Griffposition deiner Hände und wiederhole diese Technik an der anderen Seite.

Dein Focus sollte sich bei der Ausführung nicht nur auf die Öffnung des Fußgelenkes [(K)] konzentrieren, sondern vielmehr die Öffnung der gesamten gestreckten Beinseite [(K)] über die Hüfte [(K)] und das Kreuzbein [(K)] hinaus im Blick haben.

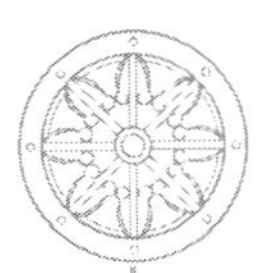

Knacken der Zehen

(9)

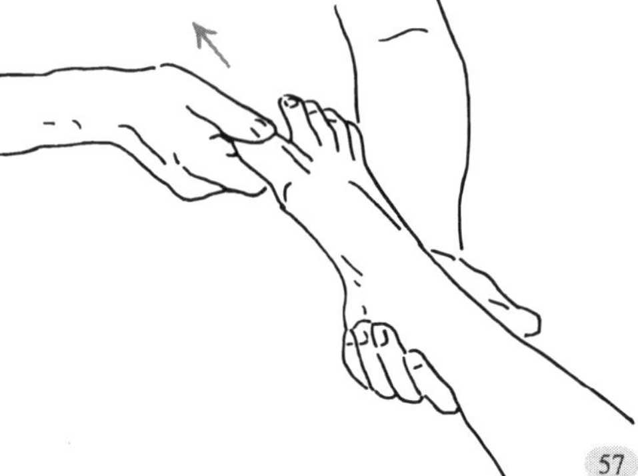

Du befindest dich noch immer in der Sitzposition mit untergelegtem Bein *[52]*. Halte den Fuß (K) durch Umgreifen der Ferse fixiert. Fasse nun mit deinem Daumen und dem Zeigefinger deiner anderen Hand den jeweiligen Zeh (K) und drehe diesen einige Male in die eine und dann in die andere Richtung.

57

Halte dann diesen Zeh gut fest und mache deinen Arm in dieser angewinkelten Position durch Muskelanspannung steif. Lass jetzt deinen Oberkörper mit einer etwas schnelleren und doch vorsichtig ausgeführten Bewegung nach hinten fallen. Dabei kann es zu einem „knackenden" Geräusch im Zehgelenk (K) kommen. Wenn du jedoch kein „Knacken“ vernimmst, ist auch alles in Ordnung. Wiederhole diese Technik am selben Zeh dann nicht, es sollte hierbei nichts erzwungen werden.

Es empfiehlt sich, bei dieser Technik den Zeh (K) eher am Ansatz zu greifen als an der Spitze. Bei Klienten, die hierbei bewusst verkrampfen, ist es schwer ein „Knacken" zu erzeugen.

Starte am kleinen Zeh (K) und arbeite dich dann vor bis zum großen.

Wiederhole jetzt die Techniken 7,8 und 9 am anderen Bein (K).

Dehnen der Fußoberseite

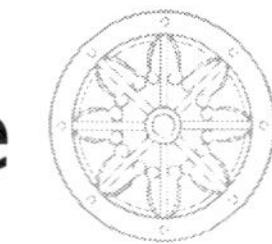

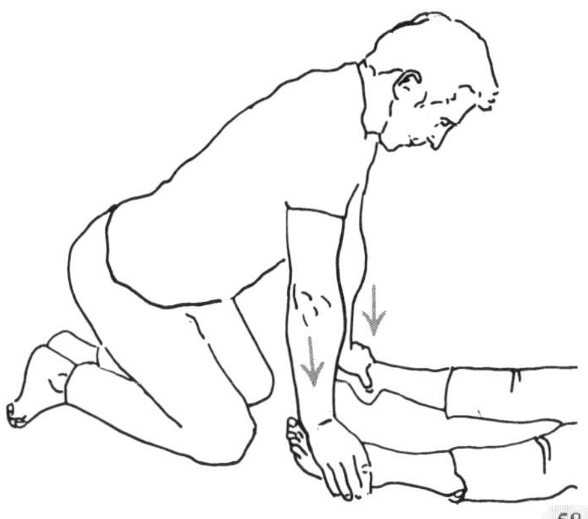

58

Hierbei geht es erneut um die Bearbeitung des Fußspannes (K), ähnlich der Vorbereitung der Behandlung der 4 Linien auf der Fußoberseite (Technik 5).

Du setzt dich im japanischen Sitz an die kurze Seite des Beindreiecks (K). Teile den Spann (K) in 3 Zonen ein und drücke diese mit deinen Handflächen 1/2/3/2/1 jeweils für 5 Sekunden Richtung Erde *[59]*.

Die erste Zone befindet sich auf dem Fußspann (K) nahe des Unterschenkels und wird sanft gedrückt. Bei Zone 2, die sich auf der Mitte des Fußspannes (K) erstreckt, wird mittlere Druckstärke ausgeübt. Die Zone 3 liegt am Ende des Fußspannes (K) und zieht sich über die Zehen. Dort wird ein relativ starker Druck ausgeübt.

Dein Rücken sollte bei der Ausführung gerade sein und der Druck in einem 90° Winkel erfolgen *[58]*.

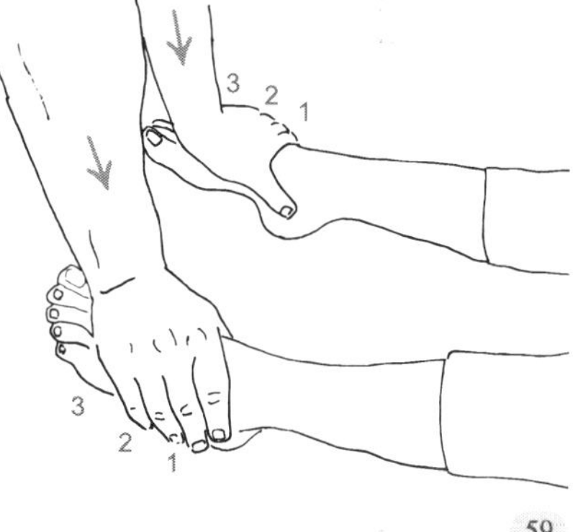

59

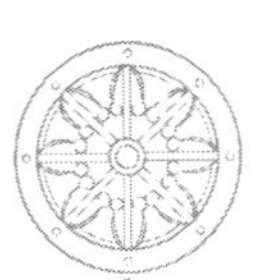

Zehenschieben (11)

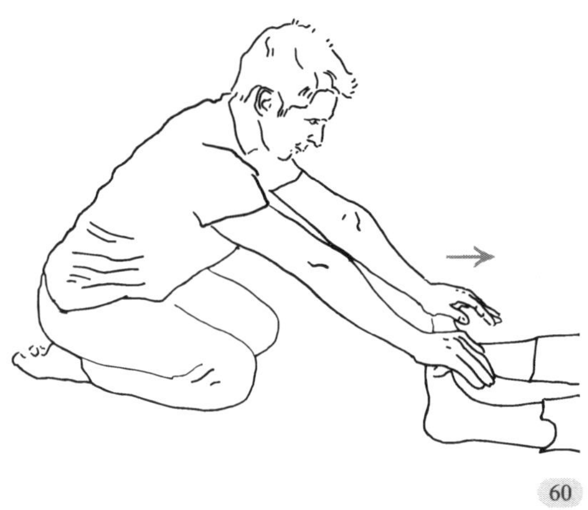

60

Für diese Technik setzt du dich in den Fersensitz an die untere Seite des Beindreiecks [K]. Die Distanz sollte so bemessen sein, dass du mit ausgestreckten Armen die Zehen [K] umfassen kannst. Der Abstand der Füße [K] zueinander sollte ungefähr eine Fußlänge [K] betragen. Wenn du die Zehen [K] umgreifst, achte darauf, dass du mit deinen Handballen auch noch die Fußballen[K] berührst. So sollen Verletzungen an den Zehgelenken [K] vermieden werden.

Schiebe nun durch die Verlagerung deines Körpergewichtes die Zehen [K] 3-mal Richtung Oberkörper [K]. Beim ersten Schieben übst du 5 Sekunden sanften Druck aus. Beim zweiten Mal drückst du 10 Sekunden lang etwas härter. Werde beim dritten Mal wieder sanfter (5 Sekunden).

Achte darauf, dass deine Arme bei dieser Technik gestreckt bleiben. Wenn sie einknicken, fangen sie in der Regel an zu zittern, das gibt deinem Klienten ein unsicheres Gefühl.

Füße überkreuzen

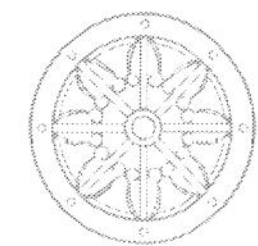

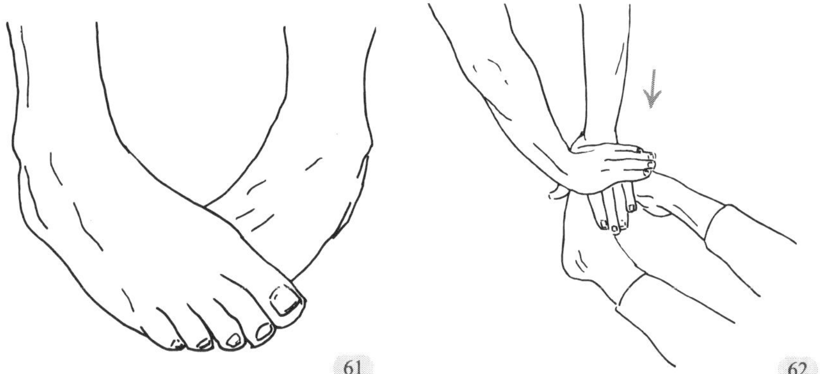

61

62

Hierfür setzt du dich wieder in den Fersensitz nah an die untere Seite des Beindreiecks (K). Die Füße (K) sind ca. eine Fußlänge voneinander entfernt. Lege nun einen Fußspann (K) über den anderen (K) *[61]* und platziere deine Handflächen ebenfalls übereinander gelagert darüber *[62]*. Die Fersen (K) behalten hierbei ihren Platz und sollten nicht verrutschen.

Jetzt lehnst du deinen Oberkörper nach vorn und drückst mit deinen Handflächen die Füße (K) für jeweils ca. 10 Sekunden 3-mal Richtung Boden.
Beim ersten und dritten Mal relativ sanft, beim zweiten Mal arbeitest du etwas härter. Wechsele danach die Füße (K) und wiederhole die Drucktechniken.

Es bietet sich jetzt an, den „Handtellerdruck 1" (2) zu wiederholen. Laufe mit deinen Handflächen von den Füßen (K) über die Fersen (K) und die Unterschenkel(K), rotiere die Kniescheiben (K), laufe über die Oberschenkel (K) und gehe denselben Weg zurück.

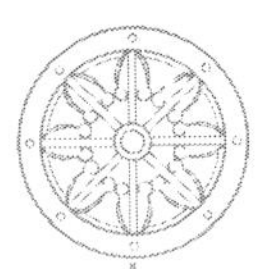

Energielinien Bein (13)

Vorbereitung

Beininnenseite

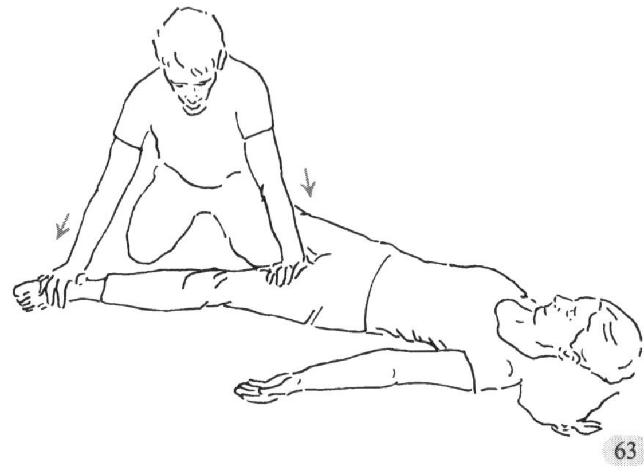

Öffne die Beine (K) relativ weit und setze dich auf der Innenseite des zu behandelnden Beins (K) auf Kniehöhe (K) in den Fersensitz im 90° Winkel zum Bein(K). Wenn es dem Klienten nicht möglich ist, die Beine allzu weit zu öffnen, setze dich hinter die Außenseite des anderen Beines (K) oder arbeite im Halbkniestand.

63

Platziere nun die Handfläche deiner unteren Hand auf der Fußinnenseite (K) und die deiner oberen Hand an der Innenseite des Oberschenkels (K) nahe der Leiste (K). Laufe jetzt mit abwechselndem Handflächendruck auf der Beininnenseite mit beiden Händen zum Knie (K). Danach läufst du erneut nach außen Richtung Fuß und Leiste (K) und nochmals nach innen bis zum Knie, anschließend mit beiden Händen zum Fuß (K) *[63]*.

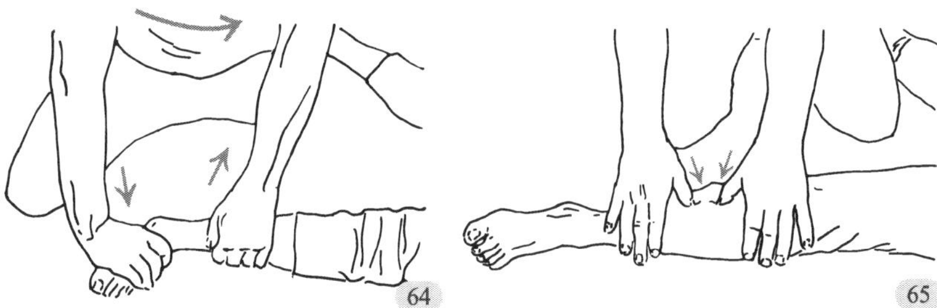

64 65

Deine untere Hand umgreift nun den Fuß (K) und fixiert diesen, indem sie ihn nach außen Richtung Boden drückt. Deine obere Hand umgreift den unteren Unterschenkel (K) kurz über dem Knöchel (K). Jetzt verdrehst du deinen Oberkörper leicht Richtung Kopf (K) und öffnest somit das Fußgelenk *[64]*.

Danach folgt die Linienarbeit mit Daumenlauf.

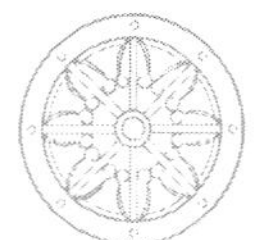

Beinaußenseite

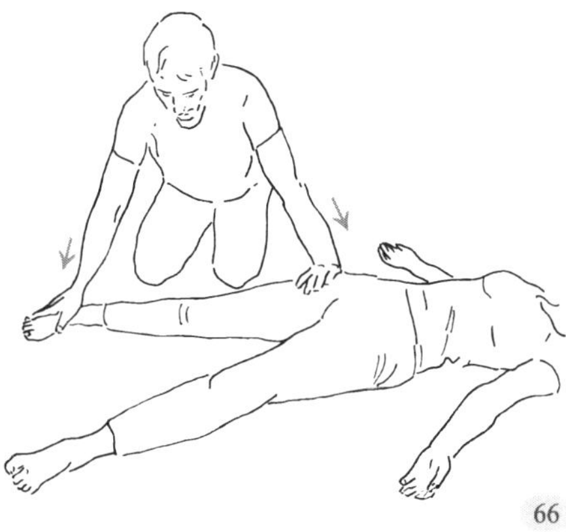

66

Für die Behandlung der Außenseite der Beine (K) ist diese Vorbereitung ebenfalls gültig. Allerdings wird das zu behandelnde Bein (K) in Verlängerung des Oberkörpers(K) gelegt. Das andere sollte leicht abgespreizt liegen.

Diesmal setzt du dich auf Kniehöhe (K) an die Außenseite des zu behandelnden Beins (K) und fasst mit der Handfläche deiner unteren Hand an die Außenseite des Fußes(K) und mit der Handfläche deiner oberen Hand an die Außenseite des oberen Oberschenkels (K) nahe der Hüfte *[66]*. Der Fuß (K) wird dann nach innen Richtung Boden gedrückt, ebenso wie bei der späteren Fußgelenksöffnung *[67]*.

Linienarbeit

Nachdem du die jeweilige Beinseite durch den Handflächenlauf vorbereitet hast, arbeitest du mit Daumenlauf auf der Energielinie 1 vom Knöchel bis zum oberen Ende des Oberschenkels (K) und zurück. Unten angekommen, wechselst du in derselben Bearbeitungsweise auf Linie 2, danach auf Linie 3 *[65], [68]*.

Nacharbeit

Wenn du auf der zu behandelnden Beinseite (K) die Linienarbeit mit den Daumen beendet hast, läufst du mit deinen Handflächen vom Fuß (K) bis zum oberen Ende des Oberschenkels (K) und zurück. Öffne dann nochmals das Fußgelenk *[64], [67]*.

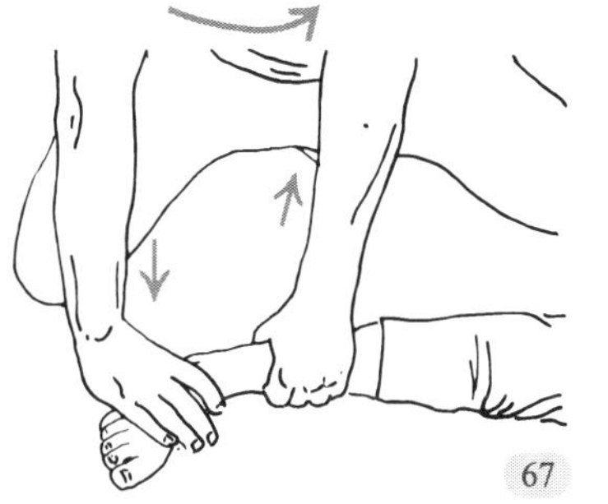

67

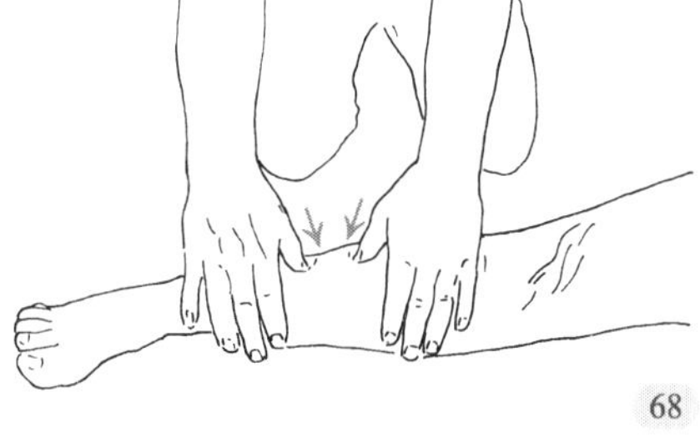

68

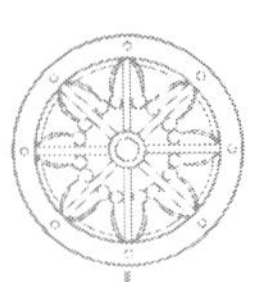

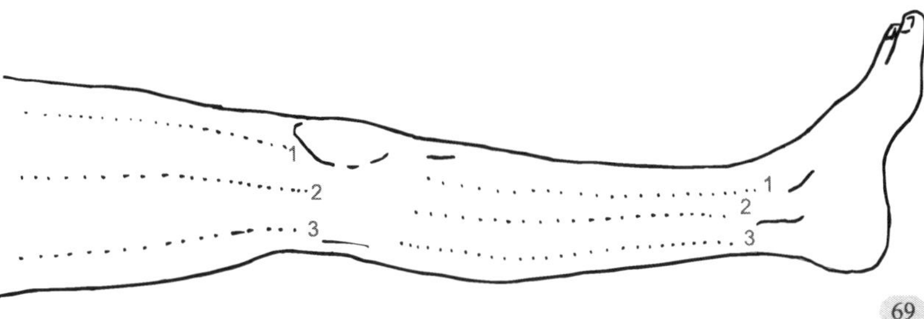

Lage der Energielinien

Beininnenseite

Die Energielinien der Beininnenseite überschneiden auf großen Teilen die Meridiane Milz, Leber und Niere, wie wir sie aus der chinesischen Medizin kennen.

Unterschenkel:
Linie 1 startet genau über dem Knöchel und verläuft direkt hinter dem Knochen des Schienenbeins bis zum Knie. Linie 2 ist eine Daumenbreite von Linie 1 entfernt und folgt dieser in einem leichten Bogen bis zum Knie. Der Startpunkt von Linie 3 liegt direkt neben dem Knöchel, da, wo sich vor der Achillessehne eine große Kuhle bildet. Linie 3 ist von 2 ebenfalls eine Daumenbreite entfernt und verläuft in einer leichten Kurve, die der Form der Wade angeglichen ist, zum Knie.

Oberschenkel:
Linie 1 läuft in Verlängerung der Innenseite der Kniescheibe und zieht sich so gerade bis zur Leiste. Linie 2 befindet sich eine Daumenlänge weit entfernt (Richtung Adduktoren) von Linie 1 und folgt dieser. Linie 3 ist auch auf der ganzen Länge von Linie 2 eine Daumenlänge entfernt und läuft direkt oberhalb der Adduktoren.

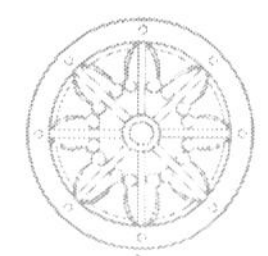

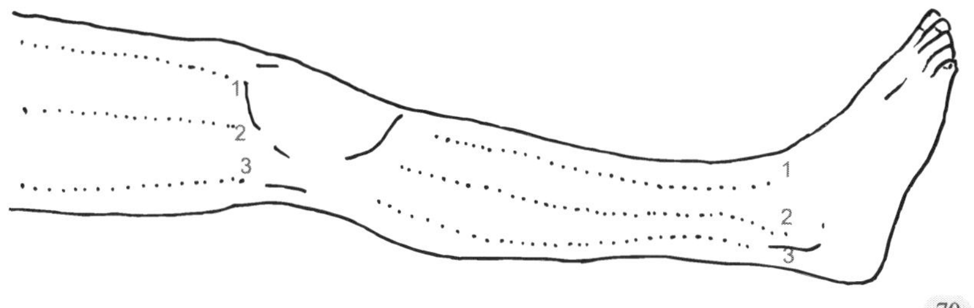

70

Beinaußenseite

Auf der Beinaußenseite verlaufen die Energielinien der TTM auf großen Teilen des Magen- und Gallenblasenmeridians der chinesischen Medizin.

Unterschenkel:
Linie 1 startet in Höhe des Knöchels auf der Mitte des Muskelstranges, der sich direkt neben dem Schienenbein befindet. Sie folgt diesem bis zum Knie. Linie 2 befindet sich eine Daumenbreite von Linie 1 entfernt und bleibt direkt über dem lateralen Knöchel. Linie 3 beginnt in der Kuhle neben der Achillesferse und folgt dem Wadenbein.

Oberschenkel:
Linie 1 läuft entlang der Außenseite der Kniescheibe gerade bis zur Höhe der Leiste. Eine Daumenlänge von Linie 1 entfernt ist Linie 2 zu finden, die dieser in ihrem Verlauf folgt. Linie 3 läuft kurz oberhalb der Sehne, die man am Kniegelenk ertasten kann. Sie liegt eine Daumenlänge von Linie 2 entfernt und folgt dieser Richtung Gesäßaußenseite.

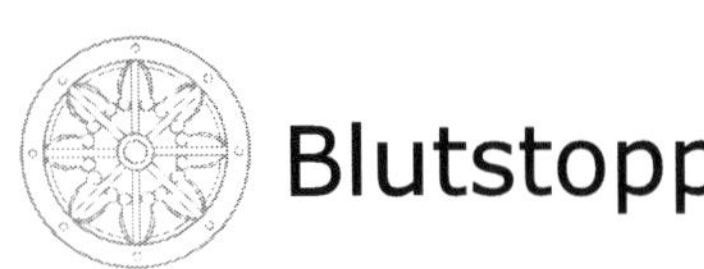

Blutstopp (14)

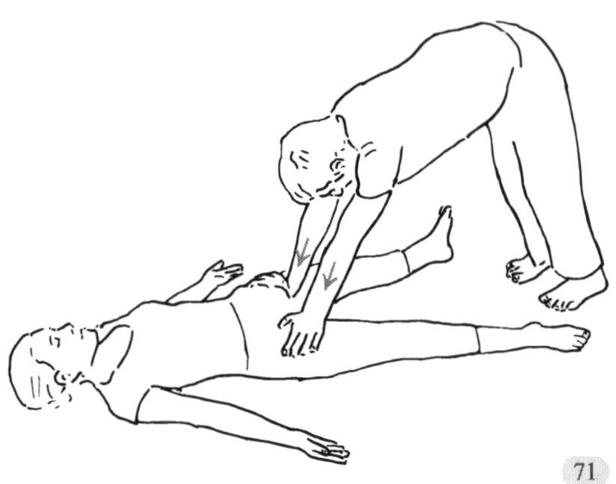

71

Nachdem du die Energielinien komplett bearbeitet hast, setzt du dich wieder in den Fersensitz an der unteren Seite des Beindreiecks[K].

Laufe nun mit deinen Handflächen über die Füße[K], Fersen[K] und Unterschenkel[K], rotiere die Kniescheiben[K] und laufe weiter über die Oberschenkel[K] bis zur Leiste[K]. (2)

Dort angekommen, übst du mit deinen Handballen zuerst leichten Druck aus und lokalisiert so den Pulsschlag der Arterien in den Leisten[K]. Hast du ihn gefunden, bewegst du deinen Oberkörper nach vorn, streckst deine Beine und schiebst dein Becken Richtung Himmel. Somit übst du starken Druck auf die Arterien aus und „stoppst" das Blut für 30 - 60 Sekunden.

Danach kniest du dich wieder hin und läufst mit deinen Handflächen denselben Weg zurück und „führst" so das Blut[K] bis zu den Füßen[K].

Ist dein Klient im Gegensatz zu dir relativ klein und leicht, mag es vom Gewicht her reichen, wenn du den „Blutstopp“ aus einer knienden Position heraus ausübst.

Beachte: Blutstau ist zu unterlassen bei Herzerkrankungen, Venenerkrankungen, Krampfadern, Bluthochdruck, in der Schwangerschaft und bei der Einnahme von Blut verdünnenden Medikamenten.

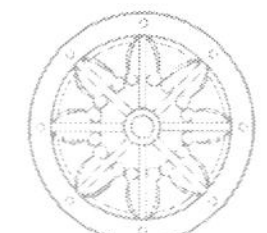

(15) Liegender Baum

Von jetzt an arbeitest du bis Technik 33 an einer Körperseite[K] *und wiederholst anschließend die gleichen Schritte an der anderen.*

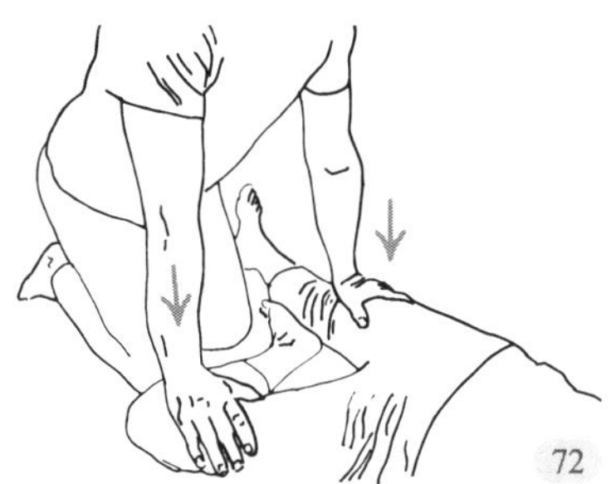
72

Lege ein Bein[K] so, dass die Ferse[K] auf Kniehöhe des gestreckten Beines[K] zum Liegen kommt. Setze dich in den Fersensitz und übe einen Handflächenlauf auf beiden Beinen[K] aus. Laufe von den Füßen aufwärts bis kurz vor die Leiste, danach über die Oberschenkel[K] wieder zurück bis kurz vor die Knie[K]. Übe jetzt mit deinen Handflächen gleichzeitig Druck auf beide Oberschenkelzonen kurz vor den Knien[K] aus, somit öffnet sich die Hüfte[K] *[72]*. Sei dabei besonders vorsichtig und steigere die Druckstärke nur langsam. Halte den Druck für ca. 10 Sekunden.

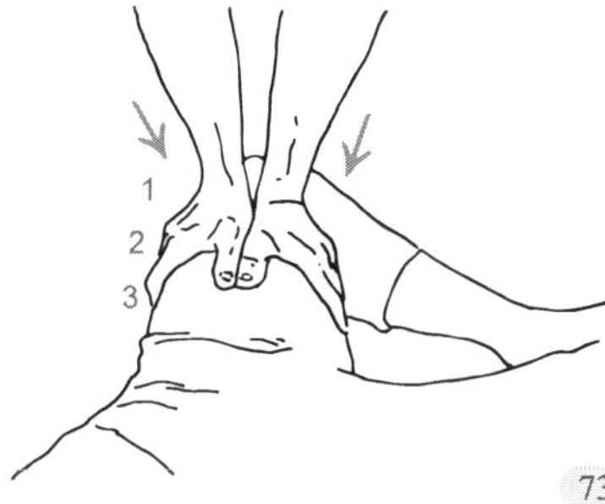

73

Setzte dich nun in Verlängerung des Oberschenkels des angewinkelten Beins[K], das jetzt bearbeitet wird. Halte eine Hand am Fuß[K] außen bei den Zehen und eine am Oberschenkel kurz über dem Knie[K]. Laufe nun mit deinen beiden Handflächen auf dem Fuß[K] von den Zehen zur Ferse und am Oberschenkel[K] vom Knie zur Leiste[K]. Danach mit deiner unteren Hand vom Fuß zum Knie[K] und mit deiner oberen von der Leiste zum Knie[K]. Hier treffen sich deine Hände und laufen zusammen den Unterschenkel[K] hinunter bis zum Fuß[K]. Nun hält deine untere Hand den Fuß[K] auf dem Boden und deine obere fasst den Unterschenkel[K] kurz über dem Knöchel. Verdrehe jetzt deinen Oberkörper und öffne so das Fußgelenk[K] (ähnlich Bild *64*). Laufe danach mit beiden Handflächen den Unterschenkel[K] hoch bis zum Knie[K]. Teile jetzt den Oberschenkel[K] in 3 Zonen ein und übe dort mit dem Schmetterlingsgriff Druck aus 1/2/3/2/1. Halte diesen pro Zone für 5 Sekunden *[73]*.

Wenn du wieder bei Zone 1 angekommen bist, führst du erneut einen Handflächenlauf auf dem angewinkelten Bein[K] aus und endest mit der Öffnung des Fußgelenkes[K].

Variante Pressur Wade

74

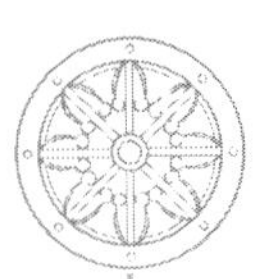

Öffnung der Leiste

(16)

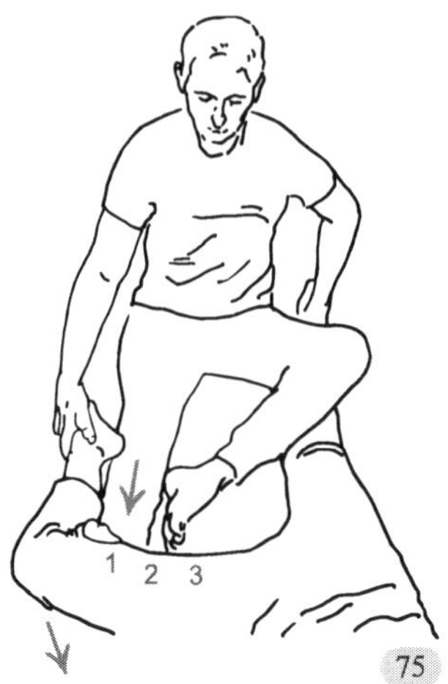

75

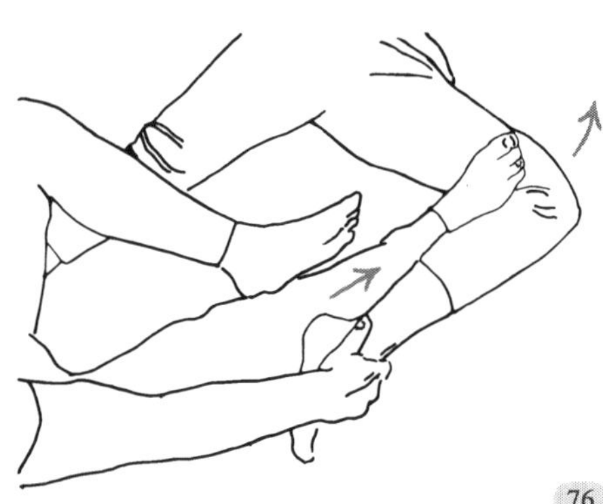

76

Setze dich, wie in Bild *75* verdeutlicht, in den Langsitz parallel zum ausgestreckten Bein (K). Platziere die Sohle deines äußeren Fußes an der Hinterseite des angewinkelten Oberschenkels (K) nahe dem Knie (K). Dein anderes Bein ist angewinkelt oder gestreckt, aber in jedem Fall ist es über das gestreckte Bein des Klienten gelegt und fixiert dieses somit.

Deine obere Hand hält den Fuß des angewinkelten Beins (K) am Spann. Die untere schließt den Energiekreislauf und fasst den Fuß des gestreckten Beins (K). Teile jetzt die Hinterseite des angewinkelten Oberschenkels (K) in 3 Zonen ein, wobei Zone 1 nahe der Kniebeuge (K) liegt.

Hebe nun mit der Streckung deines äußeren Beins den angewinkelten Oberschenkel(K) bis maximal auf Bauchnabelhöhe (K) *[76]* an 1/2/3/2/1. Das Bein (K) wird hierbei nah am Boden entlanggeführt. Halte die Dehnung pro Zone für jeweils 5 Sekunden. Wenn sich der Oberschenkel (K) nicht bis auf Bauchnabelhöhe (K) heben lässt, ist das kein großes Problem, dehne einfach soweit es geht.

Der Schlüssel zu dieser Technik ist dein Abstand zum angewinkelten Oberschenkel (K). In der Dehnung ist dein äußeres Bein gestreckt und zwischen den einzelnen Dehnungen leicht gebeugt.

Beachte: Bei dieser Technik übt deine obere Hand, die den Fuß des angewinkelten Beins(K) am Spann hält, keinerlei Zug aus.

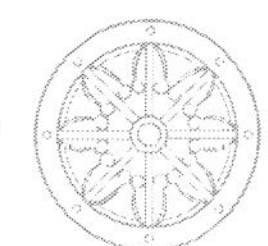

Beinblocker

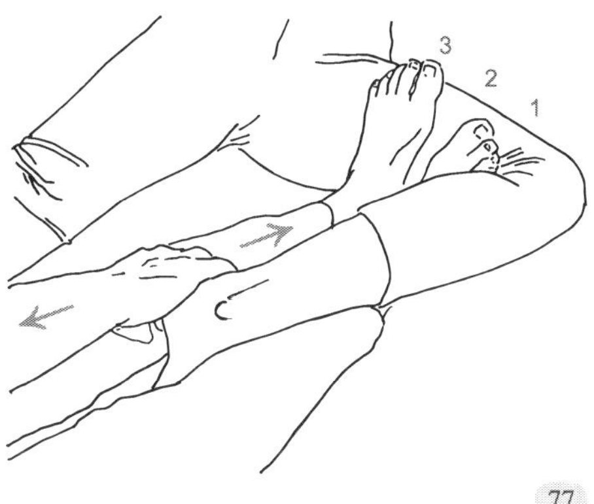

Bleibe im Langsitz und stelle deine beiden Fußsohlen an die Hinterseite des angewinkelten Oberschenkels (K) nahe der Kniekehle (K). Verhake nun den Fuß (K) hinter dem Unterschenkel oder Knie deines äußeren Beins. Greife jetzt mit deiner oberen Hand, die bei der letzten Technik noch den Fußspann (K) ohne Zug gehalten hat, die Ferse des angewinkelten Beins (K) von hinten. Deine untere Hand hält wieder den Energiekreislauf geschlossen, indem sie den Fuß des ausgestreckten Beins (K) fasst.

Teile den hinteren Teil des angewinkelten Oberschenkels (K) in 3 Zonen ein und presse 1/2/3/2/1 mit deinem inneren Fuß durch die Streckung deines inneren Beins. Dein äußerer Fuß, der sich nahe der Kniekehle (K) befindet, hat diesmal nur eine fixierende Funktion. Deine obere Hand, die die Ferse (K) hält, übt jetzt bei jedem Druck deines Fußes einen Zug nach hinten zu deinem Oberkörper aus.

Die Kraftverteilung von Druck und Zug ist jeweils 50%. Halte Druck und Zug gleichzeitig jeweils für 10 Sekunden.

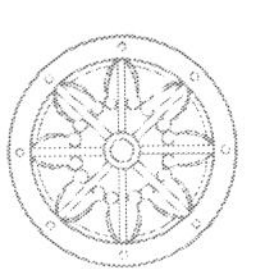

Fußlauf

(18)

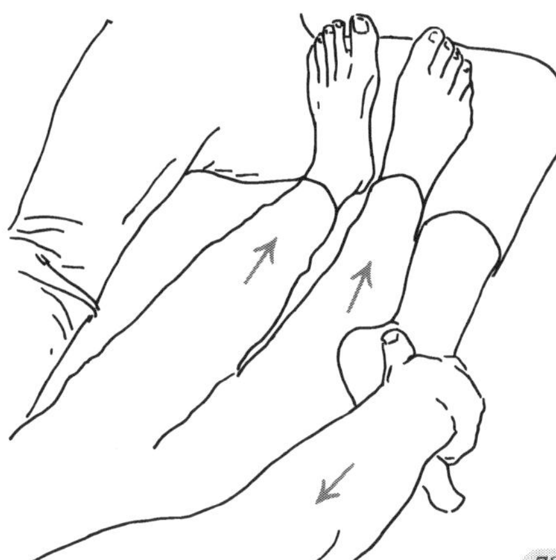

Deine Position bleibt der Langsitz. Für den Fußlauf greifst du den eben noch eingehakten Fuß (K) mit deiner oberen Hand am Spann.

Deine beiden Füße platzierst du mit den Sohlen in der Mitte des hinteren angewinkelten Oberschenkels (K). Jetzt trittst du durch die abwechselnde Streckung deiner beiden Beine in die hintere Seite des zu behandelnden Oberschenkels (K) und führst so einen Fußlauf aus. Übe hierbei mit deiner oberen Hand Zug in Richtung deines Oberkörpers aus. Stoppe den Fußlauf in der Mitte des hinteren Oberschenkels (K).

Es gibt hierbei keine feste Regel, in welche Richtung zuerst und wie lange bearbeitet werden sollte, aber die ganze hintere Länge des Oberschenkels (K) sollte behandelt werden.

Beinklemme

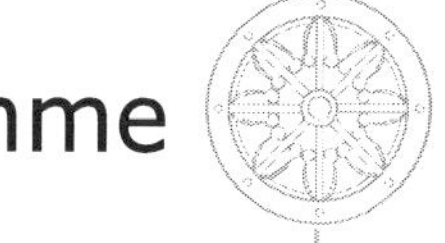

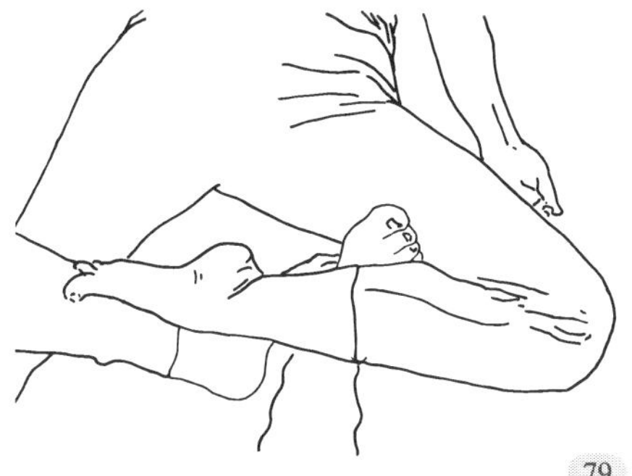

79

Du hast mit dem „Fußlauf" in der Mitte des hinteren Oberschenkels (K) gestoppt und verhakst nun den Unterschenkel des angewinkelten Beins (K) über deine beiden Unterschenkel nach innen. Der Fußballen deines äußeren Fußes sollte sich in der Mitte der Hinterseite des angewinkelten Oberschenkels (K) befinden. Der Fußspann des angewinkelten Beins (K) schmiegt sich an das Schienenbein deines inneren Beins *[79]*. Achte hierbei darauf, dass kein starker Druck von Knochen zu Knochen auftritt, verschiebe gegebenenfalls den Fuß (K). Eventuell kannst du hier den großen Zeh (K) über dein Schienenbein verhaken.Teile jetzt die Vorderseite des angewinkelten Oberschenkels (K) in 3 Zonen ein und umgreife diese mit deinen Fingerkuppen beider Hände *[80]*. Übe mit diesen durch das Zurücklehnen deines Oberkörpers Fingerzug auf der äußeren Energielinie 1 des Oberschenkels (K) aus 1/2/3/2/1. Wieder am Knie (K) angekommen, arbeitest du mit deinen Fingerkuppen durch abwechselnden Zug auf derselben Energielinie auf und ab 1/1/2/2/3/3/2/2/1/1. Versuche den Zug nicht nur aus deiner Hand- und Armkraft zu bestreiten, sondern arbeite vielmehr mit dem Gewicht deines Oberkörpers. Wiederum am Knie (K) angekommen, hältst du dieses mit deiner äußeren Hand fest und schlägst mit einer lockeren Faust deiner inneren Hand die bearbeitete Energielinie des Oberschenkels (K) mehrmals auf ihrer ganzen Länge aus.

Variationen: Wenn dein Klient ungefähr dieselbe Körpergröße hat wie du, arbeitest du wie beschrieben mit einem eingestellten Fuß. Ist dieser hingegen viel größer als du, empfiehlt es sich, dass du beide Füße hinter den angewinkelten Oberschenkel (K) bringst. Ist dein Klient viel kleiner als du, ist es ratsam, den Oberschenkel (K) ohne deine dahinter gestellten Füße anzuwinkeln.

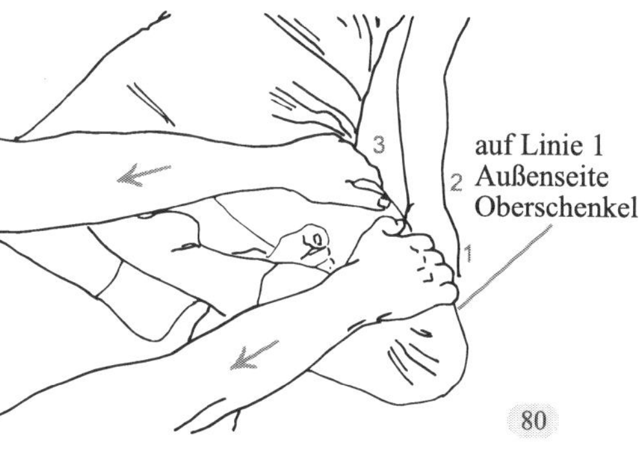

80

Beachte: Bei dieser Technik wirst du merken, dass sich Zug und Druck am stabilsten in Hüftnähe (K) ausüben lassen. In Knienähe (K) dagegen wird die Lagerung instabiler, arbeite dort mit weniger Kraft. Wenn der Klient schwerwiegende Knieprobleme hat, ist diese Technik zu unterlassen.

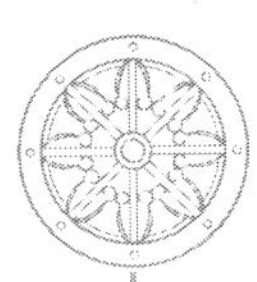

Versetzter Fingerzug (20)

Stelle für diese Technik das Bein (K) so an, dass die Ferse (K) ungefähr auf Kniehöhe des gestreckten Beines (K) zu stehen kommt.

Du sitzt im japanischen Sitz und blockierst mit deinen Knien den Fuß des angestellten Beins (K) *[81]*. Teile jetzt den Oberschenkel des angestellten Beins (K) in drei Zonen ein, beginnend mit Zone 1 kurz über dem Knie und endend mit Zone 3 kurz vor der Leiste (K). Visualisiere die Energielinie 1 auf der Innen- und Außenseite des Oberschenkels (K).

Greife nun mit deinen Fingerkuppen die jeweiligen Zonen auf der Energielinie 1 an der deinen Händen gegenüber liegenden Seite des Oberschenkels (K) *[82]*. Lasse deinen geraden Oberkörper langsam nach hinten fallen und ziehe so die vorderen Muskeln des Oberschenkels (K) schräg nach hinten zur anderen Seite. Bearbeite so die Zonen 1/1/2/2/3/3/2/2/1/1 mit dem versetzten Fingerzug. Setze deine Hände abwechselnd ein. Versuche dabei mit einer gleichmäßig ziehenden und schaukelnden Bewegung zu arbeiten.

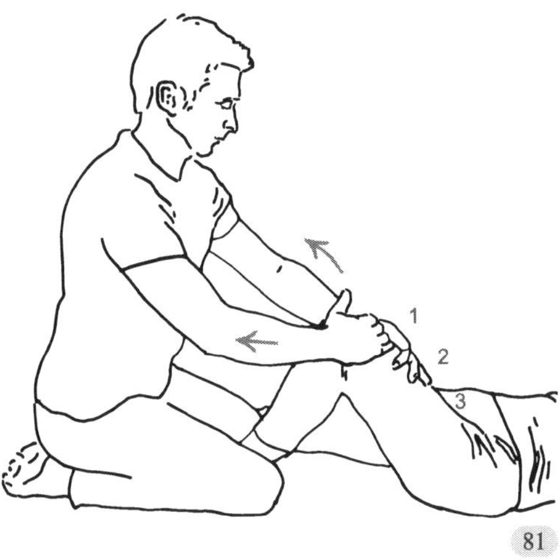

81

Beachte: Achte in dieser und den folgenden 4 Techniken darauf, dass der Fuß des Klienten sicher fixiert ist.

Druck und Zug auf Linie 1 innen und außen am Oberschenkel

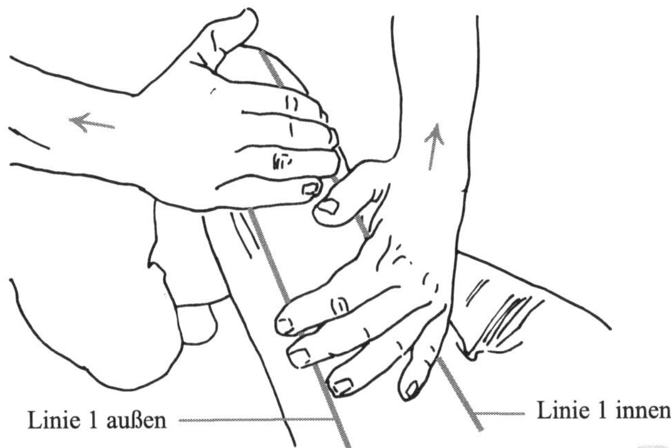

82

Nussknacker Oberschenkel

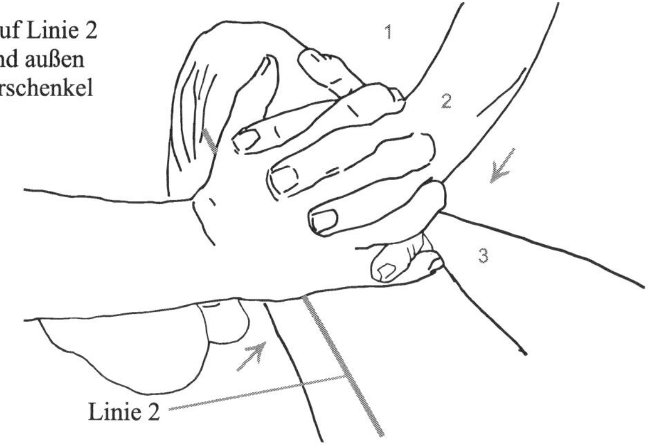

Du sitzt im japanischen Sitz *[81]* und fixierst mit deinen Knien den Fuß des angestellten Beins (K).

Lehne deinen Oberkörper leicht nach vorn und verschränke deine Finger über der Vorderseite des angestellten Oberschenkels (K). Fixiere mit deinen Handballen die innere und äußere Energielinie 2 des Oberschenkels (K).

Lehne jetzt deinen Oberkörper zurück. Dadurch werden deine Arme näher zusammengeführt und deine Handballen pressen automatisch in die seitlichen Muskeln am Oberschenkel (K). Bearbeite so die Zonen 1/2/3/2/1.

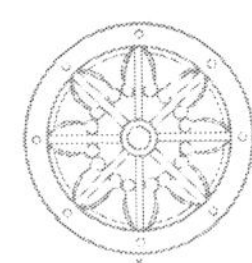

Eis picken (22)

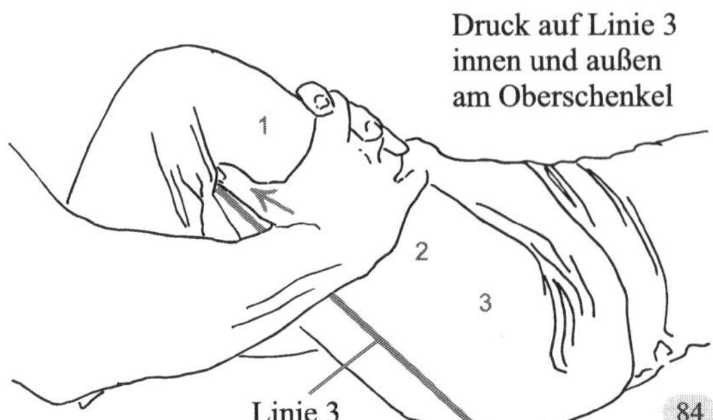

Behalte den japanischen Sitz bei *[81]* und blockiere nach wie vor den Fuß (K) mit deinen Knien. Deine Finger sind verschränkt und die Daumen fixieren an der inneren und äußeren Seite des Oberschenkels (K) die Energielinie 3.

Deine Handballen liegen nicht direkt am Oberschenkel (K) an, sondern sind leicht abgespreizt.

Lehne nun deinen Oberkörper zurück. Dadurch werden deine Arme weiter zusammengeführt und die Daumen drücken sich in die Zonen der Energielinie 3 am Oberschenkel (K).

Arbeite auf diesem vom Knie Richtung Leiste (K) und zurück 1/2/3/2/1.

Sollte der Umfang des Oberschenkels (K) so groß sein, dass deine Daumen bei verschränkten Fingern nicht mehr an die dritte Energielinie (K) reichen, öffnest du deine Finger und setzt die Daumen an die jeweiligen Zonen in der Energielinie 3. Dann lehnst du deinen Oberkörper nach vorn und presst die Daumen zueinander.

Hierbei kannst du leider nicht mehr komfortabel mit deinem Körpergewicht arbeiten, sondern musst ausschließlich die Muskelkraft nutzen. Ziehe soweit es geht die erste Variante vor.

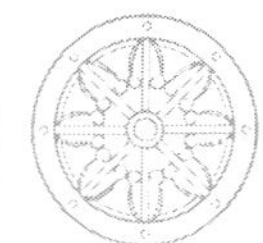

(23) Mittellinie hinterer Oberschenkel

Deine Sitzposition bleibt der japanische Sitz. Stelle das angestellte Bein(K) weiter nach unten aus, sodass die Ferse unterhalb des Knies des ausgestreckten Beines(K) zu stehen kommt. Fixiere nun wieder den Fuß des angestellten Beins(K) mit deinen Knien. Teile jetzt den hinteren Teil des angestellten Oberschenkels(K) in drei Zonen ein, beginnend am Knie(K) und endend kurz vor dem Gesäß(K). Durch diese Zonen verläuft in der Mitte des hinteren Oberschenkels(K) die Energielinie 4, welche zum Teil dem Blasenmeridian aus der chinesischen Medizin entspricht.

Greife nun um den Unterschenkel(K) herum und lege deine Daumen übereinander in die entsprechenden Zonen der Energielinie 4 *[86]*. Lehne deinen Oberkörper nach vorn und presse so 1/2/3/2/1 *[85]*. Bei Zone 3, kurz vor dem Knochen des Sitzbeins(K), drückst du fester und hältst den Druck 10 Sekunden, bevor du in Richtung Knie(K) weiterarbeitest.

1
2
3

85

Linie 4

86

87

Wenn du am Knie(K) angekommen bist, bearbeitest du die gesamte Linie wiederholt mit dem Daumenlauf vom Knie(K) Richtung Sitzbein(K) und zurück. Dabei „springt" jeweils ein Daumen über den anderen *[87]*.

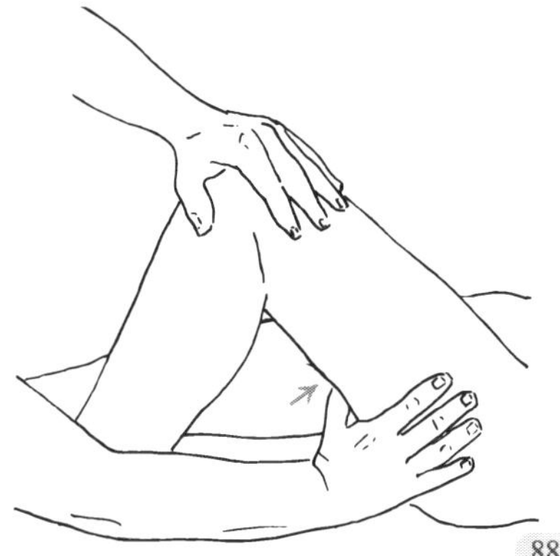

88

Beachte: Bei dieser Technik kommst du mit deiner inneren Hand dem Schambereich(K) sehr nahe. Du kannst dies umgehen, wenn du den Druck nur mit dem Daumen deiner äußeren Hand ausübst und auf den nachfolgenden Daumenlauf verzichtest. Deine innere Hand kann solange das Knie(K) fixieren *[88]*.

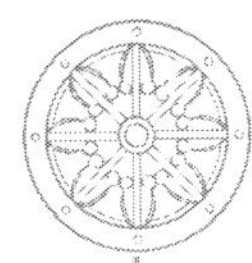

Wade komplett

(24)

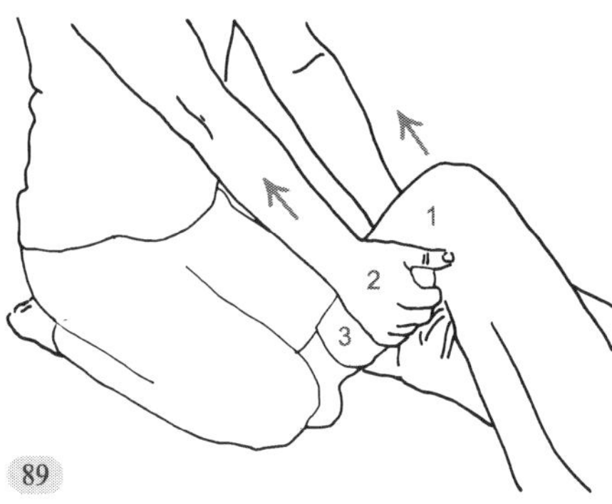

89

Am Anfang geht es hier um die Bearbeitung der Energielinie 4, deren Verlauf vom Oberschenkel(K) weiter auf die hintere Mitte des Unterschenkels (K) führt. Deine Sitzposition ist dieselbe wie bei der letzten Technik, die Ferse des angestellten Beins (K) steht auf Kniehöhe des ausgestreckten Beins (K).

Teile die Energielinie 4 am Unterschenkel (K) in 3 Zonen ein, beginnend unter dem Knie (K) und endend am Wadenabschluss (K). Umfasse nun den Unterschenkel (K) und lege deine Fingerkuppen so aneinander, dass sich deine Fingernägel berühren und somit eine gerade Kante entsteht *[90]*. Lege diese in die Zonen der Energielinie 4 des Unterschenkels (K) und lasse deinen Oberkörper langsam zurückfallen *[89]*. Behandle so 1/2/3/2/1.

Als Nacharbeit läufst du dann mit demselben Griff erneut auf Linie 4 am Unterschenkel (K) etwas sanfter nach unten und dann nach oben, dabei sind deine Hände leicht versetzt und es drücken immer nur die Fingerkuppen einer Hand.

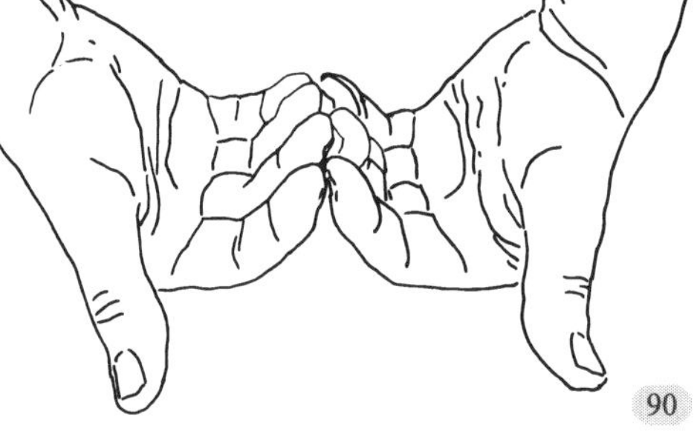

90

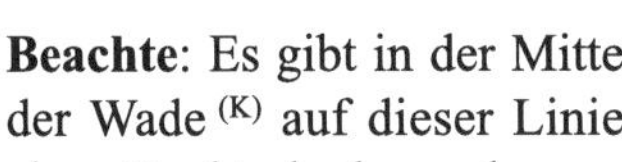

Beachte: Es gibt in der Mitte der Wade (K) auf dieser Linie einen Punkt, der besonders empfindlich ist. Arbeite dort besonders vorsichtig.

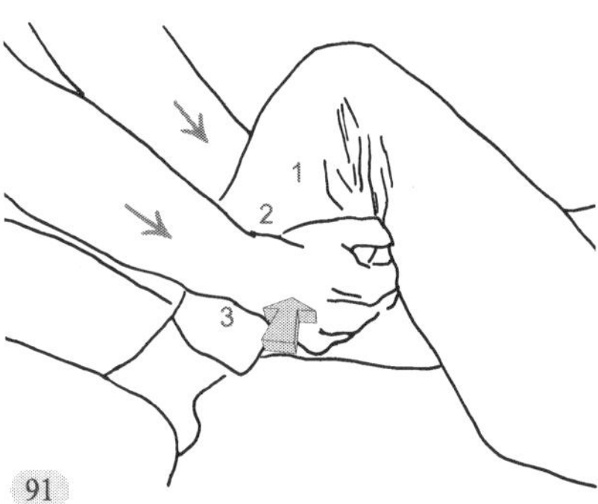

91

Zum Abschluss verschränkst du deine Finger hinter dem Unterschenkel (K) und presst deine Handballen in die Seiten der Wade (K). Lehne deinen Oberkörper nach vorn und schiebe so die Muskulatur der Wade (K) in Richtung Gesäß (K) *[91]*. Arbeite 1/2/3/2/1. Für diese Technik brauchst du zwischen Ober- und Unterschenkel (K) viel Platz. Stelle gegebenenfalls den Fuß(K) weiter nach unten aus.

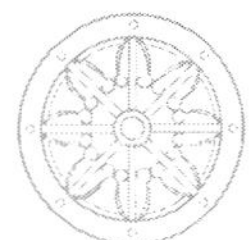

(25) Knie zum Brustkorb

Für diese Technik stellst du dich in den Halbkniestand. Dabei ist dein äußeres Bein auf der zu bearbeitenden Körperseite (K) aufgestellt. Setze deinen Fuß neben das Gesäß (K). Dein inneres Bein kniet neben dem ausgestreckten. Winkle das zu bearbeitende Bein (K) zur Brust (K) hin an und stelle dessen Fuß in deine äußere Leiste. Mit deiner äußeren Hand fasst du jetzt das Knie des angewinkelten Beins (K) an, um das Bein gegen ein Verrutschen zu sichern.

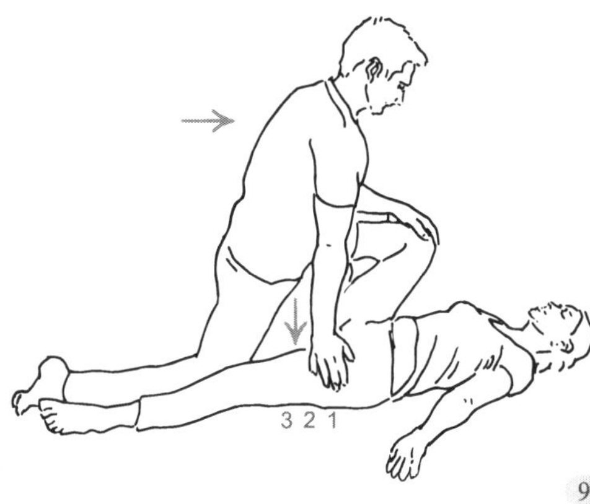

92

Teile nun den Oberschenkel des gestreckten Beins (K) in 3 Zonen ein, beginnend unterhalb der Leiste (K) und endend über dem Knie (K). In diese Zonen stellst du deine innere Hand und übst Druck aus. Gleichzeitig bewegst du deinen Oberkörper nach vorn, damit führst du das angewinkelte Bein (K) in Richtung Brust (K). Die Bewegung nach vorn und der Druck auf den Oberschenkel (K) sollten gleichzeitig erfolgen. Die Kraftverteilung liegt hierbei jeweils bei 50 %. Arbeite so 1/2/3/2/1 für jeweils 5 Sekunden. Achte darauf, dass du das angewinkelte Bein (K) gerade in Richtung Brust (K) bewegst.

Zuletzt legst du an der Leiste (K) einen weiteren Druckpunkt fest, dort, wo der Pulsschlag der Beinarterie deutlich spürbar ist. Drücke hier mit dem Handballen deiner inneren Hand 10 Sekunden und „stoppe" so das Blut. Das angewinkelte Bein (K) wird auch hierbei zur Brust (K) geführt.

Beachte: Wenn der Klient schwerwiegende Knieprobleme hat, ist diese Technik zu unterlassen.

„Blutstopp“ ist zu unterlassen bei Herzerkrankungen, Venenerkrankungen, Krampfadern, Bluthochdruck, in der Schwangerschaft und bei der Einnahme von Blut verdünnenden Medikamenten.

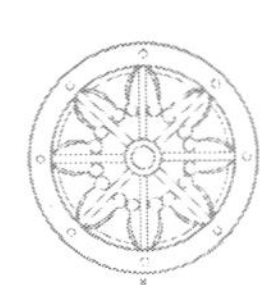

Schmetterling hinterer Oberschenkel

(26)

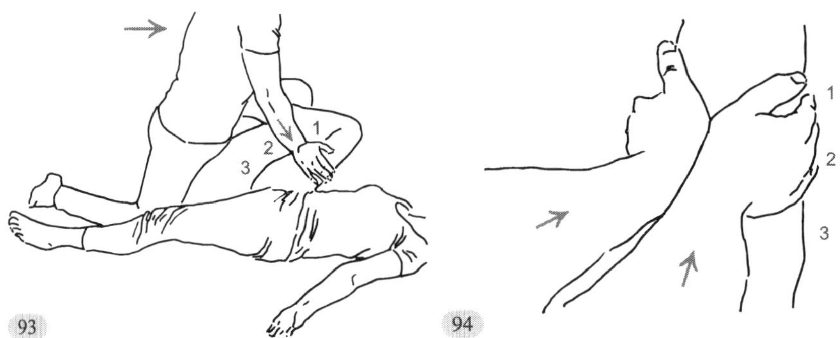

Für diese Technik verbleibst du im Halbkniestand. Das angewinkelte Bein (K) ist in deiner äußeren Leiste fixiert.

Du beabsichtigst deine beiden Handflächen im Schmetterlingsgriff *[94]* an der Rückseite des Oberschenkels des angewinkelten Beins (K) zu platzieren.

Dazu greifst du am angewinkelten Unterschenkel(K) vorbei und stellst deine Handfläche im hinteren Oberschenkel (K) ab. Um deine äußere Hand dort ebenfalls zu platzieren, musst du dein aufgestelltes Bein ein wenig nach außen öffnen, um deinen äußeren Arm vorbeiführen zu können. Der Fuß deines aufgestellten Beins bleibt dabei seitlich am Gesäß (K) stehen.

Teile den hinteren angewinkelten Oberschenkel (K) in 3 Zonen ein, beginnend über dem Knie (K) und endend kurz vor dem Gesäß (K). Verlagere jetzt dein Gewicht langsam nach vorn und presse so mit deinen Händen im Schmetterlingsgriff 1/2/3/2/1 *[93]*. Um mit deinem Körpergewicht zu arbeiten und somit Kraft zu sparen, sollten deine Arme weitestgehend gestreckt bleiben.

Beachte: Wenn der Klient schwerwiegende Knieprobleme hat, ist diese Technik zu unterlassen.

Hüftöffnung

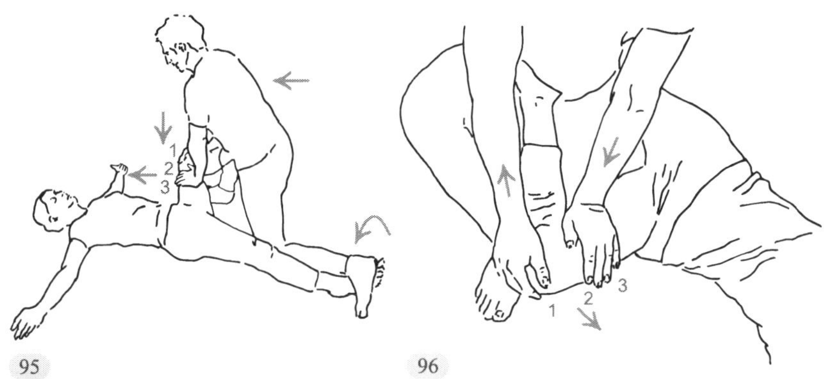

95

96

Wie in den letzten beiden Techniken ist deine Ausgangsposition hierfür der Halbkniestand.

Stelle den Fuß deines aufgestellten äußeren Beins vom Gesäß (K) in gerader Linie nach außen, das angewinkelte Bein (K) fällt hierbei ebenfalls in diese Richtung. Als Maß, wie weit du deinen Fuß nach außen platzierst, sollte die Oberschenkellänge (K) dienen. Der Fuß des angewinkelten Beins (K) ist noch immer in deine äußere Leiste gestellt und die äußere Hand sichert am Knie (K) das Bein (K) gegen das Verrutschen.

Den Fuß deines inneren Beins legst du über den unteren Unterschenkel des gestreckten Beins (K) und sicherst dieses so in seiner Lage.

Lege nun auf der Innenseite des nach außen gekippten Oberschenkels (K) 3 Zonen fest, beginnend über dem Knie (K) und endend kurz vor der Leiste (K).

Die Hand deines inneren gestreckten Arms führt nun durch Druck in den entsprechenden Zonen den angewinkelten Oberschenkel (K) gerade Richtung Boden. Dann verlagerst du dein Körpergewicht in dein aufgestelltes Bein und führst so den nach außen gekippten Oberschenkel (K) kurz über dem Boden nach oben in Richtung des im 90° Winkel zur Seite gestreckten Arms (K). Bearbeite so die Zonen 1/2/3/2/1.

Beachte: Um Verletzungen zu vermeiden, ist es hierbei wichtig, den Oberschenkel (K) erst Richtung Boden zu drücken und dann nach oben zu führen.
Das trifft ebenso auf die Rückführphase zu.

Dies ist eine sehr intensive Dehnung, beobachte die Reaktion des Klienten genau und sei in der Lage jederzeit den Druck zu verringern. Wenn der Klient schwerwiegende Knieprobleme hat, ist diese Technik zu unterlassen.

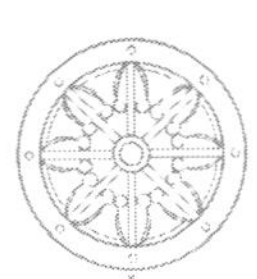

Drehung der Hüfte (28)

Du befindest dich weiterhin im Halbkniestand und greifst mit deiner inneren Hand den Fuß des angewinkelten Beins (K) an der Ferse. Deinen äußeren Fuß stellst du wieder von außen an die Seite des Gesäßes (K).

Es geht jetzt darum, dass das angewinkelte Bein (K) diagonal nach oben in Richtung der gegenüber liegenden Schulter (K) geführt und gestreckt wird.

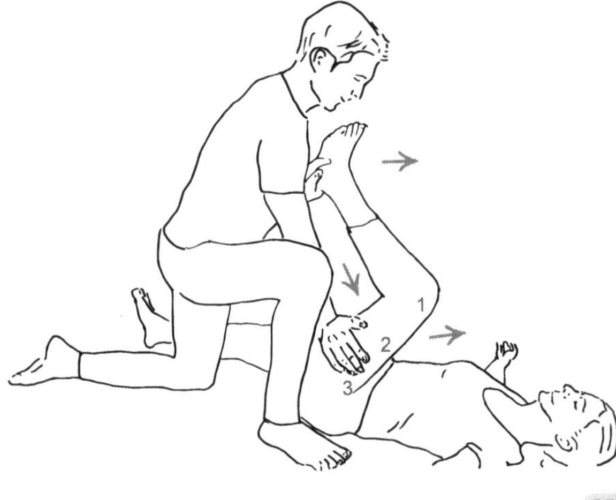

97

Deine äußere Hand arbeitet hierbei in den Zonen am hinteren angewinkelten Oberschenkel (K). Diese hast du eingeteilt, beginnend über dem Knie (K) und endend kurz vor dem Gesäß(K).

Verlagere nun dein Gewicht langsam nach vorn und presse mit der Hand deines äußeren gestreckten Arms die Zonen am Oberschenkel (K). Dieser sollte hierbei schon leicht schräg in Richtung der gegenüber liegenden Schulter (K) geführt werden.

Wenn du merkst, dass sich die Dehnung erschöpft, schiebst du mit deiner inneren Hand den Unterschenkel (K) in dieselbe Richtung nach. Bearbeite so die Zonen 1/2/3/2/1.

Beachte: Es ist hierbei wichtig, dass die Bewegungen nacheinander ausgeführt werden. Zuerst wird der Oberschenkel (K) diagonal zur Brust (K) geführt, dann der Unterschenkel (K) nachgeschoben. Wenn du die Zonen wechselst, lasse den Druck nach und klappe den Unterschenkel (K) wieder zurück. Danach kannst du neuen Druck ausüben.

(29) 90 Grad Pressur

Du sitzt im Langsitz im Beindreieck[K].

Hebe das zu bearbeitende Bein[K] so an, dass du es im 90 ° Winkel halten kannst. Den Fuß deines inneren Beins stellst du an die entsprechende Gesäßhälfte[K]. Die Ferse deines inneren Fußes berührt den Boden und der Fußballen sollte an das Gesäß[K] bzw. den hinteren Oberschenkel gepresst sein.

Teile den angewinkelten hinteren Oberschenkel[K] in 3 Zonen ein, beginnend über dem Knie[K] und endend kurz vor dem Gesäß[K]. Stelle jetzt den Fuß deines äußeren Beins diagonal in diese Zonen.
Die Zehen dieses Fußes sollten dabei nach außen zeigen und die Ferse zur Innenseite des Beindreiecks[K].

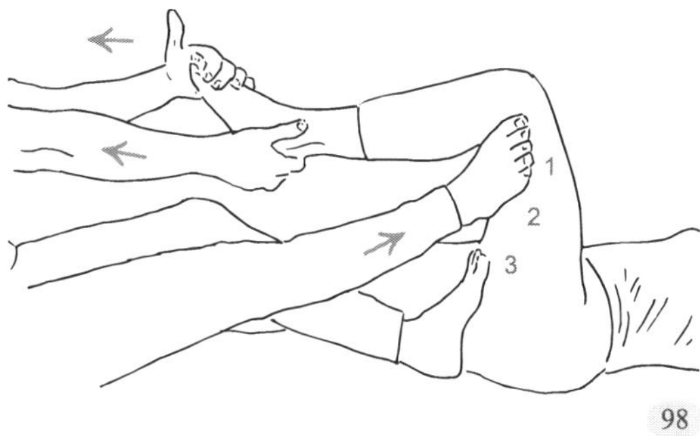

98

Greife mit deinen Händen die Ferse und den Spann des angehobenen Beins[K]. Lasse jetzt deinen Oberkörper langsam zurückfallen und ziehe so mit deinen Händen den Fuß[K] in deine Richtung. Gleichzeitig presst du mit deinem äußeren Fuß die Zonen am hinteren Oberschenkel[K]. Arbeite so 1/2/3/2/1. Halte den Druck und Zug für jeweils 5 Sekunden.

Dein innerer Fuß, der am Gesäß[K] aufgestellt ist, hat hierbei nur eine fixierende Funktion. Achte darauf, dass das angehobene Bein[K] den 90° Winkel nicht verlässt.

Variante: Diese Technik kann auch so ausgeführt werden, dass dein äußerer Fuß, welcher die Zonen presst, gerade an den hinteren Oberschenkel[K] gestellt wird. Dann kannst du Druck mit deinem Fußballen geben, was eine punktuellere Wirkung hat.

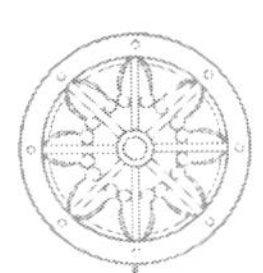

1-2-3 Automatik **(30)**

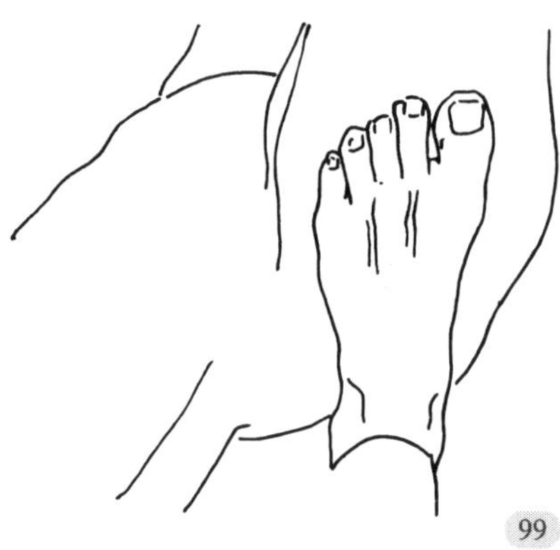

99

Die Grundposition der „1-2-3- Automatik“ ist die Stellung, in der du die letzte Technik beendet hast. Der Fuß deines inneren Beins ist weiterhin an das Gesäß (K) gestellt *[99]*.

Dein äußeres Bein kannst du ausgestreckt oder angewinkelt zur Seite ablegen, je nachdem wie du mehr Stabilität erlangst.

Das angehobene Bein (K) bringst du in den 90° Winkel *[101]*. Deine Hände halten die Ferse und den Spann des angehobenen Beins (K).

Lehne nun deinen Oberkörper langsam nach hinten und ziehe dabei mit deinen Händen das angewinkelte Bein (K) in Richtung deines Oberkörpers *[100]*. Da dein innerer Fuß das Gesäß (K) noch immer blockiert, hebt sich dieses hierbei leicht an. Dies ist die Behandlung von Zone 1 am Gesäß (K). Halte den Druck und Zug hier 5 Sekunden.

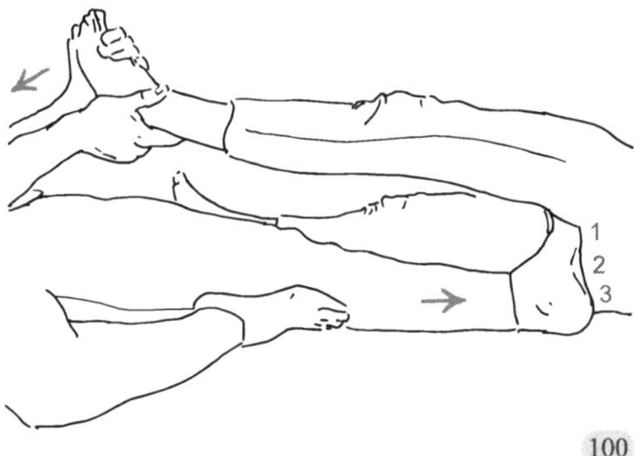

100

Richte dich wieder auf und führe das angehobene Bein (K) nach vorn Richtung Oberkörper (K). Diesmal aber nicht in den 90° Winkel, sondern ein Stück weiter in Richtung Oberkörper (K) *[102]*. Dein innerer Fuß, der das Gesäß (K) blockiert, bleibt hierbei mit seiner Ferse am Boden stehen. Dadurch, dass du den angewinkelten Oberschenkel (K) weiter in Richtung Oberkörper (K) führst, schiebt sich der Ballen deines inneren Fußes in Zone 2. Du arbeitest hier wie in Zone 1 und hältst Druck und Zug wieder für 5 Sekunden.

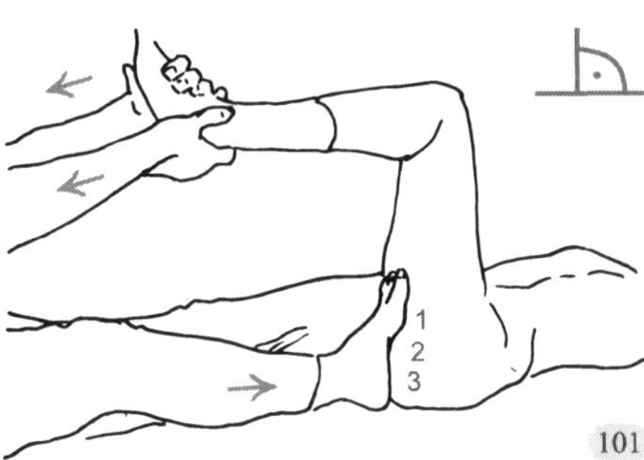

101

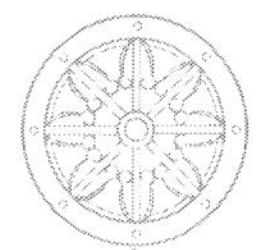

Um Zone 3 zu bearbeiten, bewegst du das angehobene Bein [(K)] so weit nach vorn zur Brust [(K)], wie es die Dehnfähigkeit [(K)] zulässt.

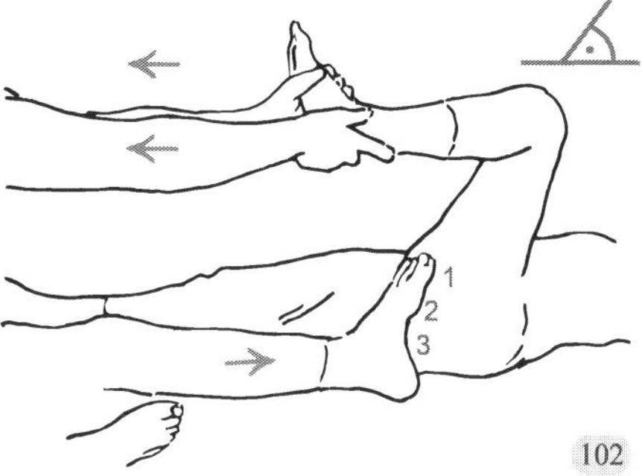

102

Die Ferse deines inneren Fußes bleibt hierbei wieder am Boden. Der Punkt am Gesäß [(K)], unter den sich der Ballen deines inneren Fußes jetzt schiebt, ist Zone 3 *[103]*.

Arbeite hier wie in Zone 1 und 2, halte aber den Druck und Zug für 10 Sekunden. Du solltest hierbei mit deinen Zehen den Sitzbeinhöcker [(K)] spüren können.

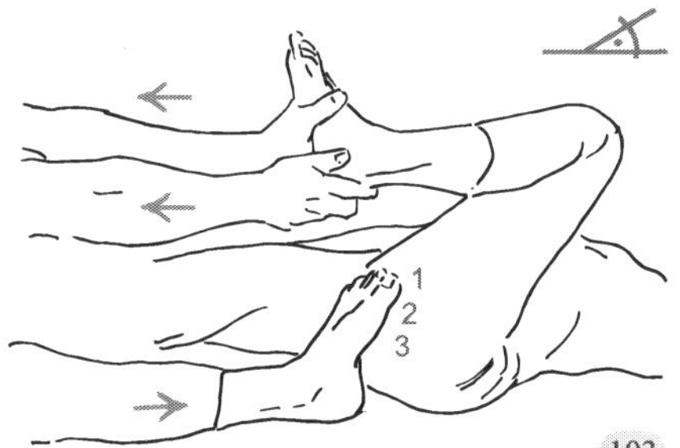

103

Wenn die Größenverhältnisse zwischen Masseur und Klient nicht völlig unterschiedlich sind, kann sich der Masseur bei Behandlung von Zone 3 mit seinem Oberkörper am Boden ablegen.

Variante: Es ist hierbei auch möglich, beide Füße zur Behandlung einzusetzen *[104]*.

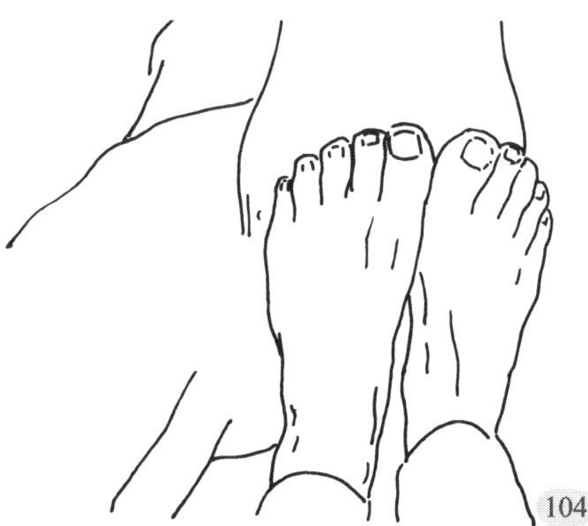
104

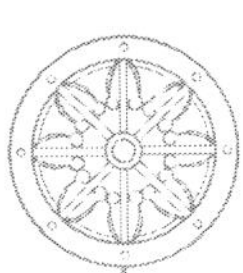

Abgewinkeltes Bein (31)

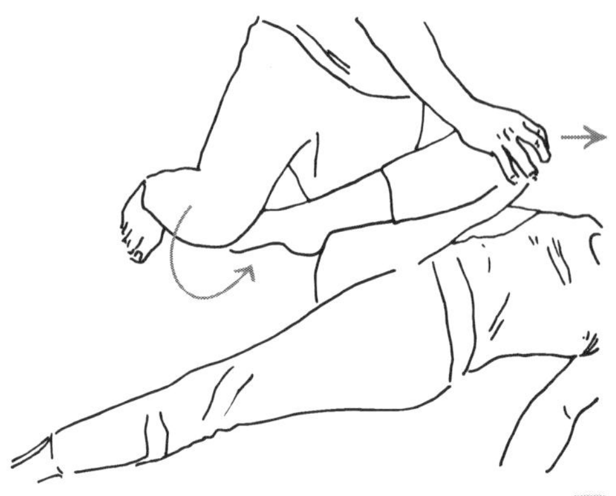

105

Bei dieser Technik wird das zu bearbeitende Bein (K) so nach außen abgelegt, dass dessen Ferse zur entsprechenden Gesäßseite (K) geführt wird.

Bei normal beweglichen Klienten legst du den Fuß (K) einfach mit deiner äußeren Hand in die angegebene Richtung.

Dann setzt du dich in den japanischen Sitz und legst das Knie des abgewinkelten Beins (K) auf deinen Oberschenkeln ab. Deine Beine fungieren hier als Keil, der beliebig weit unter das abgewinkelte Bein (K) geschoben werden kann, entscheidend dafür ist die Flexibilität des Klienten *[107]*.

Ist diese groß, kniest du dich auf Gesäßhöhe neben den Klienten und führst das Knie des zu behandelnden Beins (K) zur Brust (K). Dann richtest du dich auf und hebst dabei dein unteres Knie an. Verhake damit den Fuß des angewinkelten Beins (K) und senke dein Knie wieder zum Boden *[105]*. Der Fuß (K) wird dabei automatisch mit zum Boden geführt und das Bein (K) hat die richtige Ausgangslage.

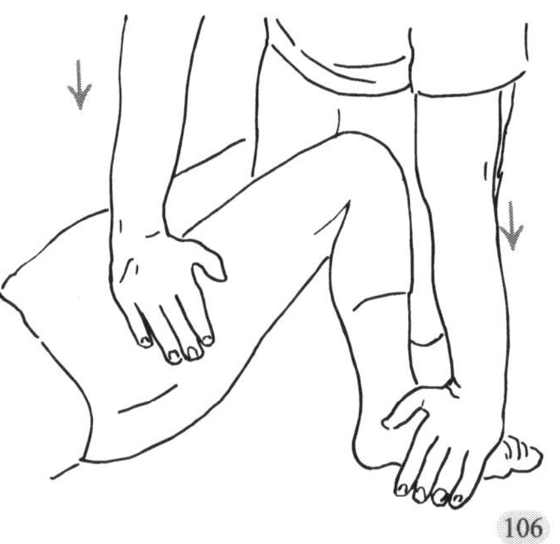

106

Hierbei unterfütterst du das abgewinkelte Bein (K) nicht mit deinen Oberschenkeln, sondern legst es auf dem Boden ab *[108]*.

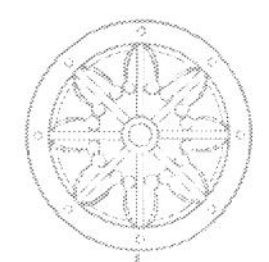

Jetzt folgt ein Handflächenlauf, wobei du alle 3 Teile des abgewinkelten Beins[K], den Oberschenkel[K], Unterschenkel[K] und den Fuß[K] behandelst.

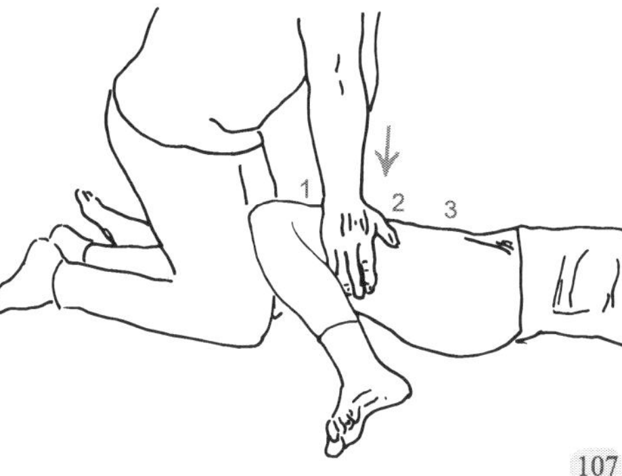

107

Deine äußere Hand fasst an der Außenseite des Fußes[K] nahe den Zehen[K] an und die innere am Oberschenkel[K] kurz über dem Knie[K]. Laufe nun mit abwechselndem Handflächendruck von den Zehen[K] zur Ferse[K] und vom Knie[K] zur Leiste[K] *[106]*.

Danach mit deiner äußeren Hand den Unterschenkel[K] aufwärts und mit der inneren den Oberschenkel[K] abwärts. Jetzt treffen sich deine Hände am Knie[K]. Teile den Oberschenkel[K] in 3 Zonen ein, beginnend kurz über dem Knie[K] und endend kurz vor der Leiste[K].

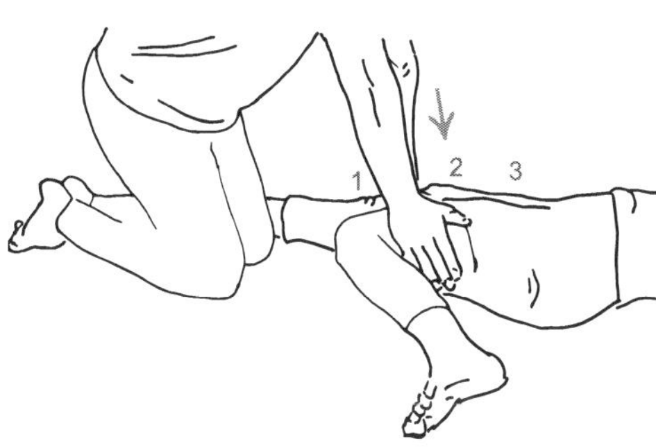

108

Übe nun Handflächendruck 1/2/3/2/1 mit dem Schmetterlingsgriff am Oberschenkel[K] aus *[107 oder 108]*.

Im Anschluss führst du den Handflächenlauf, den du vor dem Schmetterlingsgriff ausgeübt hast, in umgekehrter Reihenfolge aus. Du endest wieder mit deiner äußeren Hand nahe den Zehen[K] und mit deiner inneren oberhalb vom Knie[K].

Lege jetzt deine Hände zusammen und hacke danach den Oberschenkel[K] hoch, runter, hoch *[21]*.

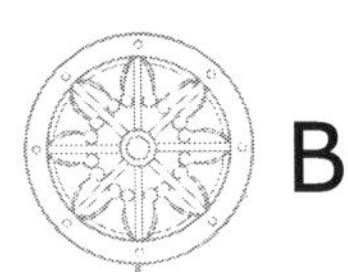

Bowling

(32)

Stelle dich im Halbkniestand in das Beindreieck (K). Lege den Fuß des zu behandelnden Beins (K) auf dem Spann deines aufgestellten Beins ab. Blockiere mit deinem unteren Fuß das andere Bein (K), um ein Nachrutschen bei der folgenden Dehnung zu vermeiden .

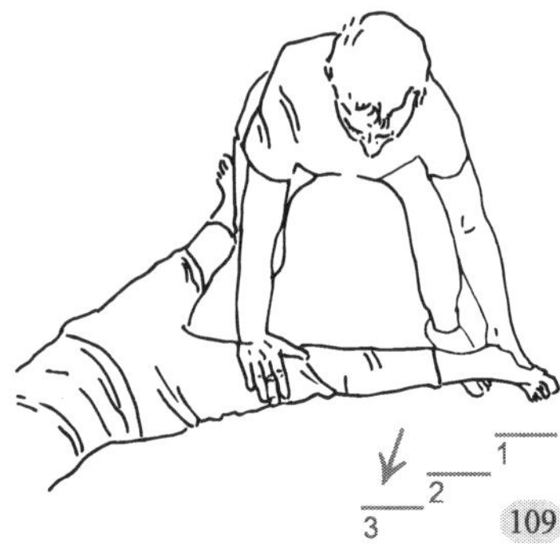

109

Greife nun mit deiner unteren Hand den Fuß (K) an der Ferse und lege deine obere auf dem Oberschenkel (K) ab *[109]*. Diese arbeitet hierbei nicht, sie hat ausschließlich eine Stützfunktion. Führe nun das zu bearbeitende Bein (K) kurz über dem Boden nach oben Richtung Kopf (K). Arbeite so 1/2/3/2, wobei du die Dehnung von 1 zu 3 steigerst *[109]*.

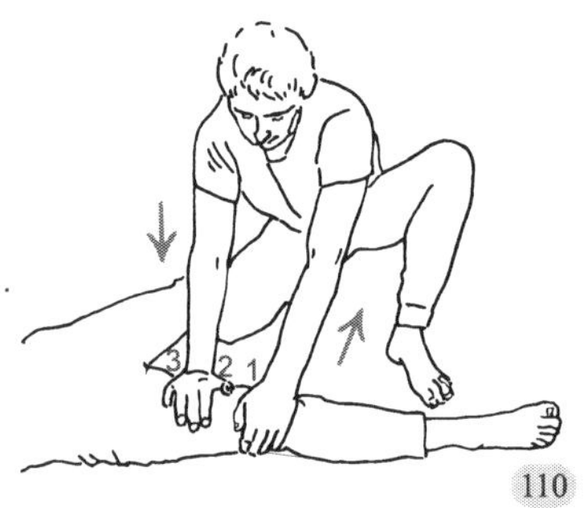

110

Lege dann das Bein (K) in der mittleren Dehnstufe (2) auf dem Boden ab. Löse jetzt die Blockierung deines unteren Fußes auf und setze dich auf dessen Ferse ab. Deine untere Hand greift nun den Oberschenkel (K) von außen kurz über dem Knie (K) und du arbeitest mit Handflächendruck deiner oberen Hand auf der inneren Seite des Oberschenkels (K) 1/2/3 *[110]*. Zone 1 liegt innen am Oberschenkel(K) kurz über dem Knie (K) und Zone 3 kurz vor der Leiste (K). Drücke bei Zone 1 sanft, bei 2 mittel und bei 3 stark. Halte den Druck pro Zone für 5 Sekunden.

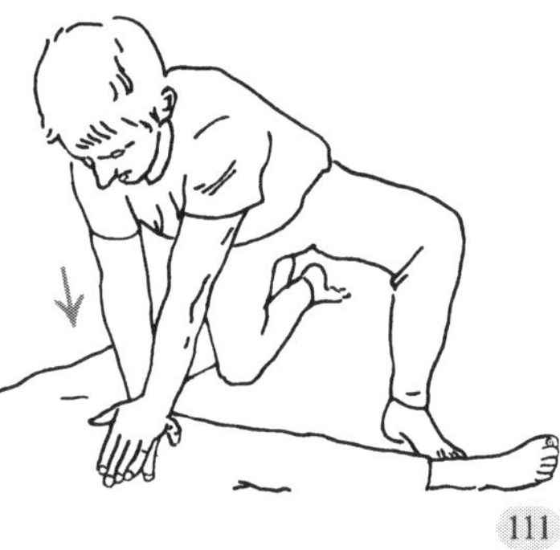
111

Richte dich danach auf und lege deine beiden Handflächen übereinander auf die Zone, in welcher der Pulsschlag der Beinarterie in der Leiste (K) spürbar ist *[111]*. „Stoppe" das Blut dort für 10 Sekunden und bearbeite dann mit dem Schmetterlingsgriff die vordere Seite des Oberschenkels (K) 3/2/1/2/3/2/1 *[112]*.

3 2 1

112

Beachte: Blutstau ist zu unterlassen bei Herzerkrankungen, Venenerkrankungen, Krampfadern, Bluthochdruck, in der Schwangerschaft und bei der Einnahme von Blut verdünnenden Medikamenten.

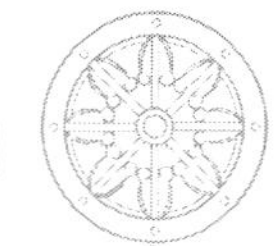

(33) Bein anheben und dehnen

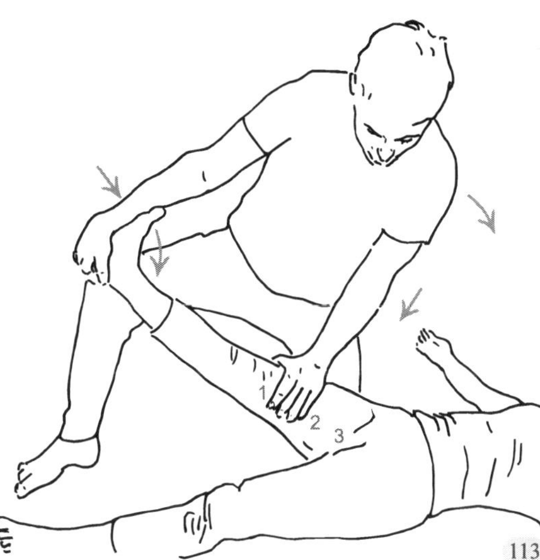

113

Du befindest dich im Halbkniestand seitlich von dem zu bearbeitenden Bein (K). Deine untere Hand hat den Fuß des angehobenen Beins(K) so umfasst, dass dein Unterarm den Fußballen (K) fixiert und den Fuß (K) in Richtung Vorderseite des Unterschenkels (K) dehnt, du lehnst deinen Oberkörper in Richtung Oberkörper des Klienten.

Dies ist die eigentliche Arbeit bei dieser Technik.

Die Handfläche deines oberen gestreckten Arms presst dabei sanft die Zonen am Oberschenkel, wobei Zone 1 kurz über dem Knie (K) liegt und Zone 3 kurz vor der Leiste (K).

Arbeite so 1/2/3/2/1 und halte Druck und Zug jeweils 5 Sekunden.

Bei sehr flexiblen Klienten lehnst du dich noch ein Stück weiter Richtung Oberkörper (K). Damit hebst du das Bein (K) steiler an und die Dehnung verstärkt sich.

Beachte: Drücke die Zonen am Oberschenkel (K) sanft, da bei starkem Druck das Kniegelenk (K) verletzt werden könnte.

Wiederhole die Techniken 15 bis 33 an der anderen Körperseite (K).

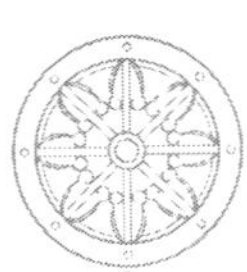

Schulterstand (34)

Der „Schulterstand“ besteht aus 3 Sequenzen - A, B, C.

Für die Arbeit an diesen gilt, dass sich der Klient in Rückenlage befindet, der Kopf (K) nicht durch ein Kissen abgestützt wird.

Du hebst beide Beine(K) in einem Winkel von 90° an. Stelle dich mit deinen Füßen so hin, dass der untere hinter dem Gesäß (K) und der obere neben dem Gesäß(K) zu stehen kommt. Die Füße sollten zueinander in einem 90° Winkel positioniert sein. Deine innere Hand umfasst die Fersen beider Füße (K).

Die äußere hat bei Sequenz A und B keine Funktion. Sollte der Klient allerdings sehr schwer sein, kannst du sie mit zur Unterstützung verwenden.

Sequenz A *[114]*
Hierbei liegen die Arme (K) zur Seite ausgestreckt, du führst die Füße (K) gerade nach vorn bis in Höhe des Kopfes (K). Arbeite so 1-mal.

Sequenz B *[115]*
Der Klient legt die Hände auf seine unteren Oberschenkel kurz vor die Knie, seine Arme sind hierbei durchgestreckt. Du führst die Füße (K) gerade nach vorn bis in Höhe des Kopfes (K). Arbeite so 1-mal.

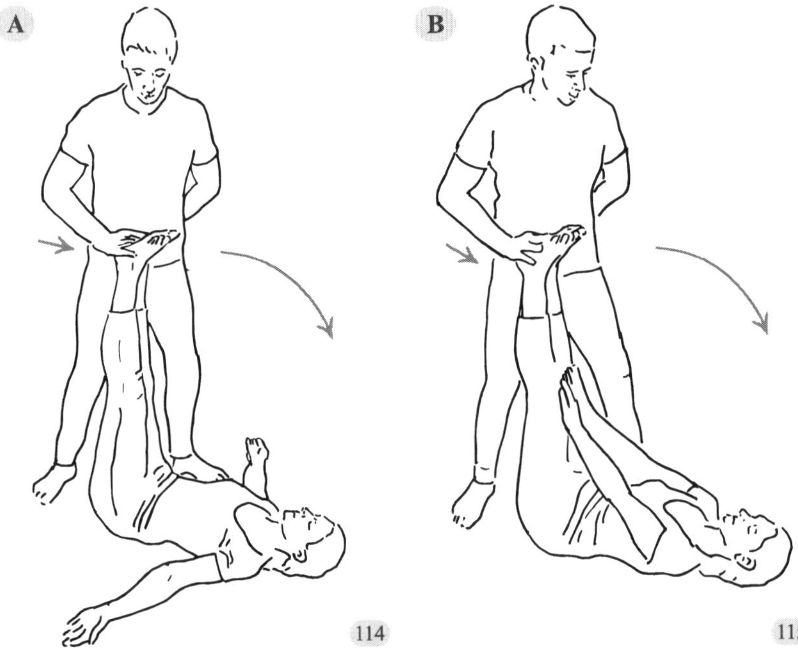

114 115

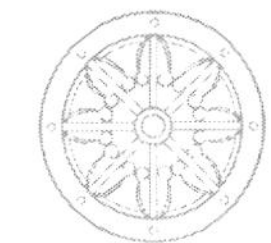

Sequenz C *[116]*
Jetzt legt der Klient seine Arme neben seinem Kopf nach oben hin aus, du führst die Füße[K], soweit es die Dehnfähigkeit[K] zulässt, nach vorn.

Im optimalen Fall kannst du sie über dem Kopf[K] auf dem Boden abstellen, ähnlich der Pflugposition im Yoga.

Deine äußere Hand sollte hierbei das Gesäß[K] von außen fixieren, um eine Seitenneigung zu vermeiden.

Arbeite so ebenfalls 1-mal. Beobachte bei dieser Dehnung die Reaktionen des Klienten sehr genau und dehne nur so weit, wie es die Beweglichkeit[K] zulässt.

Beachte: Der Schulterstand ist bei Herzerkrankungen, Bluthochdruck und bei Bandscheibenvorfällen nicht auszuführen.

C

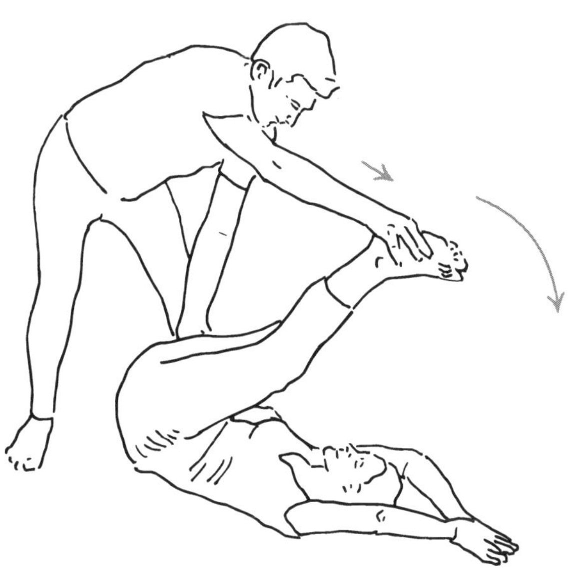

116

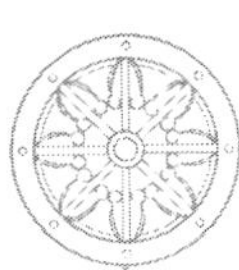

Thai Chi

(35)

Du arbeitest von hier bis Technik 37 an der einen Körperseite [(K)] und wiederholst danach die Abläufe auf der anderen.

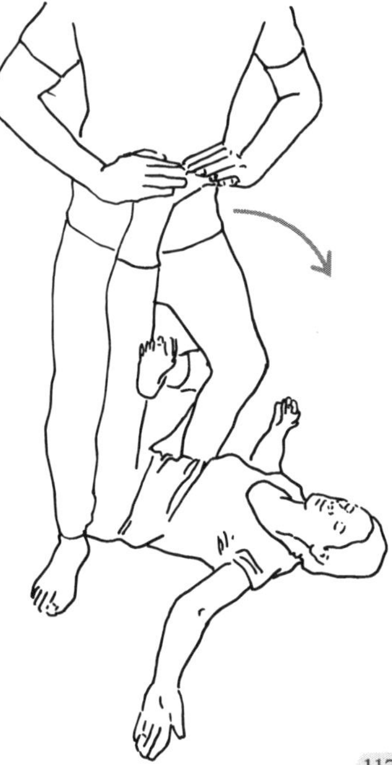

Stelle dich für diese Technik hinter das Gesäß [(K)] und halte die Beine [(K)] in einem 90° Winkel.

Schlage ein Bein [(K)] so ein, dass der Fuß[(K)] auf dem unteren Oberschenkel des gestreckten Beins [(K)] zu liegen kommt *[117]*.

Stelle dein oberes Bein über das angewinkelte des Klienten, den Fuß deines unteren Beins auf der Seite des gestreckten Beins [(K)] neben oder hinter dem Gesäß [(K)]. Du wirst hierbei sehen, wie gelenkig dein Klient in der Hüfte ist. Kippt die Wirbelsäule sehr stark im unteren Bereich, gleiche dies aus, indem du deinen unteren Fuß neben das Gesäß [(K)] stellst, somit neutralisierst du die Neigung.

117 Deine Hände greifen den Fuß des gestreckten Beins [(K)], führe dieses nun nach vorn. Du kannst bei dieser Bewegung mit deinen Knien ein wenig einknicken. Dehne so 3-mal mit Steigerung.

Ellenbogenpress 6 Punkte

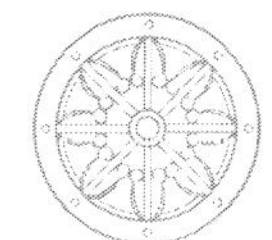

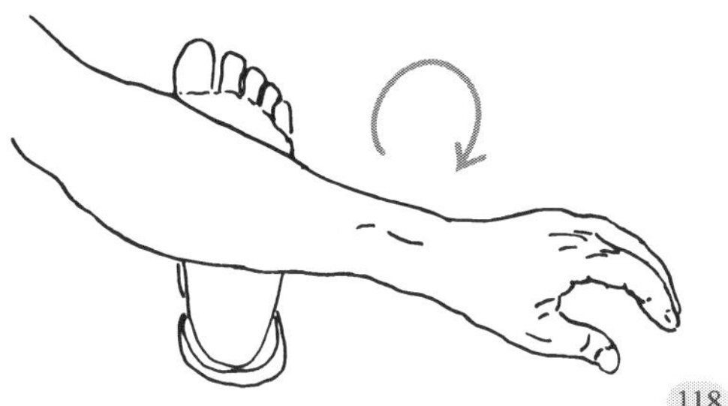

118

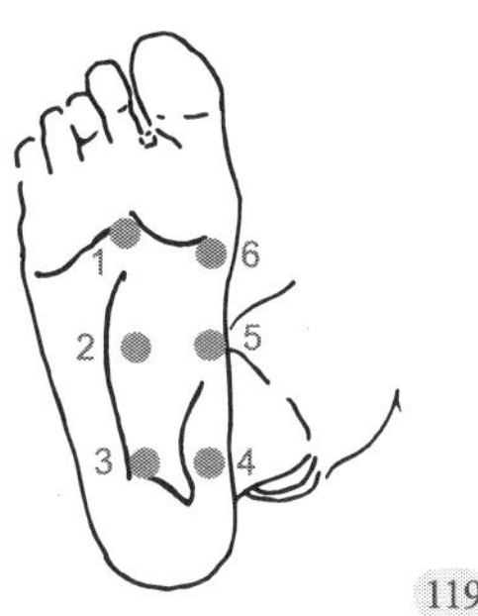

119

Die Ausgangsposition hierfür ist die Körperstellung aus der letzten Technik. Um den Fuß (K) für die Bearbeitung aufzuwärmen, rollt dein oberer Unterarm mehrmals über die Fußsohle des gestreckten Beins (K), und zwar von der Ferse(K) zu den Zehen (K) *[118]*.

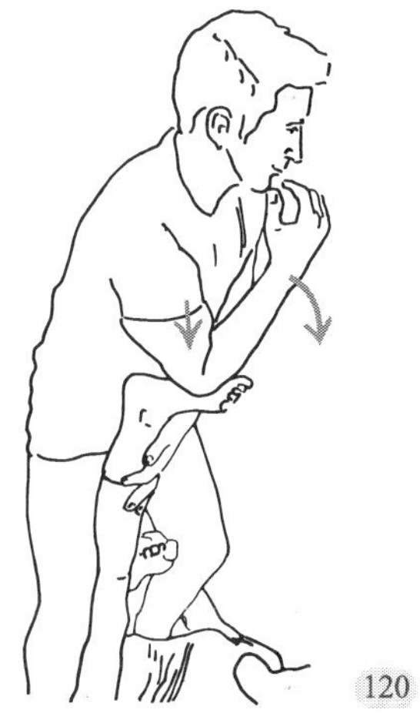

120

Danach drückst du mit dem Ellenbogen deines unteren Arms dieselben 6 Punkte an der Fußunterseite (K), die in Technik 3 bearbeitet wurden *[119], [120]*.

Dein Ellenbogen presst jeden Punkt für 5 Sekunden, dann senkst du deinen Unterarm nach vorn Richtung Fußballen (K). Halte hierbei den Druck und lasse ihn, je weiter sich dein Unterarm senkt, langsam ausklingen.

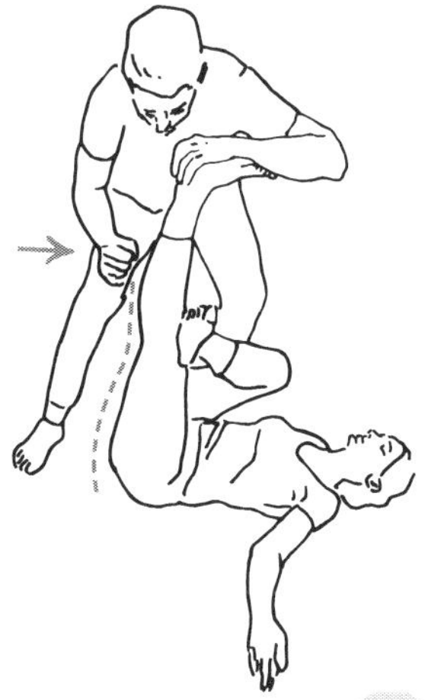

121

Wenn du so alle 6 Punkte bearbeitet hast, rollst du nochmals mit dem Unterarm über die Fußunterseite des gestreckten Beins (K) *[118]*.

Jetzt löst du die Körperhaltung auf und stellst dich leicht seitlich zum Klienten. Hierbei hältst du mit der Hand deines oberen Arms die Ferse des gestreckten Beins (K) *[121]*. Mit der Hand des unteren Arms bildest du eine lockere Faust und schlägst mehrmals die Rückseite des gestreckten Beins (K) aus. Die Kniekehle(K) wird dabei ausgespart.

Beachte: Bei zu großer Druckstärke kann der Ellenbogendruck vom Klienten als äußerst schmerzhaft empfunden werden.

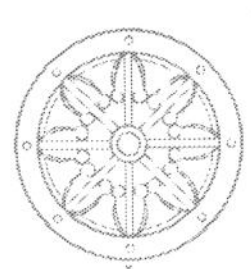

Bein auf Schulter (37)

Für diese Technik liegt der Klient auf dem Rücken, seine Arme sind zur Seite abgewinkelt, die Beine werden durch dich zum 90° Winkel angehoben. Du stehst mit deinem oberen Fuß kurz neben und mit deinem unteren kurz hinter dem Gesäß (K).

Schlage nun ein Bein (K) so ein, dass dessen Fuß auf dem unteren Oberschenkel des gestreckten Beins (K) kurz vor dem Knie (K) zu liegen kommt.

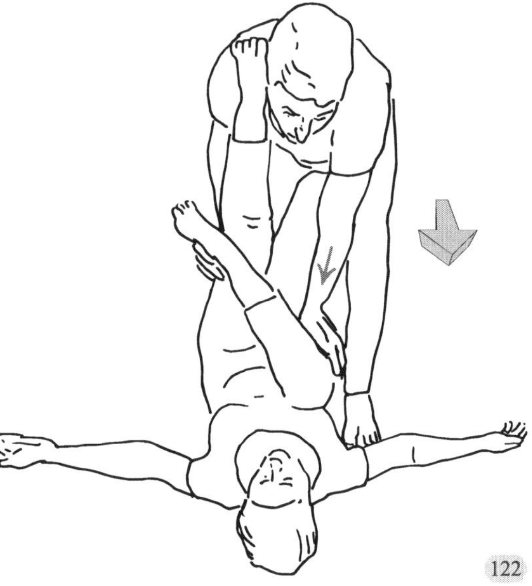

122

Lege das gestreckte Bein (K) auf deiner Schulter ab. Deine untere Hand fixiert hierbei den Fuß des angewinkelten Beins (K).

Die Handfläche deiner oberen Hand ist im hinteren Oberschenkel des angewinkelten Beins (K) abgestellt. Auf diesem legst du nun 3 Zonen fest, wobei sich Zone 1 nahe der Kniekehle (K) und Zone 3 nahe dem Gesäß (K) befindet. Bewege jetzt deinen Oberkörper nach vorn und drücke gleichzeitig mit deiner oberen Hand die jeweilige Zone. Arbeite so mit gleichmäßiger schaukelnder Bewegung 1/2/3/2/1.

Beachte: Die Bewegung nach vorn und der Druck sollten gleichzeitig erfolgen. Des Weiteren ist darauf zu achten, dass die Verlängerung des Oberschenkels des angewinkelten Beins (K) Richtung Brustbein (K) führt.

Variante: Bei sehr kleinen Klienten kannst du diese Technik auch aus dem Halbkniestand heraus ausführen.

Wiederhole die Techniken 35 bis 37 an der anderen Körperseite (K).

Cowboy reitet Pferd

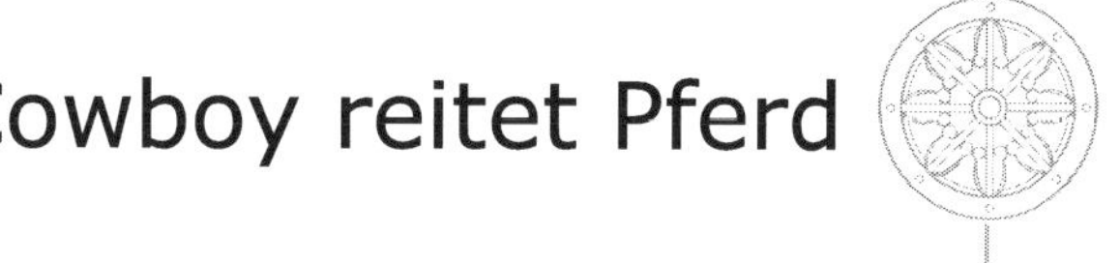

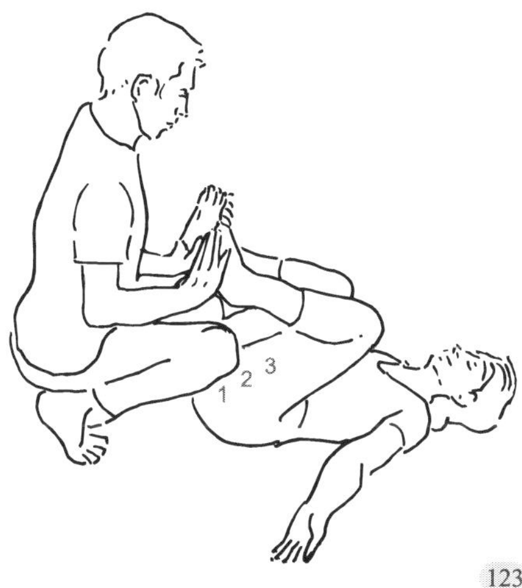

123

Zur Durchführung dieser Technik hockst du hinter dem Gesäß des Klienten.

Der Abstand sollte so gewählt sein, dass deine Knie das Gesäß [K] und den hinteren oberen Oberschenkel[K] gut erreichen. Deine Füße stehen hierbei hüftbreit auseinander. Mit deinen Händen hältst du die Füße [K] an den Fersen *[123]*.

Du teilst das Gesäß [K] und den hinteren oberen Oberschenkel [K] in 3 Zonen ein, wobei sich Zone 1 nahe des Sitzbeinknochens [K] und Zone 3 am oberen Oberschenkel [K] befindet. Richte dich nun aus der Hocke auf und verlagere dein Gewicht in die Knie.

Danach drückst du die Unterschenkel [K] nach vorn *[124]*. Achte darauf, dass die Bewegungen nacheinander ausgeführt werden.

Jetzt klappst du die Unterschenkel[K] wieder zurück und verlagerst dein Gewicht erneut in deine Füße.

Arbeite so 1/2/3/2/1.

Zum Wechseln der Zonen musst du den Stand deiner Füße nicht verändern. Es empfiehlt sich, dass du in der Zeit, wo deine Knie keinen Druck ausüben, das Gesäß [K] weiter Richtung Erde (1/2/3) oder Richtung Himmel (3/2/1) führst. Deine Knie finden so automatisch die neue Zone.

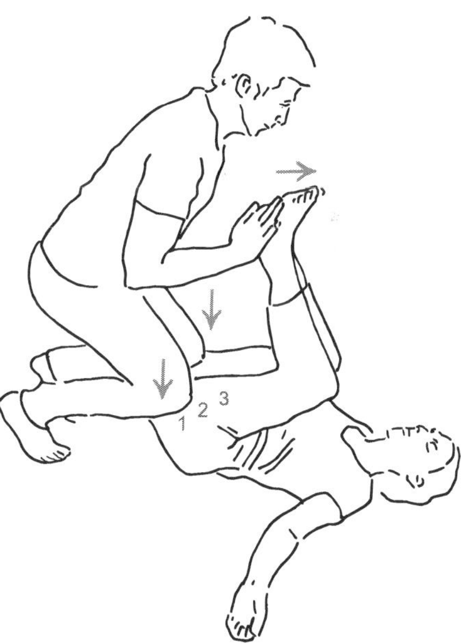

124

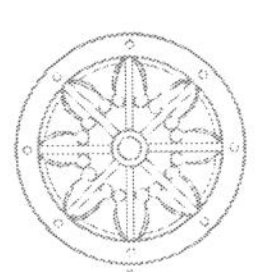

Springender Frosch (39)

Als Ausgangsstellung stehst du hier hinter dem Gesäß [(K)] und hast die Beine [(K)] im 90° Winkel angehoben. Die Arme [(K)] sollten nach oben neben dem Kopf [(K)] gelegt sein.

Öffne nun die Beine [(K)] und trete durch sie hindurch, sodass deine Füße in der Nähe der Achseln [(K)] zu stehen kommen. Führe die Fußsohlen [(K)] vor deinen Beinen so zusammen, dass sie sich berühren.

Bitte den Klienten in dieser Position einzuatmen. Mit der Ausatmung [(K)] führst du die zusammengelegten Füße [(K)] schräg Richtung Boden. Für diese Bewegung musst du mit deinen Knien einknicken.

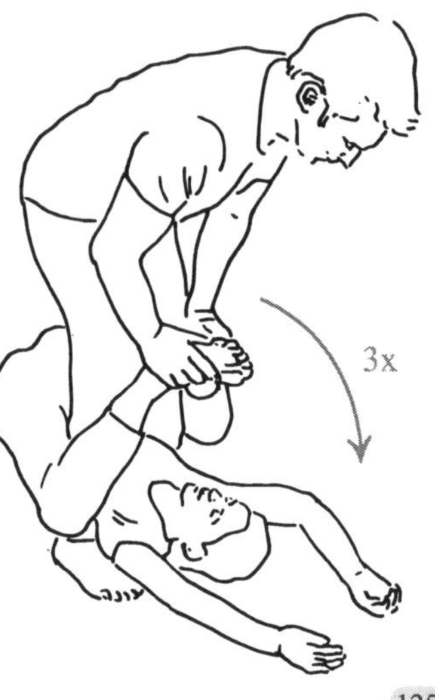

125

Wenn die Ausatmung [(K)] abgeschlossen ist, führst du die Füße [(K)] wieder zurück an deine Beine.

Arbeite so 3-mal ohne Steigerung.

Beachte: Bei Herz- oder Herzkreislauferkrankungen und Bluthochdruck ist diese Technik nicht auszuüben.

Ski fahren

Die Ausgangsposition hierfür ist die Körperhaltung wie zu Ende der letzten Technik.

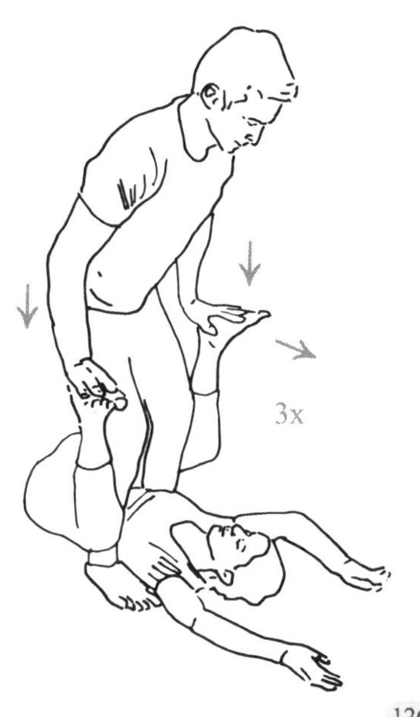

126

Führe zuerst die zusammengelegten Füße (K) wieder auseinander und richte die Unterschenkel (K) so aus, dass sie sich senkrecht neben deinen Beinen befinden. Tritt mit deinen Füßen von den Achseln(K) ungefähr eine Fußlänge (K) zurück, sodass sie neben dem Brustkorb (K) zu stehen kommen. Greife mit deinen beiden Händen die Füße (K) an den Fersen. Deine Finger zeigen dabei in Richtung Fußballen(K).

Während der Ausatmung führst du folgende Bewegungen aus: Drücke zuerst die Füße (K) gerade Richtung Boden, bis du merkst, dass die Dehnung gut angekommen ist. Aus dieser Dehnung heraus führst du dann die Füße (K) nach vorn.

Löse die Spannung und arbeite so 3-mal ohne Steigerung.

Beachte: Bei Herz- oder Herzkreislauferkrankungen und Bluthochdruck ist diese Technik nicht auszuüben.

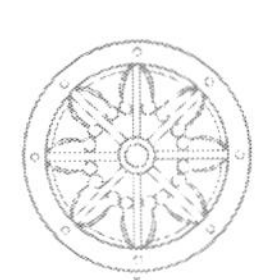

Kopf zu den Knien (41)

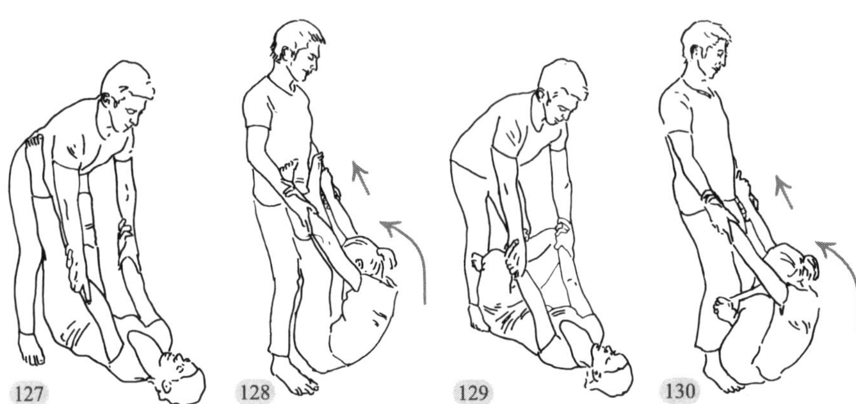
127 128 129 130

Der Klient befindet sich in Rückenlage, seine Beine werden durch dich zum 90° Winkel angehoben. Tritt jetzt so hinter die Beine (K), dass deine Füße schräg neben dem Gesäß (K) stehen. Knicke leicht mit deinen Knien ein und lege die Unterschenkel (K) auf deinen Oberschenkeln ab. Die Füße (K) sollten dabei so gelagert sein, dass sich dein Oberkörper frei nach unten an den Füßen (K) vorbeibewegen kann.

Bitte den Klienten nun seine Arme in deine Richtung zu strecken und deine Unterarme zu umgreifen *[127]*. Umfasse du die Unterarme (K) ebenfalls. Richte dann mit Zug den Oberkörper (K) auf und führe ihn soweit wie möglich Richtung Beine (K) *[128]*. Halte die maximale Streckung 5 Sekunden. Arbeite so 3-mal ohne Steigerung und lege danach den Oberkörper (K) auf dem Boden ab.

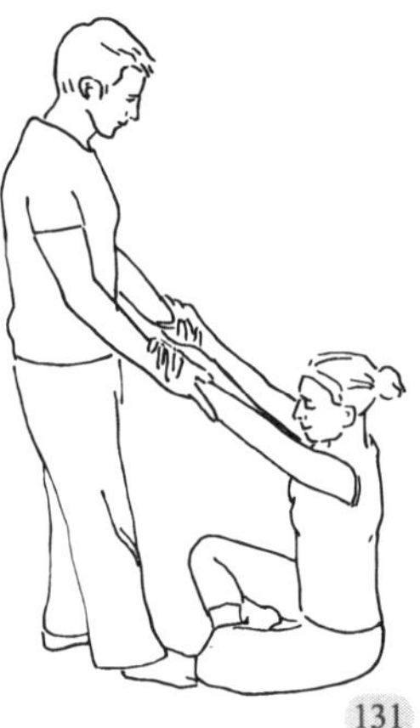
131

Löse den Griff deiner Hände und bitte den Klienten seine Arme kurz abzulegen. Greife jetzt die Beine (K) und schlage sie so ein, als würde der Klient im Meditationssitz liegen *[129]*. Die Füße (K) sollten dabei an deinen Unterschenkeln kurz unter den Knien zu liegen kommen.

Bitte den Klienten erneut deine Unterarme zu umgreifen und umfasse seine ebenso. Führe den Oberkörper (K) wieder zu den Beinen (K) und halte die maximale Streckung für 5 Sekunden *[130]*. Arbeite so 3-mal ohne Steigerung. Halte beim dritten Mal die Streckung und gehe mit kleinen Tippelschritten weg vom Gesäß (K). Hiermit führst du den Klienten in die Sitzposition *[131]*.

Beachte: Zum Schutz deines unteren Rückens arbeite beim Anheben des Oberkörpers (K) mit geradem Rücken und aus der Kraft deiner Beine. Bei Klienten mit Bandscheibenvorfall ist diese Übung zu unterlassen.

Schulter-Nacken-Grat

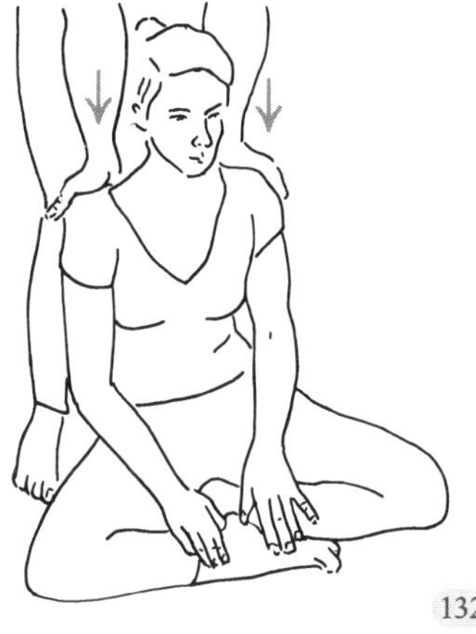

132

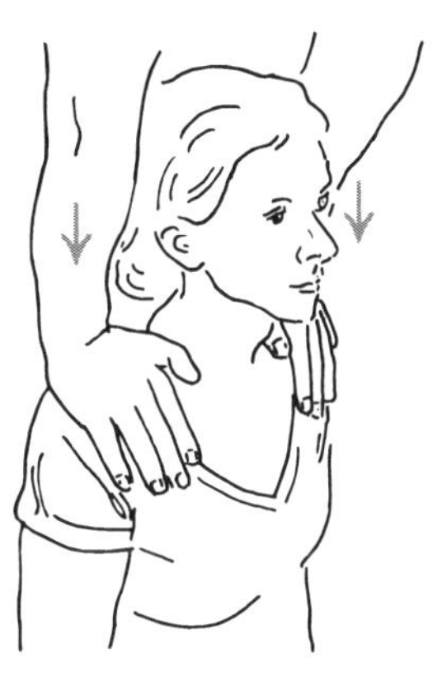

133

Der Klient sitzt im Meditationssitz, du stehst so hinter ihm, dass deine Füße schräg hinter dem Gesäß (K) stehen.

Platziere deine Handballen auf dem Schulter-Nacken-Grat (K) *[312]*, die Finger deiner Hände zeigen zum Rücken (K). Teile den Schulter-Nacken-Grat (K) in 3 Zonen ein, wobei sich Zone 1 nahe am Hals (K) befindet und Zone 3 weiter außen über dem Schultergelenk (K).

Übe nun mit deinen Handballen beidseitig Druck auf die Zonen aus *[132]*. Arbeite 1/2/3 und halte den Druck pro Zone für 5 Sekunden. Achte hierbei darauf, dein Körpergewicht für den Druck einzusetzen und deine Arme gestreckt zu halten.

Wenn du bei Zone 3 angekommen bist, drehst du deine Hände so um, dass die Finger zur Brust (K) zeigen. Arbeite so 3/2/1 für jeweils 5 Sekunden *[133]*.

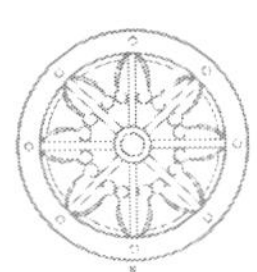

Katze / Kuh 1 (43)

Der Klient sitzt im Meditationssitz. Seine Arme sind nach vorn gestreckt auf dem Boden abgestellt, der Oberkörper (K) ist leicht nach vorn gekippt, der Rücken (K) somit rund. Den Kopf(K) hält er gesenkt.

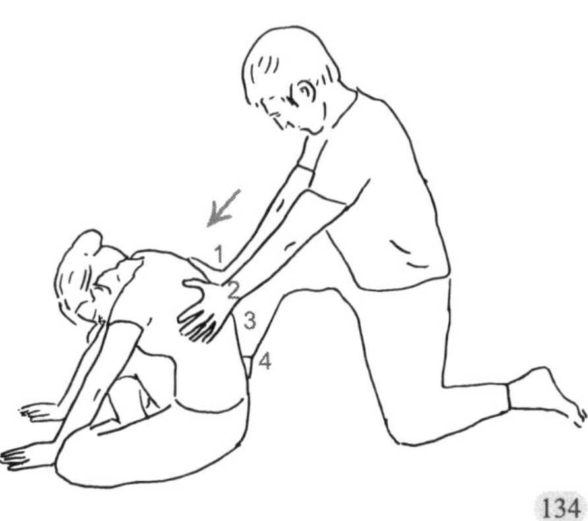

134

Du befindest dich im Halbkniestand hinter dem Rücken (K) *[134]*.

Teile diesen in 4 Zonen ein, wobei sich Zone 1 kurz unter den Schulterblättern (K) und Zone 4 kurz über dem Kreuzbein (K) befindet. Stelle deine Handflächen mit dem Schmetterlingsgriff in Zone 1, verlagere dein Körpergewicht nach vorn und presse so über die gestrecken Arme deine Handflächen in den Rücken (K). Deine Handballen arbeiten dabei parallel auf dem jeweiligen Rückenstrecker (K). Der Rücken (K) wird dabei in ein Hohlkreuz gedrückt und der Kopf (K) hebt sich *[135]*.

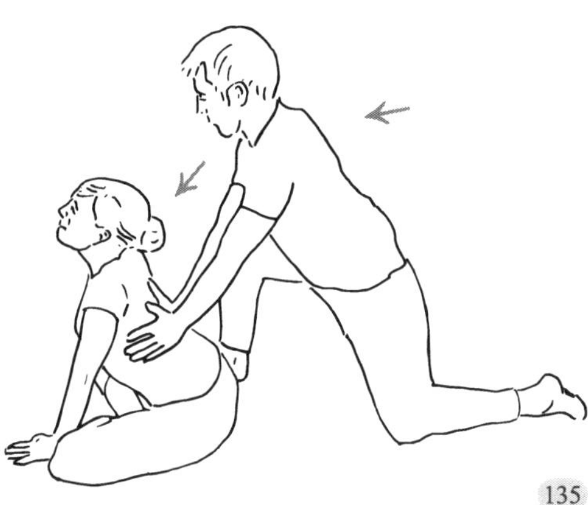
135

Oftmals muss man an dieser Stelle den Klienten darauf hinweisen, seine Arme gestreckt zu halten. Halte den Druck für 5 Sekunden und lasse dann nach. Der Oberkörper (K) fällt wieder in sich zusammen, der Rücken (K) wird rund, der Kopf (K) senkt sich.

Arbeite so in den Zonen 1/2/3/4. In Zone 4 hältst du den Druck und wanderst mit abwechselndem Druck deiner Hände die Rückenstrecker (K) hoch bis kurz unter die Schulterblätter (K). Dort angekommen, löst du ihn und gleitest mit deinen Handflächen über die Schultern (K) bis zum Schulter-Nacken-Grat (K).

Greife den Kapuzenmuskel (K) auf beiden Seiten und führe den Klienten in einen aufrechten Sitz. Knete jetzt mit deinen Händen beidseitig den Kapuzenmuskel(K) *[24]*.

Hacken

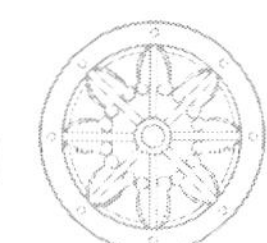

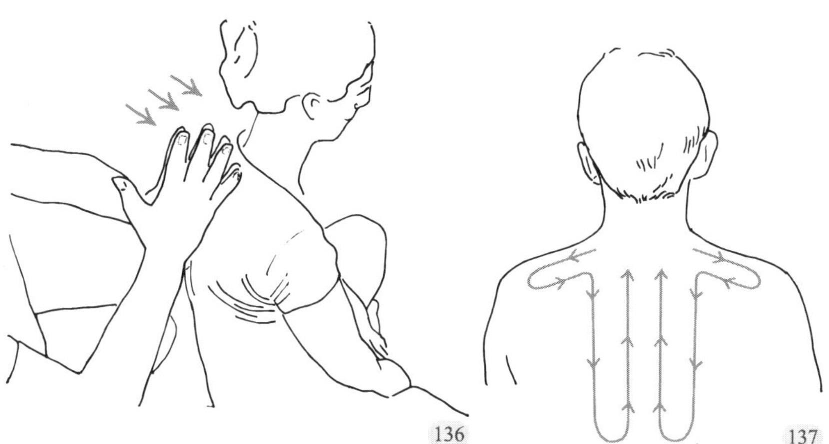

136 137

Der Klient befindet sich im Meditationssitz, du sitzt im japanischen Sitz hinter seinem Rücken.

Deine Handflächen sind lose zusammengelegt, die Handballen pressen leicht aneinander. Die Finger sind wie bei einem Fächer geöffnet.

Mit dieser Handstellung führst du nun kurze Drehbewegungen deiner Unterarme und Handgelenke nach vorn und zurück aus und „hackst" so den Rücken[(K)]. Dabei schlägt die Außenkante deiner Hände gegen diesen. Die übrigen Finger prallen dabei gegeneinander, was ein klatschendes Geräusch ergibt.

Du startest mit dem „Hacken" am Halsansatz[(K)] neben der Wirbelsäule[(K)] auf einer Seite. Von dort aus „hackst" du kurz hinter dem Schulter-Nacken-Grat[(K)] nach außen Richtung Schultergelenk[(K)] und zurück. Wieder am Halsansatz[(K)] angekommen, auf dem Rückenstrecker[(K)] den halben Rücken hinunter[(K)] und wieder herauf *[137]*. Wiederhole dieses an der anderen Körperseite[(K)].

Zum Abschluss gleiten deine Handflächen in einer fließenden Bewegung von den Schulterblattunterkanten[(K)] an beginnend über die Schulterblätter die Arme[(K)] hinunter. Führe diese Bewegung 3-mal aus.

Beachte: Es wird nie direkt auf Knochen „gehackt".

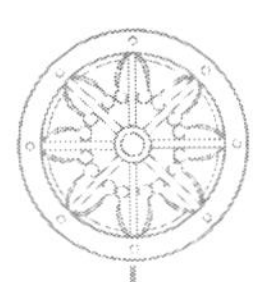

Hara öffnen (45)

Der Klient befindet sich in Rückenlage, seine Arme sind zur Seite ausgelegt.

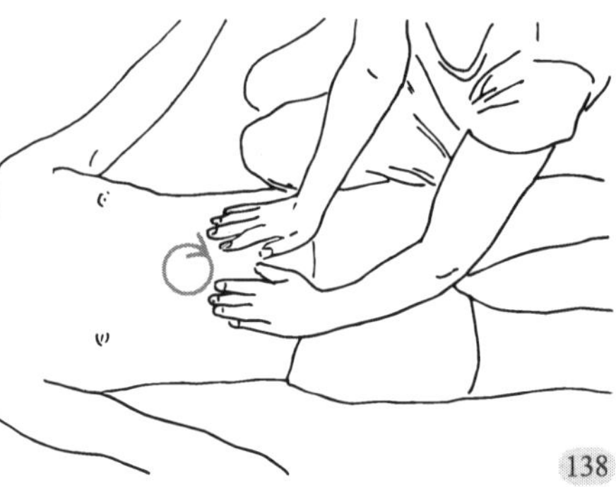

138

Du setzt dich im japanischen Sitz neben das Becken [K], sodass deine Hände den Bauch [K] bequem erreichen. Ertaste zuerst mit den Händen die Größe des Bauchbereichs deines Klienten. Dieser wird im oberen seitlichen Bereich durch die Rippenbögen [K] und im unteren seitlichen Teil durch die Beckenknochen [K] eingerahmt. Die Begrenzung nach oben erfolgt durch das Sternum [K], nach unten durch das Schambein [K]. Direkt in der Mitte befindet sich der Bauchnabel [K].

Lege nun deine lockeren Hände flach auf die Mitte des Bauchraumes [K]. Lasse den Bauchnabel [K] hierbei frei *[138]*. Deine Hände sollten weder gegen die Rippenbögen [K] noch gegen die Beckenknochen [K] stoßen. Bitte jetzt den Klienten tief in den Bauch ein- und auszuatmen.Wenn sich die Bauchdecke [K] hebt, führst du mit deinen Händen die „Luft" im Uhrzeigersinn im Bauchbereich [K] herum. Während deine eine Hand die „Luft herumdrückt", ist die andere eher passiv und umgekehrt. Arbeite so für ca. 30 Sekunden.

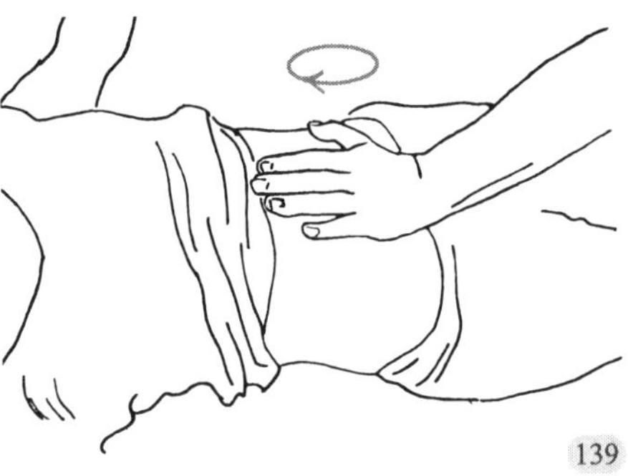

139

Variante: Sollte der Bauchbereich [K] für deine beiden Hände zu klein sein, besteht die Möglichkeit, dass du mit der Handfläche deiner inneren Hand durch kreisende Bewegungen im Uhrzeigersinn den Bauchraum [K] behandelst *[139]*.

Beachte: Achte bei der gesamten Bauchbehandlung [K] auf Verspannungen im Bauchbereich [K]. Sollte der Klient, während du Druck ausübst, den Bauch anspannen, ist es ratsam, den Druck sanft zu lösen. Führe keine Bauchbehandlung direkt nach dem Essen [K] durch, warte mindestens 2 Stunden. Sollte der Klient unter Durchfall leiden, führe die Kreisbewegungen entgegen dem Uhrzeigersinn durch.

Lage der 9 Punkte

Die Lage der 9 Behandlungspunkte am Bauch (K) lässt sich am besten anhand des Ziffernblattes einer Uhr erklären. Sie sind kreisförmig um den Bauchnabel (K) herum angeordnet *[140]*. Ihr Abstand zu diesem beträgt jeweils eine Daumenlänge (K).

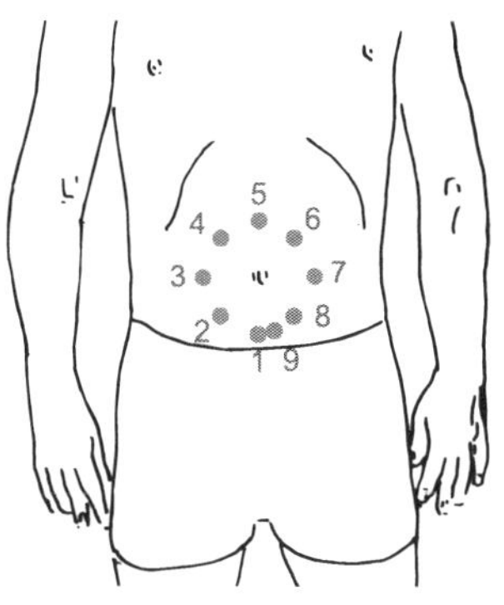

Pkt. 1 auf 06.00 Uhr
Pkt. 2 auf 07.30 Uhr
Pkt. 3 auf 09.00 Uhr
Pkt. 4 auf 10.30 Uhr
Pkt. 5 auf 12.00 Uhr
Pkt. 6 auf 01.30 Uhr
Pkt. 7 auf 03.00 Uhr
Pkt. 8 auf 04.30 Uhr
Pkt. 9 auf 05.45 Uhr

140

Das gedachte Ziffernblatt hat als Drehpunkt der Zeiger den Bauchnabel. Die Richtung 12.00 Uhr weist zum Sternum (K) und die Richtung 06.00 Uhr zum Schambein (K).

Bearbeitung der 9 Punkte

Du befindest dich im japanischen Sitz neben dem Becken (K). Lege die Handballen deiner inneren Hand auf Punkt 1, anschließend deine äußere Hand auf die Handoberseite deiner inneren. Somit stellst du sicher, wirklich aus deiner Mitte heraus zu arbeiten.

Warte auf die Ausatmung (K) und drücke dabei mit deinen Handballen schräg in den Bauch (K) Richtung Verlängerung des Bauchnabels (K) zum Boden. Es hilft, sich hierbei einen Faden vorzustellen, der vom Himmel durch den Nabel (K) zum Boden verläuft. Drücke schräg im 45° Winkel gegen diesen „Faden“ . Halte die erreichte Drucktiefe bei der nächsten Einatmung (K) und presse bei der folgenden Ausatmung (K) noch ein wenig tiefer. Am Ende der Ausatmung (K) löst du den Druck. Dieser sollte sanft ausgeübt werden und der Atmung (K) angeglichen sein. Wenn du einen Widerstand spürst, akzeptiere ihn und übe keinen noch größeren Druck aus. Bearbeite mit dieser Technik nacheinander alle 9 Punkte.

Setze dich dabei in Verlängerung der Linie, die sich zwischen Bauchnabel (K) und dem jeweiligen Punkt befindet.

Variante: Es bietet sich auch die Möglichkeit, statt mit den Handballen zu arbeiten, die vorderen Fingerflächen zu nutzen.

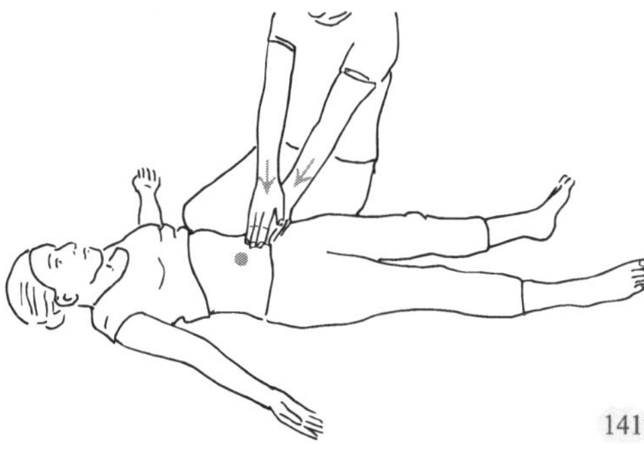

141

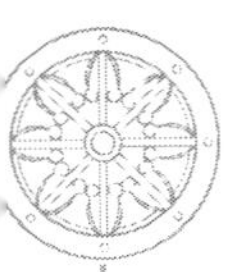

6 Punkte Bauch **(47)**

Lage der 6 Punkte

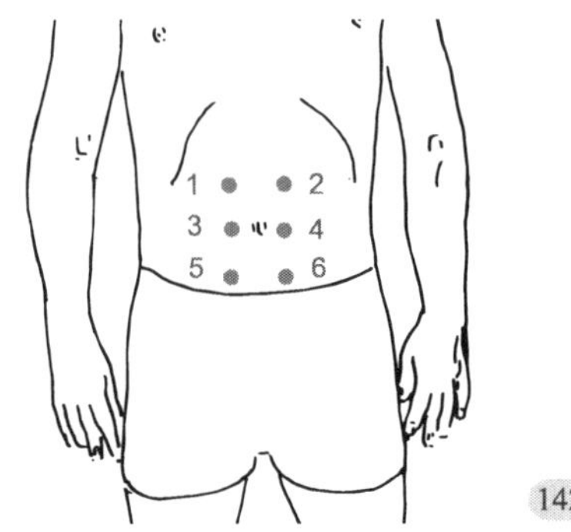

142

Wenn du die Zeichnung *142* betrachtest, kannst du erkennen, dass die 6 Punkte in Form eines Rechtecks um den Bauchnabel herum angeordnet sind.

Durch die Verbindung der Punkte 1 und 2 sowie 5 und 6 erhält man die kurzen Seitenkanten des Rechtecks. Diese befinden sich je eine Daumenlänge vom Bauchnabel entfernt.

Wenn die Punkte 1,3 und 5 sowie 2,4 und 6 miteinander verbunden werden, ergeben sich die langen Seitenkanten des Rechtecks. Diese sind vom Bauchnabel (K) je eine halbe Daumenlänge (K) entfernt.

Bearbeitung der 6 Punkte

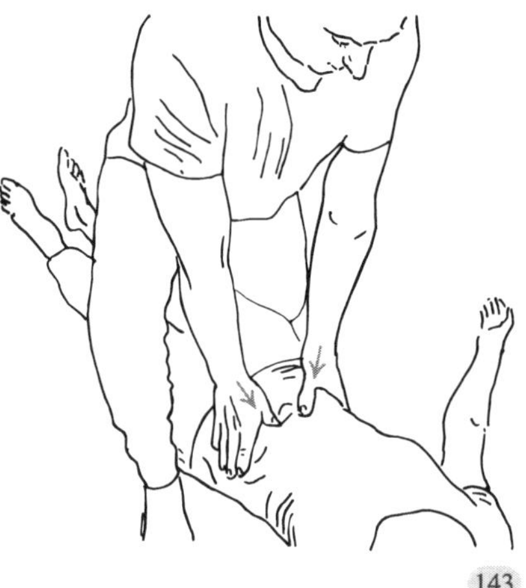
143

Du stellst dich im Halbkniestand über den Klienten, sodass dieser genau zwischen deinen Beinen liegt.

Dein oberer Fuß steht neben dem Brustkorb (K). Deine beiden Arme sind gestreckt und die Daumen liegen mit ihrer breiten Druckfläche auf den Punkten 1 und 2. Drücke nun sanft unter Nutzung deines Körpergewichtes diese gerade Richtung Boden.

Gleiche den Druck hier wiederum der Atmung (K) an. Drücke während der Ausatmung (K) und halte den Druck bei der folgenden Einatmung (K). Bei erneuter Ausatmung (K) presse mit deinen Daumen noch ein wenig tiefer und halte die erreichte Tiefe bei der nächsten Einatmung (K). Danach löse den Druck. Bearbeite so einmal die Punkte 1 + 2, 3 + 4, 5 + 6.

Entspanne den Bauchbereich (K) danach, indem du kreisende Bewegungen mit einer deiner Handflächen ausübst *[139]*.

Brustkorb

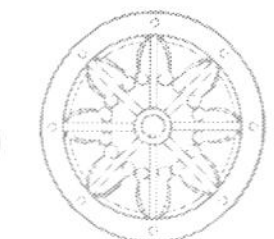

Du befindest dich wie bei Abschluss der letzten Technik im Halbkniestand über dem Klienten.

Arbeite mit kreisenden Bewegungen deiner Finger das Brustbein (K) hoch, runter und wieder hoch *[144]*.

Deine Hände können dabei übereinander gelegt sein. Bearbeite dann auf beiden Körperseiten (K) die Schlüsselbeine (K) mit kreisender Bewegung deiner Finger nach außen, innen und wieder nach außen. Deine Finger kreisen unter und auf den Schlüsselbeinen (K), nicht darüber.

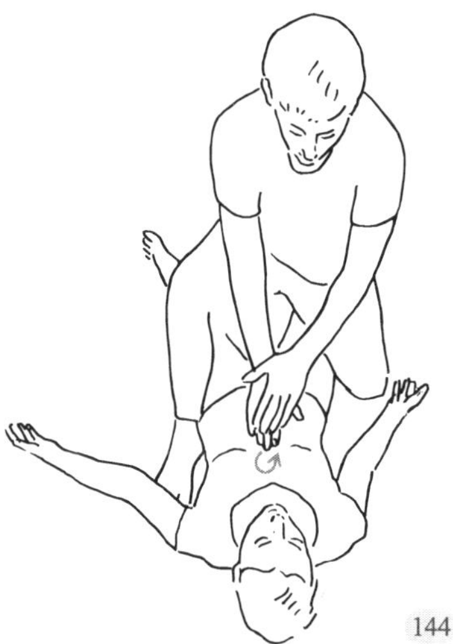

144

Jetzt arbeitest du mit Fingerkreisen die Zwischenrippenräume (K) aus *[145]*. Starte am Rippenansatz des Brustbeins (K) und gehe mit kreisenden Bewegungen nach außen. Arbeite so von den Zwischenrippenräumen der ersten und zweiten Rippe (K) bis nach unten.

Sollte dein Klient eine Frau sein, überspringe den Bereich der Brust.

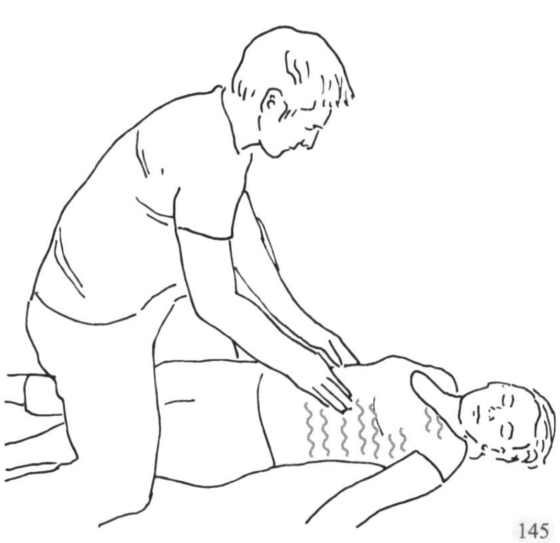

145

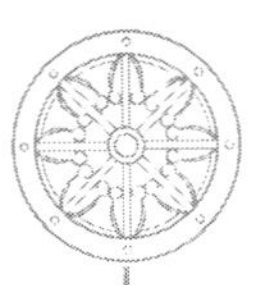

Führe danach mehrmals kreisende Bewegungen mit deinen Handflächen an den Brustkorbseiten (K) aus *[146]*.

Greife nun mit deinen Händen in Höhe der Nieren (K) beidseitig unter den Körper (K), sodass deine Fingerkuppen auf den jeweiligen Rückenstreckern (K) zu liegen kommen. Du kannst so den unteren Rücken(K) anheben *[147]*.

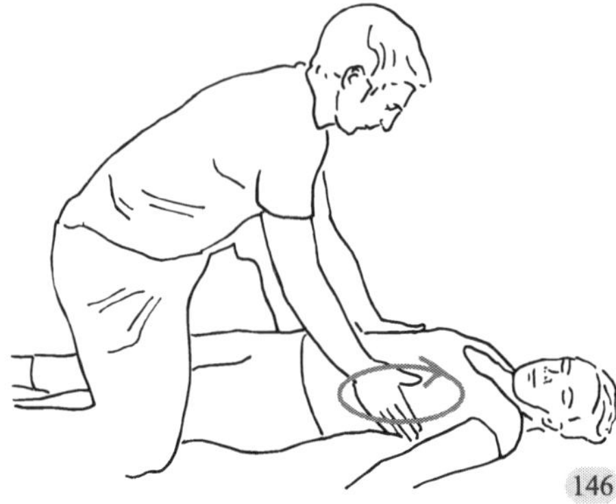

146

Auf den Rückenstreckern (K) befinden sich zwei verschiedene Zonen. Teile die Fläche zwischen dem Kreuzbein (K) und dem hinteren Rippenende (K). Zone 1 liegt nahe dem Kreuzbein (K), Zone 2 darüber, Richtung der letzten Rippe (K) *[siehe 244]*.

Arbeite mit der Kraft deines Körpergewichtes. Greife die jeweilige Zone und lasse dein Gesäß langsam nach hinten Richtung der Beine (K) sinken. So wird der untere Rücken (K) automatisch ein wenig angehoben. Arbeite so 1/2/1 für jeweils 5 Sekunden.

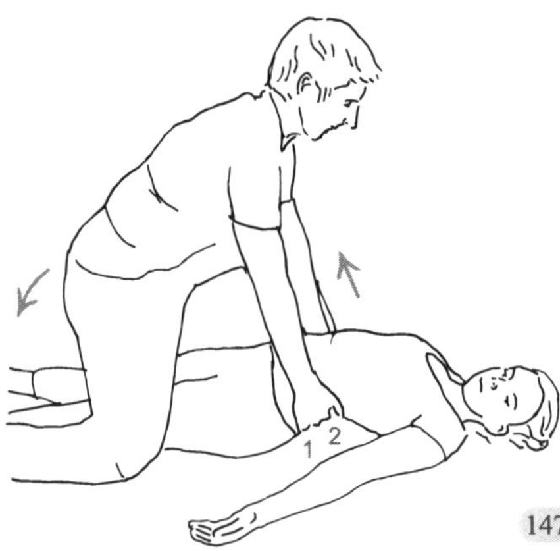

147

Wiederhole zuletzt das Handflächenreiben an den Brustkorbseiten(K) *[146]*.

Du stehst weiterhin im Halbkniestand über dem Körper (K). Teile die Fläche zwischen Schulterkugel (K) und Halsansatz (K) auf beiden Seiten in 2 Zonen ein und drücke dort mit deinen Handflächen 1/2/1 Richtung Boden. Zone 2 befindet sich außen Richtung Schulterkugel (K) und Zone 1 nahe dem Halsansatz (K) *[148]*. Beim Drücken von Zone 1 kann es sein, dass deine Handballen zum Teil auf den Schlüsselbeinen (K) arbeiten. Vermindere deine Druckstärke dort entsprechend.

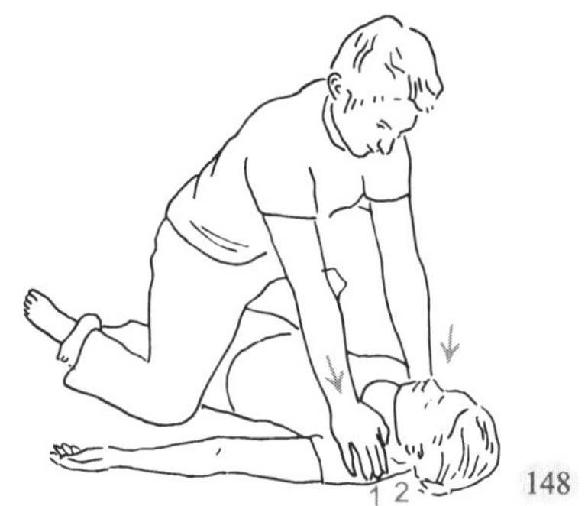

148

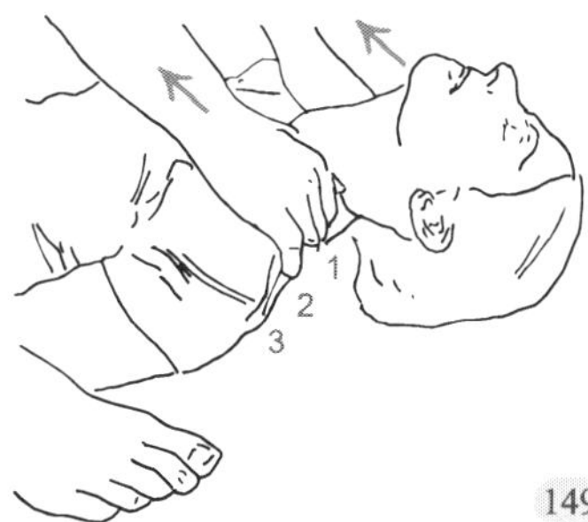

149

Greife nun mit deinen Fingern auf beiden Seiten über den Schulter-Nacken-Grat (K) und arbeite mehrmals mit kreisenden Fingerbewegungen in der Zone, die sich direkt hinter diesem im Kapuzenmuskel (K) befindet.

Deine Finger umgreifen weiterhin den Schulter-Nacken-Grat (K), du lässt jetzt dein Gesäß nach hinten zu den Beinen (K) sinken. So hebst du automatisch die Schultern (K) an und die vordere Halsseite (K) dehnt sich *[149]*. Arbeite so 1/2/3/2/1 für jeweils 5 Sekunden. Zone 1 befindet sich nahe am Halsansatz (K), Zone 3 am seitlichen Ende des Kapuzenmuskels (K). Wiederhole danach das Fingerkreisen kurz hinter dem Schulter-Nacken-Grat (K).

Jetzt legst du deine Handflächen auf die Schulterkugeln (K) und reibst diese einige Male mit kreisenden Bewegungen. Dann läufst du mit abwechselndem Handflächendruck auf beiden Seiten die Arme (K) hinunter, hoch und wieder hinunter. Die Handflächen (K) sollten hierbei zum Himmel zeigen. Es ist gut möglich, dass du die Stellung deiner Beine ein wenig nach unten verändern musst, um diesen Handflächenlauf ausführen zu können.

Beende diese Technik, indem du mit den Handballen die Hände (K) ausgleitest. Hierbei stehen deine Handballen kurz unter denen des Klienten, du gleitest unter Verwendung deines Körpergewichtes die Handflächen (K) zu den Fingern (K) hin aus *[150]*. Arbeite so 3-mal.

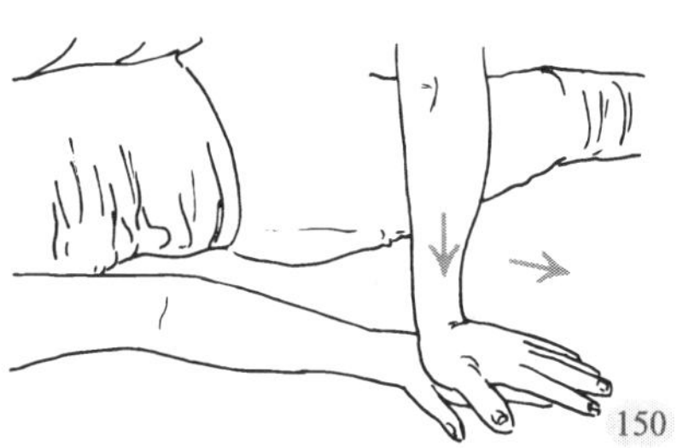
150

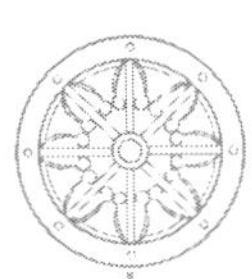

Armdehnung 45° **(50)**

Du arbeitetst von hier bis Technik 55 an einer Körperseite (K) und wiederholst danach die gleichen Schritte an der anderen.

Für diese Armdehnung (K) stellst du dich so in den Halbkniestand neben den Oberkörper (K), dass der Fuß deines äußeren aufgestellten Beins ungefähr auf Kopfhöhe (K) zu stehen kommt.

Mit deiner inneren Hand fixierst du die Schulterkugel (K) auf dem Boden. Deine äußere umgreift die Handfläche (K) so, dass dein Daumen auf dem Handteller (K) zu liegen kommt und der Unterarm (K) ab dem Ellenbogengelenk (K) im 90° Winkel zum Himmel gerichtet ist *[151]*.

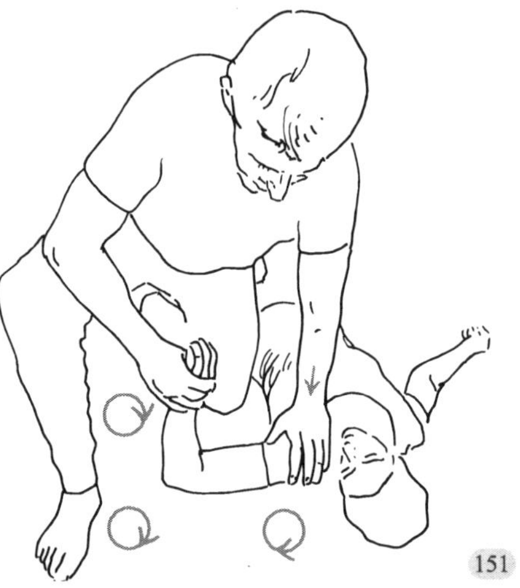

151

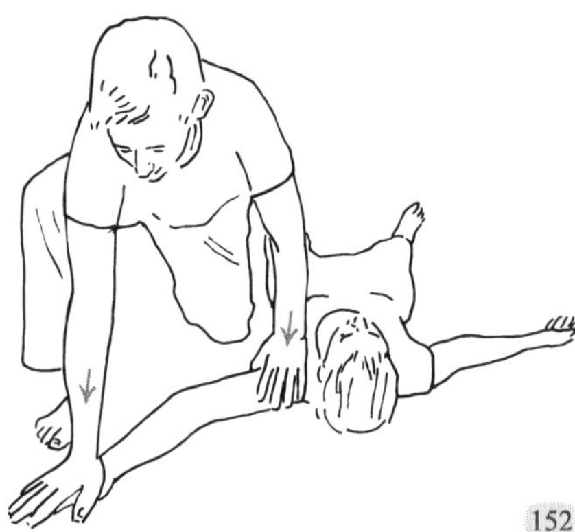

152

Rotiere jetzt mehrmals das Handgelenk (K). Danach, indem du den Arm(K) leicht anhebst, mehrmals das Ellenbogengelenk (K). Hebe den Arm (K) weiter an und rotiere nun das Schultergelenk (K) *[151]*.
Führe diese Rotation 3-mal durch, lehne beim dritten Mal deinen Oberkörper nach vorn. Führe dabei die Hand (K) in Nähe deines Brustbeins.

Lege den Arm (K) mit Erhalt der Dehnung im 45° Winkel auf dem Boden ab *[152]*. Deine äußere Hand fixiert die Hand (K) auf dem Boden. Deine innere übt mehrmals sanften Druck auf den Ansatz des Brustmuskels (K) an der Schulter (K) aus.

Danach wanderst du mit Handflächendruck deiner inneren Hand den gestreckten Arm (K) nach oben und wieder nach unten. Deine äußere Hand hält hierbei die Dehnung des Arms (K) aufrecht, indem sie die Hand (K) auf dem Boden fixiert.

Löse danach die Spannung.

(51) Arminnenseite

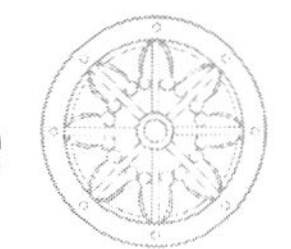

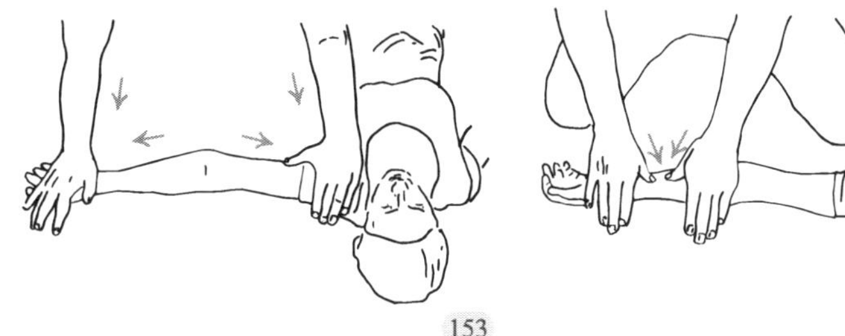

153 154

Du sitzt im japanischen Sitz unterhalb des im 90° Winkel zur Seite gelegten Arms (K). Deine innere Hand fixiert die Schulterkugel (K) auf dem Boden, dein Handballen ist dabei auf den Ansatz des Brustmuskels (K) gesetzt. Mit deiner äußeren Hand ziehst du den Arm (K) zuerst ein wenig nach außen und drückst dann die Hand des zur Seite gelegten Arms (K) zum Boden *[153]*. Der Handteller (K) zeigt hierbei zum Himmel.

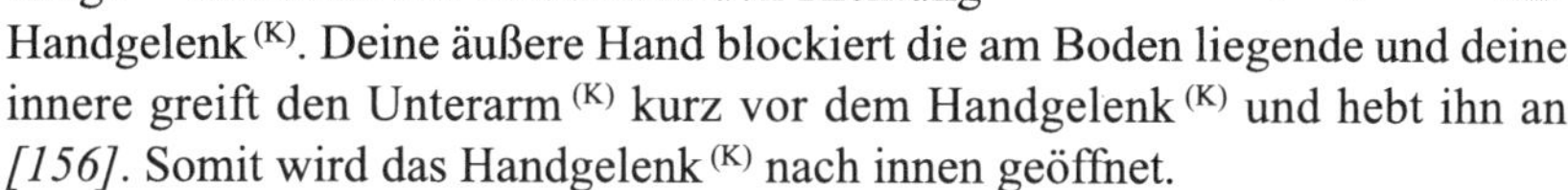

155

Danach bearbeitest du den Arm (K) mit einem Handflächenlauf. Laufe zuerst mit wechselndem Druck deiner Hände nach innen Richtung Armbeuge (K), dann nach außen Richtung Achsel (K) und Handgelenk (K), wieder nach innen zur Armbeuge (K) und dann mit beiden Händen Richtung Handgelenk (K). Deine äußere Hand blockiert die am Boden liegende und deine innere greift den Unterarm (K) kurz vor dem Handgelenk (K) und hebt ihn an *[156]*. Somit wird das Handgelenk (K) nach innen geöffnet.

Führe jetzt einen Daumenlauf auf der mittleren Energielinie der Arminnenseite(K) aus *[154]*. Auf dem Unterarm (K) läuft diese genau in der Mitte, auf dem Oberarm (K) unterhalb des Bizepsmuskels (K). Laufe mit deinen Daumen vom Handgelenk (K) zur Achsel (K) und zurück, abschließend mit wechselndem Druck deiner Handflächen die Arminnenseite (K) bis zur Achsel (K). Dort drückst du vorsichtig den Handballen deiner inneren Hand in den weichen Teil dieser und „stoppst“ so den Blutfluss im Arm (K) *[155]*. Halte den Druck für 10 Sekunden und „führe“ dann das Blut mit einem Handflächenlauf nach außen zur Hand(K). Dehne zum Abschluss erneut das Handgelenk (K) *[156]*.

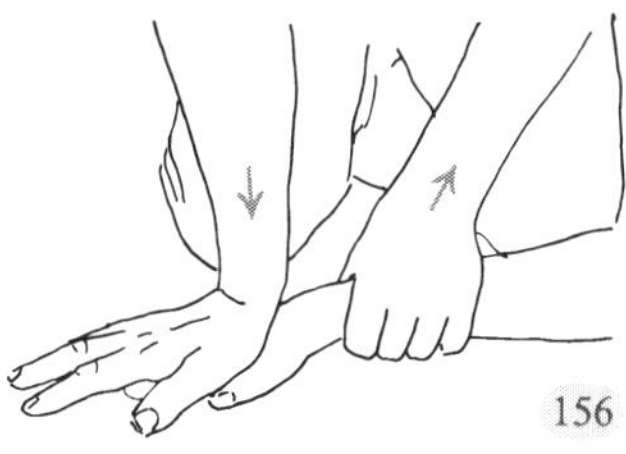

156

Beachte: „Blutstopp“ ist zu unterlassen bei Herzerkrankungen, Venenerkrankungen, Krampfadern, Bluthochdruck, in der Schwangerschaft und bei der Einnahme von Blut verdünnenden Medikamenten.

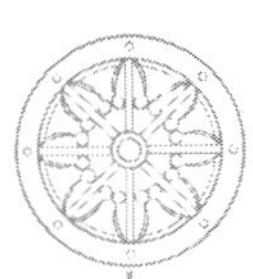

Armaußenseite (52)

Ausgangspunkt hierfür ist die Körperstellung der letzten Technik. Hebe den nach außen gelegten Arm (K) an und lege ihn nahe am Oberkörper (K) auf den Boden. Die Handfläche (K) zeigt hierbei zum Boden.

Gleichzeitig setzt du dich im 90° Winkel zum Arm (K) *[158]*.

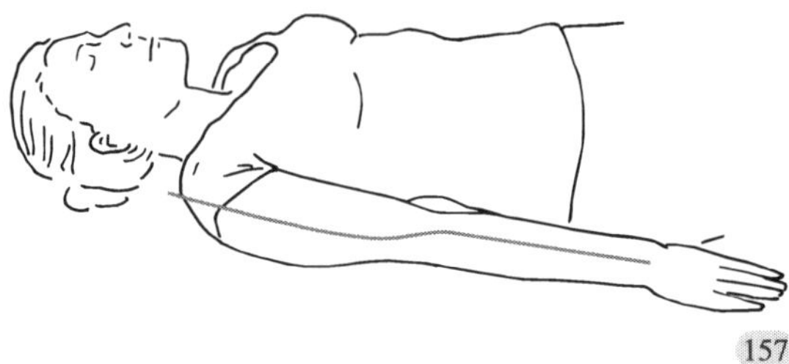

157

Jetzt legst du deine untere Hand auf die Handaußenseite(K) und fixierst so die Hand (K) am Boden. Deine obere Hand pressiert die Armaußenseite (K) hoch und wieder runter.

Danach dehnst du das Handgelenk (K) nach außen *[159]*.

Jetzt übst du mit einem Daumenlauf Druck auf die mittlere Energielinie der Armaußenseite (K) aus *[158]*. Du läufst vom Handgelenk (K) bis hoch zum Schultergelenk(K) und wieder zurück. Am Unterarm (K) verläuft diese Energielinie genau in der Mitte der Unterarmaußenseite(K). Am Oberarm (K) fällt sie leicht zur Seite und führt über das spitze Ende des Deltamuskels (K) *[157]*.

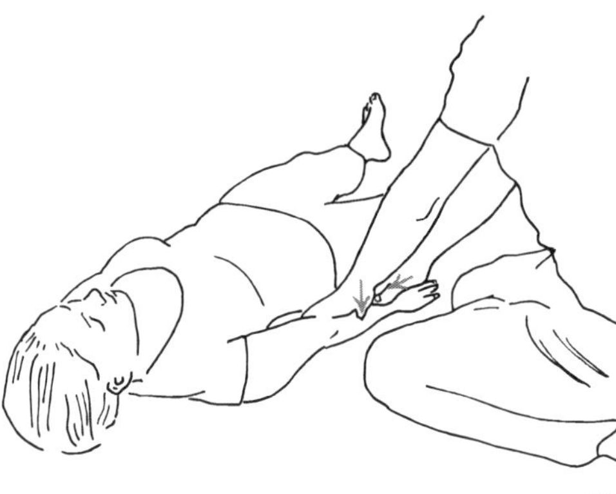

158

Wenn du mit dem Daumenlauf geendet hast, pressierst du als Nacharbeit mit deiner oberen Hand wiederholt die Armaußenseite (K) und dehnst danach das Handgelenk (K) *[159]*.

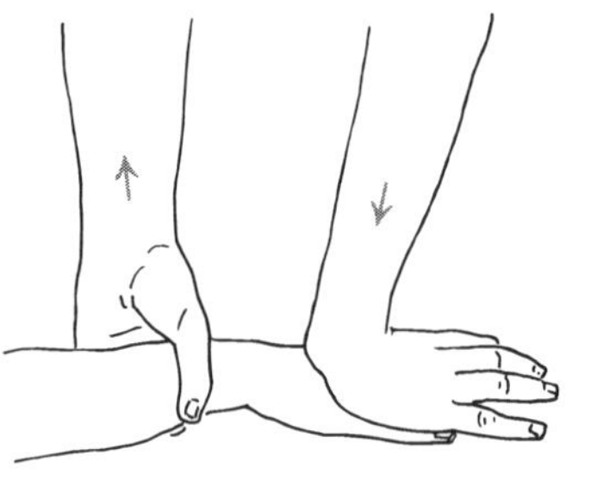

159

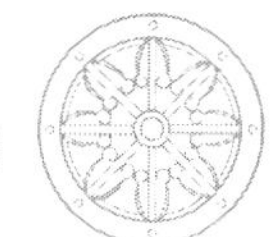

(53) Handinnenseite

Der Klient befindet sich weiterhin in Rückenlage, seine Arme liegen im Winkel von 45° nach unten abgespreizt.

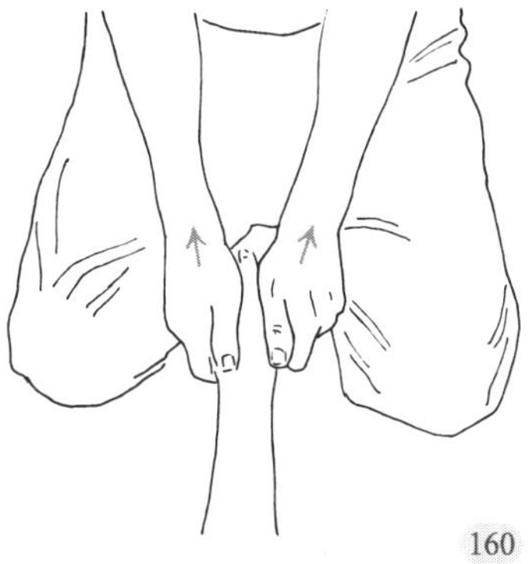
160

Die Handinnenfläche der zu behandelnden Hand (K) zeigt zunächst nach unten Richtung Erde. Du sitzt im japanischen Sitz in Verlängerung des Arms (K) und greifst die zu behandelnde Hand (K) so, dass deine Daumen auf der Handaußenseite (K) und die Finger in der Handinnenseite (K) zu liegen kommen *[160]*. Drücke nun mit einer deiner Hände die entsprechende Handhälfte (K) zusammen und lasse dabei den Oberkörper zurückfallen. Deine Finger und Daumen „rutschen" dabei mit Druck auf der Handhälfte (K) von den Ballen (K) zu den Fingern (K) hinunter. Arbeite abwechselnd mit beiden Händen und führe dabei eine schaukelnde Bewegung aus.

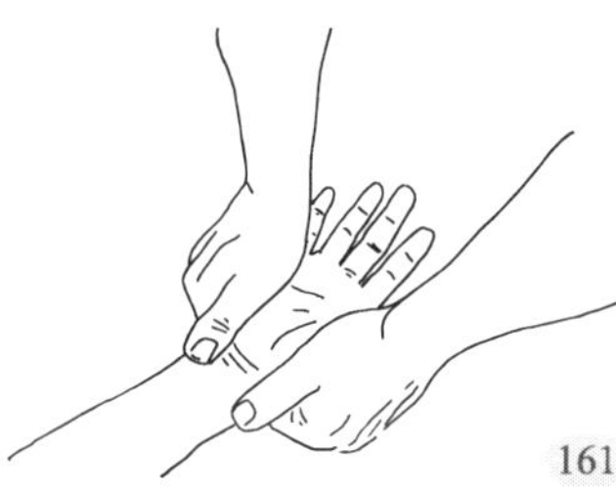
161

Jetzt löst du den Griff und drehst die Hand (K) so, dass die Handinnenfläche (K) zum Himmel zeigt. Umgreife den Handteller (K) so, dass deine Finger auf der Handaußenseite (K) zu liegen kommen. Wölbe nun den Handteller (K) mit dem Druck deiner Finger so, dass er sich entgegen seiner natürlichen Richtung öffnet *[161]*.

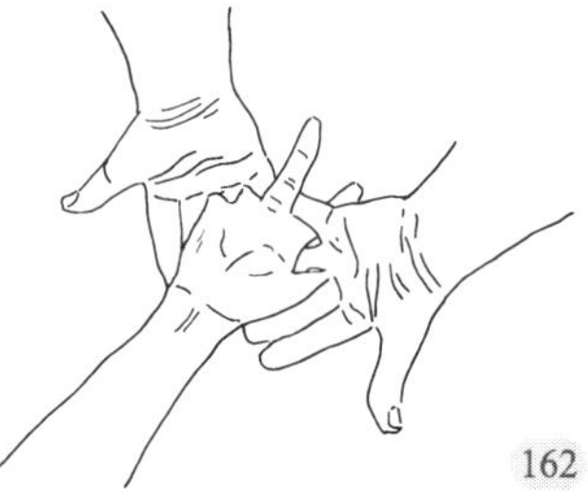
162

Danach greifst du mit deinen Fingern durch die des Klienten *[162]*. Beachte bei diesem Fingergriff, dass der Mittelfinger (K) als einziger frei stehen bleibt.

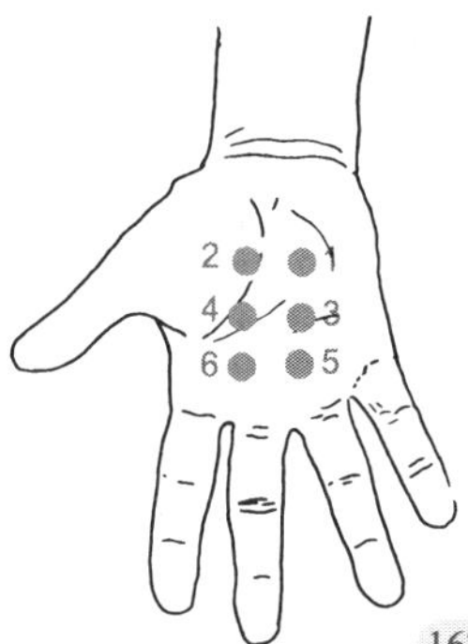

163

Lege nun mit diesem Griff die Handaußenseite (K) auf dem Boden ab. Drücke dann mit deinen Daumen die 6 Punkte der Handinnenfläche (K). Die Punkte 1 + 2 befinden sich nahe der Handballen (K), die Punkte 5 + 6 in Nähe der Fingerwurzeln (K) *[163]*. Presse mit gestreckten Armen und einer schaukelnden Bewegung die Punkte in der Folge 1 + 2, 3 + 4, 5 + 6, 3 + 4, 1 + 2, 3 + 4, 5 + 6. Löse dann den Fingergriff.

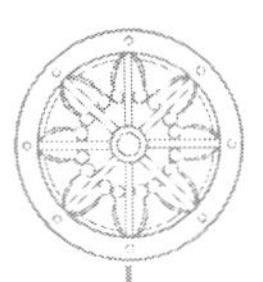

Danach läufst du mit wechselndem Druck deiner beiden Daumen über die Handinnenfläche (K). Dabei steht dir die ganze Fläche des Handtellers (K) zur Verfügung.

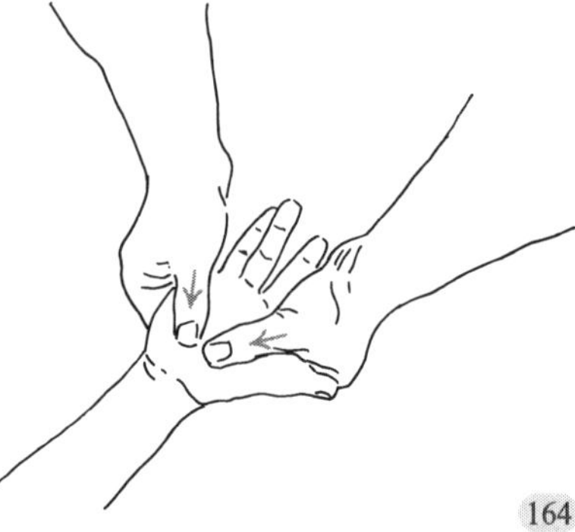

164

Als Nächstes streichst du mit dem Druck deiner Daumen den Handteller (K) von den Handballen (K) zu den Fingern (K) hin aus. Dann presst du mit deinen Daumen die 5 Linien der Handinnenseite (K) *[166]*. Du drückst mit den Daumen gleichzeitig, sodass 2 Linien zeitgleich behandelt werden *[164]*.

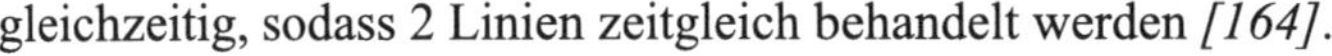

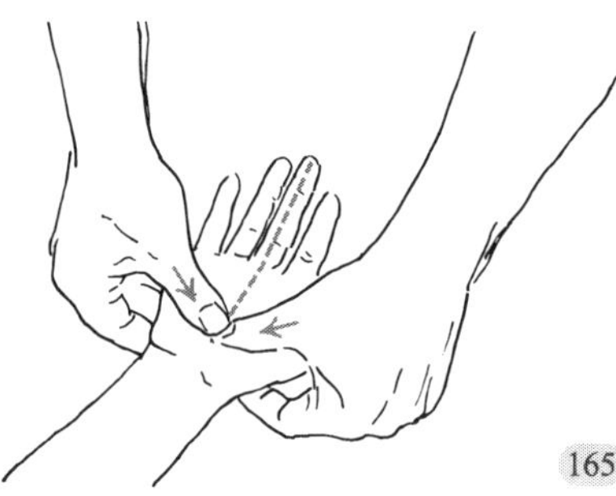

165

Der Start- oder Mutterpunkt befindet sich am Handballen (K) im unteren Bereich der Lebenslinie. Beginne mit den äußeren Linien, die zum Daumen (K) bzw. kleinen Finger (K) führen.Drücke dann die Linien zum Zeige- und Ringfinger (K). Zuletzt legst du deine Daumen übereinander und presst die Linie zum Mittelfinger (K) *[165]*.

Lege auf jeder Linie so viele Druckpunkte wie nötig fest und arbeite mit schaukelnder Bewegung.

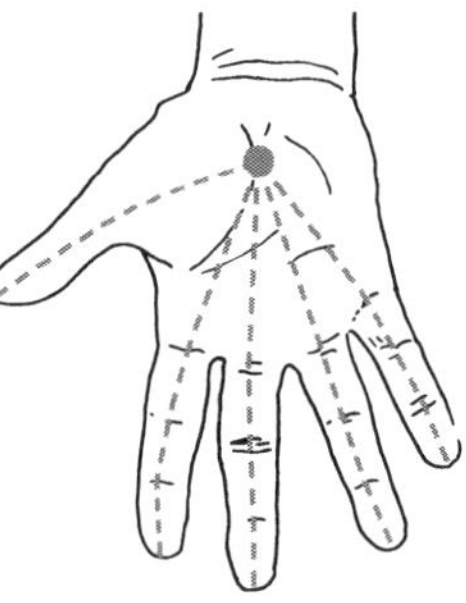

166

„Schnippse" nach Bearbeitung jeder Linie die entsprechenden Fingerspitzen (K). Zum Abschluss drehst du die Handinnenfläche (K) nochmals Richtung Boden und wiederholst das „Rutschen", das du am Anfang der Handbehandlung (K) durchgeführt hast *[160]*.

Handaußenseite

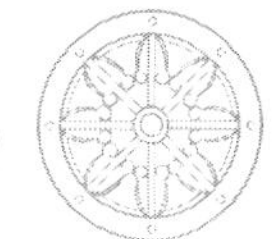

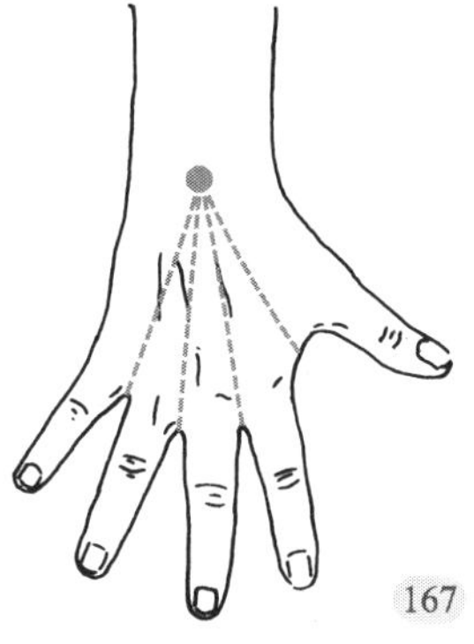

167

Die Ausgangsposition hierfür ist der Abschluss der letzten Technik. Die Handaußenseite (K) ist nach oben zum Himmel gerichtet.

Du umgreifst die Handfläche (K) mit deinen beiden Händen und führst mit den Daumen kreisende Bewegungen auf der Handaußenseite (K) in den Sehnenzwischenräumen (K), dort wo die Energielinien laufen, aus. Der Start- oder Mutterpunkt befindet sich genau in der Mitte des Handgelenkes (K) *[167]*. Arbeite auf jeweils zwei Linien gleichzeitig. Zuerst bearbeitest du die beiden äußeren, danach die beiden inneren Linien, immer vom Handgelenk zu den Fingerwurzeln(K), nicht umgekehrt.

Danach greift deine innere Hand den Unterarm (K) kurz vor dem Handgelenk(K) und deine äußere verschränkt die Finger mit denen des Klienten. Drücke deine Fingerspitzen in die Sehnenzwischenräume (K) und lasse dabei deinen Oberkörper langsam zurückfallen. Deine Fingerspitzen arbeiten hier wie ein Pflug *[168]*. Der Zug, den du ausübst, sollte so stark sein, dass sich der Arm (K) vom Boden abhebt. Arbeite so 3-mal. Beim vierten Mal verschränke die Finger deiner äußeren Hand so, dass sie in Richtung des Klienten eindrehen. Lehne deinen Oberkörper zurück und gleite so die Finger (K) aus.

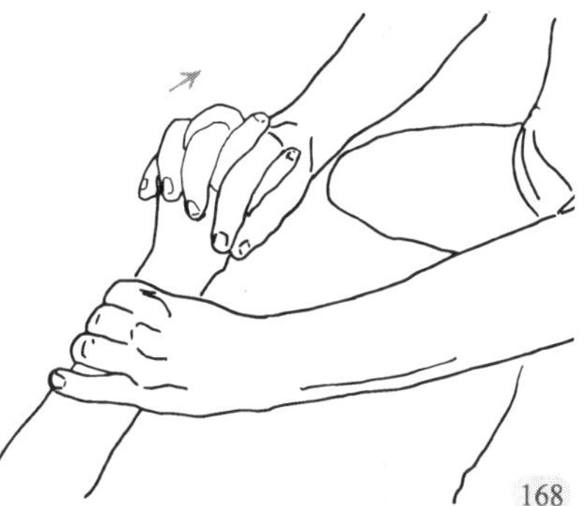

168

Jetzt willst du die Finger (K) „knacken“ *[169]*. Bearbeite diese getrennt voneinander. Starte am kleinen Finger. Umgreife den Finger (K) und lasse dann deinen Oberkörper zurückfallen, dabei hebt sich der Arm (K) und der Finger (K) wird aus der Hand (K) „herausgezogen“.Dabei kann es zu einem „knackenden“ Geräusch kommen.

Arbeite an jedem Finger (K) nur einmal, auch wenn kein „Knacken“ zu hören ist.

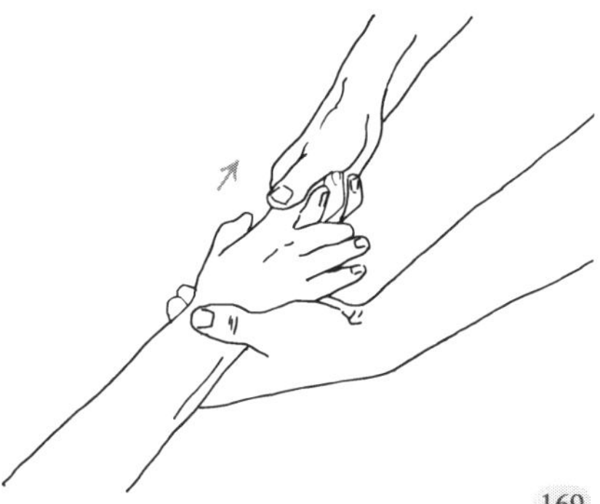

169

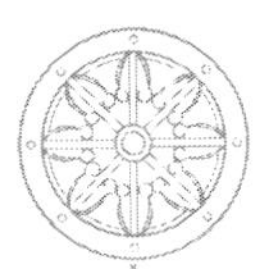

Dreiecksdehnung 1 (55)

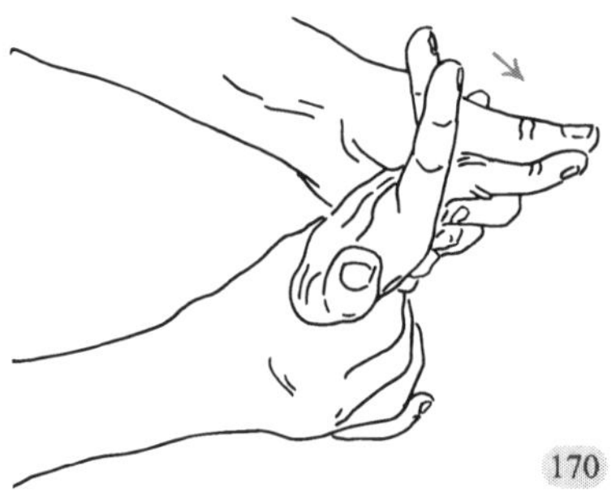
170

Ausgangsstellung hierfür ist jene bei Abschluss der letzten Technik. Du dehnst jetzt die einzelnen Finger (K) in Richtung der Handaußenseite (K), also entgegen der üblichen Griffrichtung. Dein Daumen gleitet hierbei mit Druck jeden einzelnen Finger (K) von der Wurzel bis zur Spitze aus *[170]*. Arbeite an jedem Finger (K) 1-mal, starte am kleinen.

Danach dehnst du die gesamte Hand (K) einmal in Richtung der Außenseite des Unterarms (K). Am Ende dieser Dehnung stellst du die Hand (K) neben dem Ohr (K) ab *[171]*, sodass der Ellenbogen (K) zum Himmel zeigt, die Finger (K) Richtung Schulter (K). Um ein Verrutschen der Hand (K) zu vermeiden, empfiehlt es sich, hier ein Kissen oder eine Nackenrolle zu verwenden, worauf die Hand (K) und der Kopf (K) abgelegt sind.

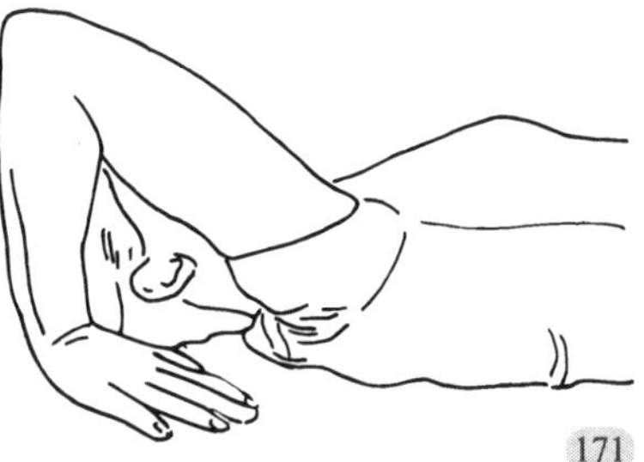
171

Danach stellst du dich in den Halbkniestand neben den Klienten, dein oberes Bein ist aufgestellt. Setze deine untere Hand in die jeweilige Zone am Oberschenkel(K). Zone 1 befindet sich kurz unter der Leiste, (K) Zone 3 kurz über dem Knie (K). Deine obere Hand greift den Ellenbogen des aufgestellten Arms (K). Dehne so zwischen Ellenbogen (K) und Oberschenkel(K) 1/2/3/2/1 für jeweils 5 Sekunden *[172]*. Achte hierbei darauf, dass der aufgestellte Arm (K) nicht zur Seite kippt.

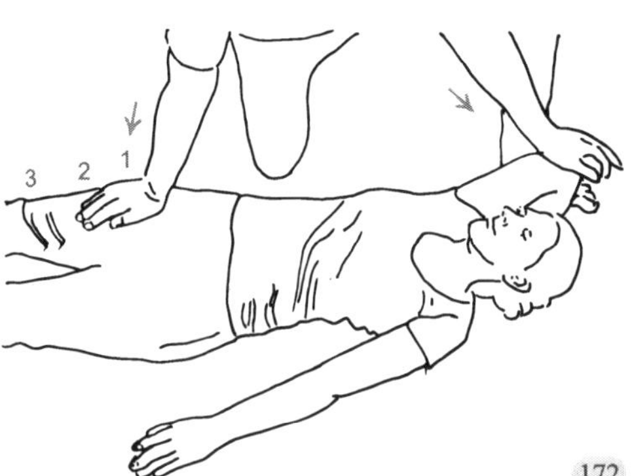

172

Nach der letzten Dehnung in Zone 1 suchst du dir die Stelle in der Leiste (K), an der die Beinarterie (K) gut fühlbar ist. Führe dort mit dem Handballen deiner unteren Hand innerhalb der Dehnung einen „Blutstopp“ von 10 Sekunden durch.

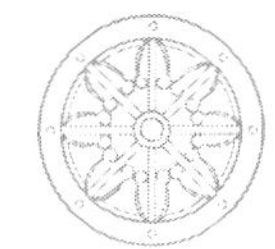

Danach setzt du dich im japanischen Sitz neben den Oberkörper (K). Der Daumen und die Finger deiner inneren Hand bearbeiten jetzt mit knetenden Bewegungen den Trizepsmuskel (K) 1/2/3/2/1 *[173]*. Zone 1 befindet sich am Oberarm (K) nahe dem Ellenbogen (K), Zone 3 nahe der Achsel (K). Dann drückst du die Handballen deiner inneren Hand auf die Rückseite des Oberarms (K) und drehst gleichzeitig mit Druck deine Hand Richtung Gesicht (K) *[174]*. Hierbei erzeugst du starke Reibung auf der Haut über dem Trizeps (K). Arbeite auch hier 1/2/3/2/1.

Danach greifst du die Hand des bearbeiteten Arms (K), legst diesen im 45° Winkel nach unten aus und schüttelst die Hand (K).

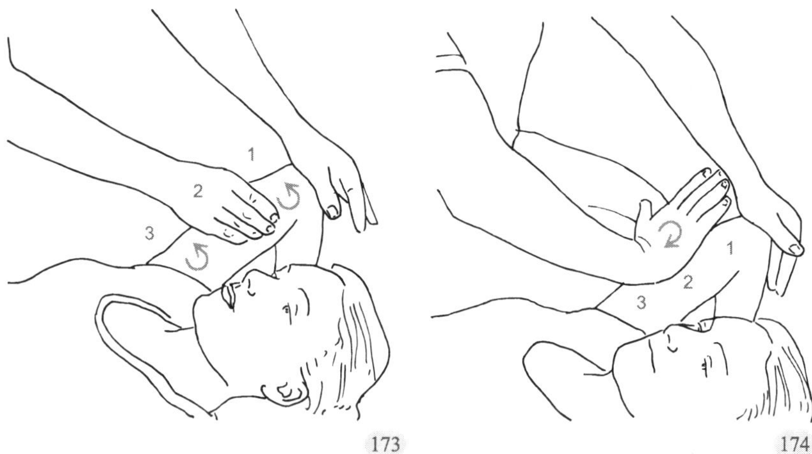

173 174

Beachte: „Blutstopp" ist zu unterlassen bei Herzerkrankungen, Venenerkrankungen, Krampfadern, Bluthochdruck, in der Schwangerschaft und bei der Einnahme von Blut verdünnenden Medikamenten.

Wiederhole jetzt die Behandlung ab Technik 50 auf der anderen Körperseite (K).

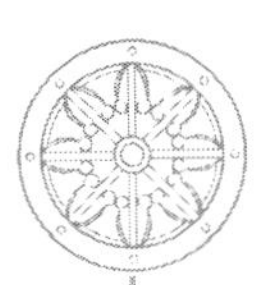

Schultern, Nacken, Kopf (56)

Hierbei liegt der Klient auf dem Rücken,du setzt dich mit gespreizten Beinen hinter seinen Kopf, wahlweise mit deinem Rücken an eine Wand gelehnt *[176]*. Möglich hierbei ist auch der japanische Sitz mit weit geöffneten Knien *[177]*. Du solltest in jedem Fall mit deinen Händen die Schultern (K), den Nacken (K) und den Kopf (K) gut erreichen können. Dieser kann mit einem Kissen unterlegt sein. Es werden in dieser Position vier verschiedene Zonen behandelt *[175]*.

Zone A

Bearbeite mit Handflächendruck auf beiden Seiten gleichzeitig den Schulter-Nacken-Grat (K). Teile den oberen Trapeziusmuskel (K) in 3 Zonen ein, wobei sich Zone 1 nahe dem Halsansatz (K) befindet, Zone 3 nahe der Schulterkugel (K). Die Finger deiner Hände sind hierbei zum Rücken(K) gerichtet. Arbeite so 1/2/3.

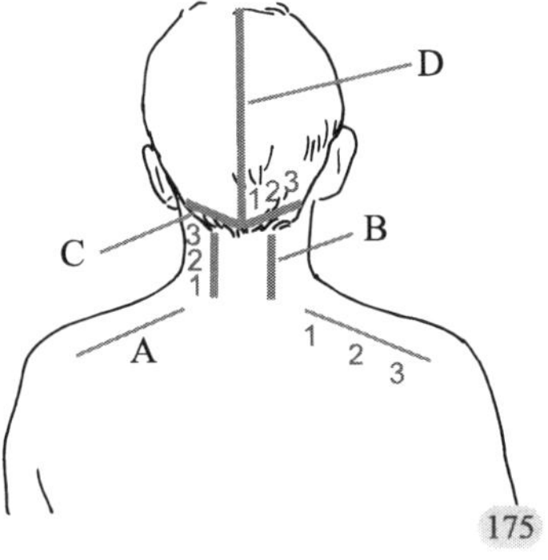

175

Drehe dann deine Hände so um, dass deine Finger zur Brust (K) zeigen und arbeite 3/2/1, danach mit Daumendruck auf beiden Seiten kurz hinter dem Schulter-Nacken-Grat (K) 1/2/3/2/1.

Zone B

Es geht hierbei um die Behandlung der Energielinie, die links und rechts der Halswirbelsäule (K) auf der Mitte der Muskelstränge des Nackens (K) läuft.

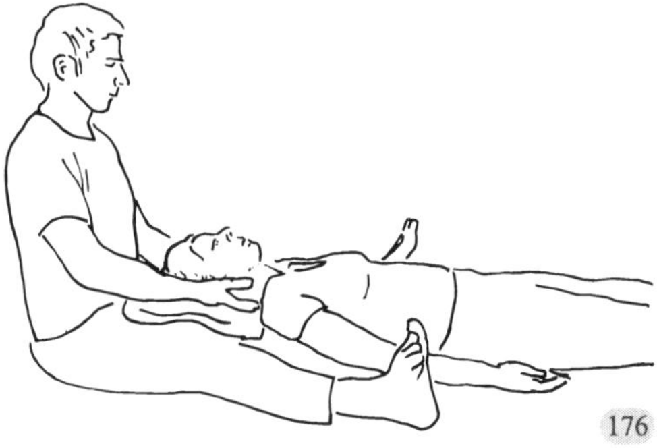
176

Teile diesen in 3 Zonen ein, wobei sich Zone 1 nahe des Nackenansatzes (K) befindet und Zone 3 kurz unter dem Hinterhauptsbein (K).

Führe zur Erwärmung mit deinen Fingern über alle Zonen kreisende Bewegungen aus. Eine zusätzliche Erwärmung des Nackens ist möglich, indem du mit den Fingern die Nackenmuskulatur (K) auf einer Seite von unten nach oben so ausgleitest, dass der Kopf (K) zur anderen Seite fällt. Wiederhole das mehrmals auf beiden Seiten.

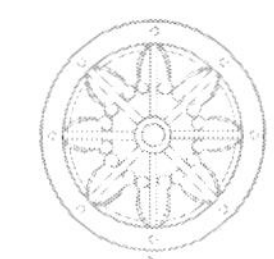

Nach der Erwärmung drückst du mit deinen Mittelfingern gleichzeitig auf beiden Muskelsträngen im Nacken[K] die Zonen so, dass der Kopf[K] nach hinten kippt und die vordere Halsseite[K] geöffnet wird.

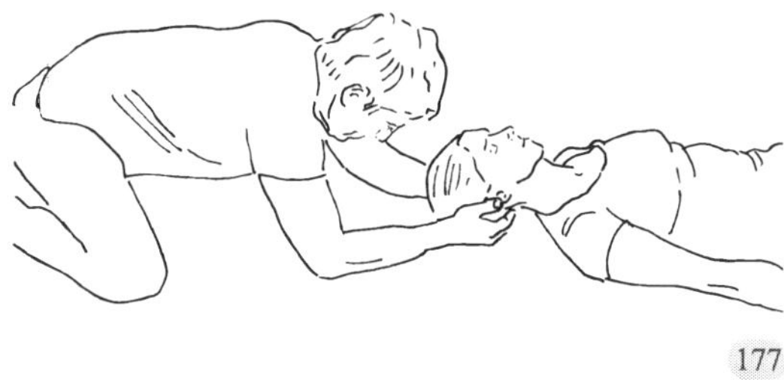

177

Sollten deine Mittelfinger zu schwach sein, um die Bewegung auszuführen, kannst du deine Zeigefinger über deine Mittelfinger legen und so den Druck mit vereinten Kräften beider Finger ausführen. Arbeite so 1/2/3/2/1 und wiederhole danach die kreisenden Bewegungen deiner Finger.

Zone C

Jetzt folgt die Behandlung der Energielinie, die vom Nacken[K] unterhalb des Hinterhauptsbeines[K] in Richtung der Ohren[K] verläuft.

Führe als Erstes in dieser Zone beidseitig kreisende Bewegungen mit deinen Fingern aus. Taste am oberen Nacken[K] kurz unter dem Hinterhauptsbein[K] zwischen den Muskelsträngen nach einer fühlbaren Vertiefung. Dort befindet sich ein wichtiger Energiepunkt. In der chinesischen Medizin „Versammlungshalle des Windes" genannt. Lege deine beiden Mittelfinger übereinander und drücke dort sanft 5 Sekunden.

Jetzt wanderst du mit deinen Mittelfingern unter dem Hinterhauptsbein[K] auf beiden Seiten ein Stück nach außen Richtung der Ohren[K]. Auf der Mitte der Muskelstränge im Nacken[K] kurz unter dem Hinterhauptsbein[K] drückst du auf beiden Seiten gleichzeitig mit deinen Mittelfingern in Richtung Himmel. In der chinesischen Medizin läuft dort der Blasenmeridian. Drücke dort ebenfalls für 5 Sekunden.
Jetzt wanderst du mit deinen Mittelfingern auf beiden Seiten wieder ein wenig nach außen Richtung der Ohren[K]. Neben den Muskelsträngen im Nacken[K] befindet sich auf beiden Seiten kurz unter dem Hinterhauptsbein[K] eine spürbare Vertiefung. In der chinesischen Medizin läuft dort der Gallenblasenmeridian mit seinem Punkt „Teich des Windes". Drücke dort ebenfalls für 5 Sekunden in Richtung Himmel.

Du hast so die Punkte 1/2/3 von innen nach außen behandelt. Arbeite jetzt wiederholt 3/2/1 von außen nach innen und führe nochmals kreisende Bewegungen mit deinen Fingern in dieser Zone durch.

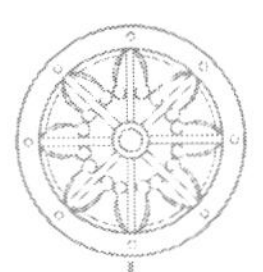

Zone D

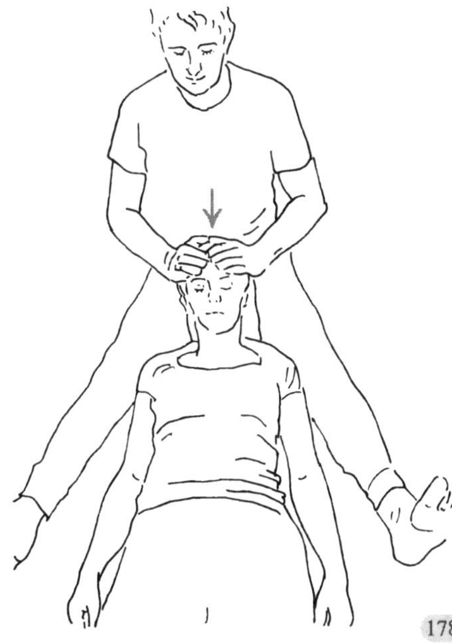

178

Jetzt geht es um die Behandlung der Energielinie, die von der Mitte des unteren Hinterhauptsbeins(K) über die Krone(K) bis hin zum vorderen Haaransatz(K) verläuft.

In der chinesischen Medizin verläuft dort die Leitbahn der Steuerung.

Zuerst willst du den Teil dieser Linie behandeln, der an der hinteren Kopfseite(K), und zwar vom unteren Hinterhauptsbein(K) bis oben zur Krone(K) verläuft.

Du hältst deine Hände im Schmetterlingsgriff am Hinterkopf(K) und hast diesen leicht angehoben. Deine Finger zeigen hierbei zu den Ohren(K), die Daumen sind übereinander gelegt. Du bestimmst jetzt auf dieser Linie in kurzen Abständen Punkte und presst diese mit Doppeldaumendruck Richtung Schädelmitte(K). Arbeite so von unten nach oben. Dann gehst du mit wechselndem Daumendruck die Linie zurück. Deine Daumen „springen“ hierbei übereinander. Danach drückst du mit Doppeldaumendruck wiederholt die Punkte auf dieser Linie bis nach oben zur Krone(K).

Mit derselben Bearbeitungsweise pressierst du jetzt die Linie von der Krone(K) zum vorderen Haaransatz(K), der Kopf(K) ist hierbei abgelegt. Arbeite vor und zurück *[179]*.

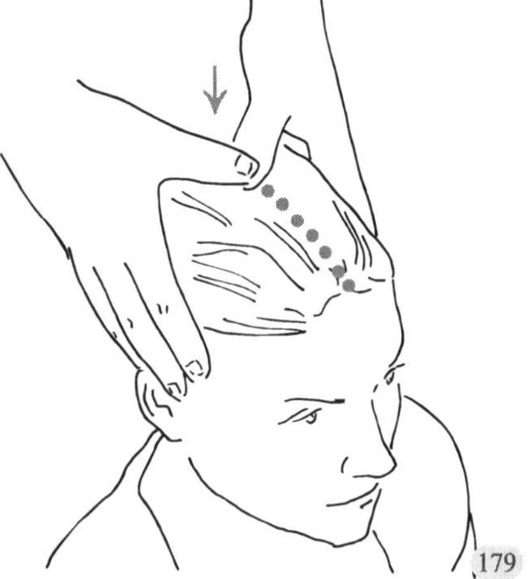

179

Gesicht

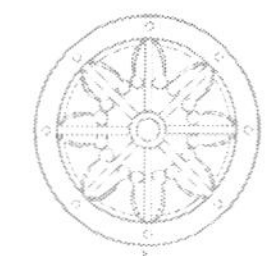

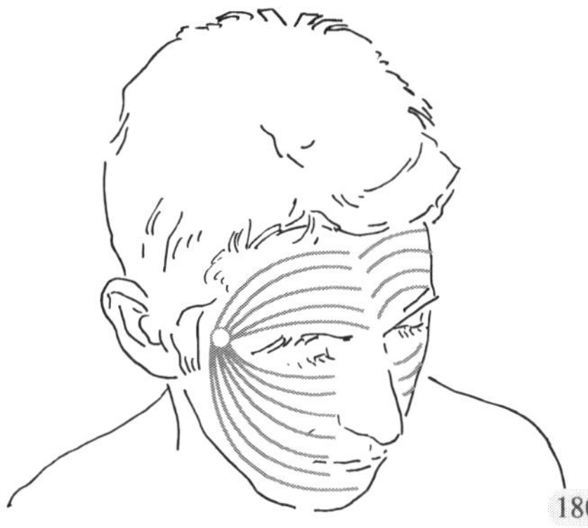

180

Für die Behandlung des Gesichtes (K) behältst du die Körperstellung der letzten Technik bei.

Alle streichenden Bewegungen im Gesicht (K) werden gleichzeitig auf beiden Gesichtshälften (K) durchgeführt und beginnen immer in der Mitte des Gesichts (K) *[180]*. Sie enden beidseitig mit kreisenden Bewegungen in den Schläfen (K).

Von der Stirnmitte (K) an beginnend streichst du mit deinen beiden Daumen die Stirn (K) zu den Schläfen (K) hin aus *[181]*. In diesen führst du dabei auf beiden Seiten vorsichtig kreisende Bewegungen mit deinen Daumen oder Fingern aus. Starte im oberen Bereich der Stirn (K) unter dem vorderen Haaransatz (K) und arbeite dich dann nach unten zu den Augenbrauen (K) vor.

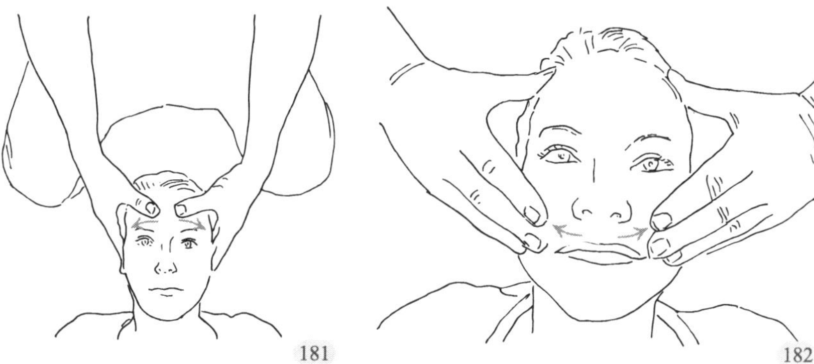

181 182

Für die streichenden Bewegungen, die unter den Augen (K), der Nase (K) und dem Mund (K) über die Wangen (K) ausgeführt werden, legst du beidseitig deine Finger zusammen und arbeitest mit deinen Fingerkuppen *[182]* im freien Stil sooft du es für nötig erachtest, zuletzt streichst du einmal vom Kinn (K) zu den Ohren (K).

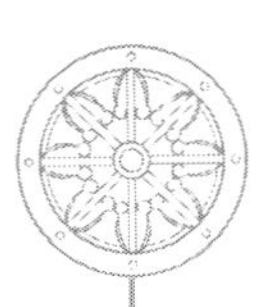

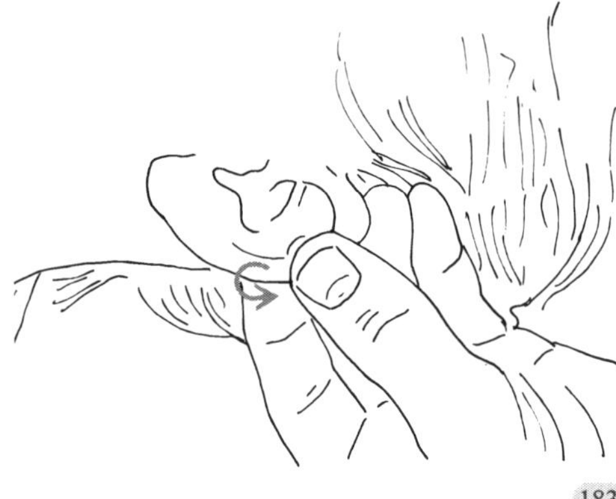

183

Jetzt „krempelst" du auf beiden Seiten den Ohrrand (K) um *[183]*. Starte an beiden Ohren (K) oben, arbeite dann nach unten und wieder zurück nach oben.

Dann wölbst du deine Handflächen und verschließt damit die Ohrmuscheln (K) *[184]*. Halte den Druck für ca. 20 Sekunden und löse ihn dann durch das plötzliche Wegziehen deiner Handflächen auf.

Der dabei entstehende Unterdruck erzeugt ein „Plopp"-Geräusch im Ohr (K).

Zum Abschluss „shampoonierst" du dem Klienten den Kopf. Dabei kneten deine Finger die gesamte Kopfhaut(K). Es besteht auch die Möglichkeit, vorsichtig an den Haaren (K) zu ziehen, dazu sollte der Klient allerdings die erforderliche Haarlänge besitzen.

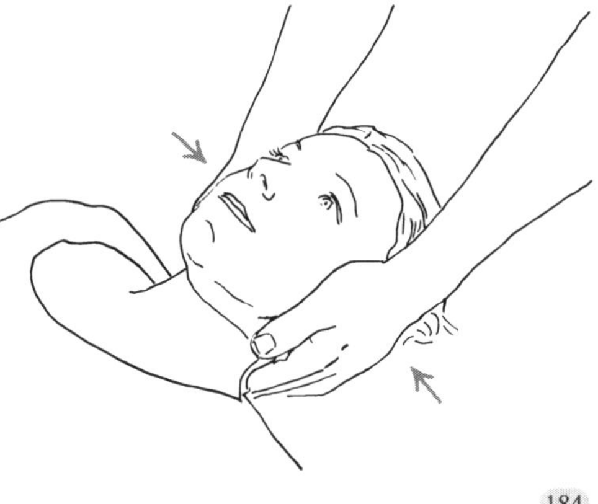

184

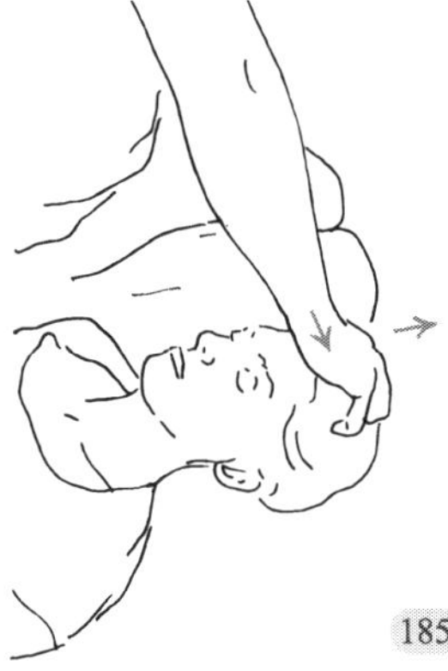

185

Variante: Du sitzt im japanischen Sitz auf Kopfhöhe (K) neben dem Klienten. Der Handballen deiner inneren Hand ist auf die untere Stirn (K) kurz über den Augenbrauen (K) gestellt, deine Finger verkrallen sich im Haarbereich (K). Mit Verlagerung deines Gewichts in deine innere Hand schiebst du den Handballen über die Stirn (K) bis zum vorderen Haaransatz (K) *[185]*. Arbeite so 3-mal.

Grundbehandlung Seitenlage

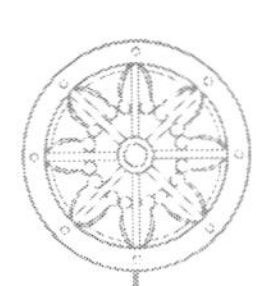

Energielinien Seitenlage (58)

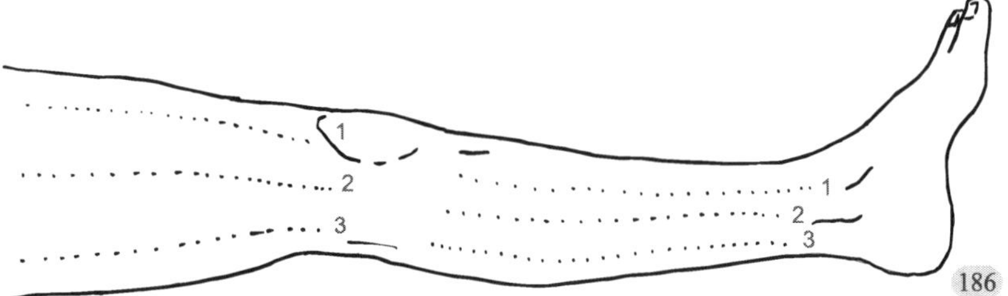

186

Lage der Energielinien

Die Linien 1, 2 und 3 verlaufen so, wie es in Technik 13 beschrieben ist.

In der Seitenlage besteht die Möglichkeit, auch die Energielinie 4 zu behandeln. Diese läuft genau auf der Mitte der Rückseite der Beine, und zwar vom Gesäß zur Ferse *[187]*.
Ihr Verlauf am Bein stimmt in diesen Abschnitten zum Teil mit dem Blasenmeridian aus der chinesischen Medizin überein.

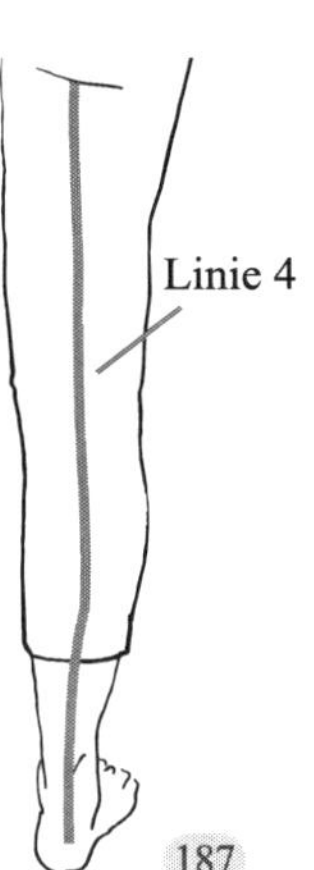

187

Allgemeine Vorbereitung

Lege den Klienten in die Seitenlage (siehe Positionswechsel). Du sitzt im japanischen Sitz zwischen den Füßen (K) des Klienten und wanderst mit einem Handflächenlauf gleichzeitig die Innenseite des gestreckten Beins (K) und die Außenseite des angewinkelten Beins (K) von den Füßen (K) bis zum oberen Ende des Oberschenkels (K) hoch und zurück.

Vorbereitung Beininnenseite

Setze dich im japanischen Sitz im 90° Winkel auf Kniehöhe des gestreckten Beins (K). Richte dich ein wenig auf und lege deine Handflächen so auf die Innenseite des gestreckten Beins (K), dass deine obere Hand am oberen Oberschenkel (K) und deine untere am Fußgelenk (K) zu liegen kommt. Verlagere jetzt dein Körpergewicht nach vorn in deine Arme und dehne die Beininnenseite (K) *[188]*. Laufe dann mit einem Handflächenlauf das gestreckte Bein (K) von außen nach innen zum Knie (K), wieder nach außen Richtung Fuß und Gesäß (K) und erneut nach innen zum Knie (K). Jetzt läufst du mit beiden Handflächen nach unten Richtung Fuß (K) und dehnst das Fußgelenk (K) nach innen *[64]*.

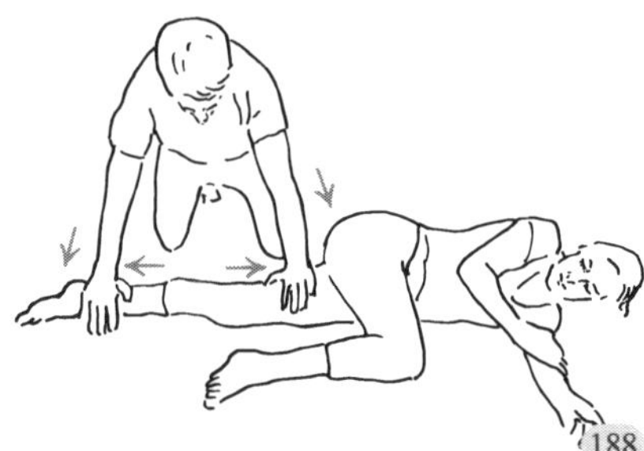
188

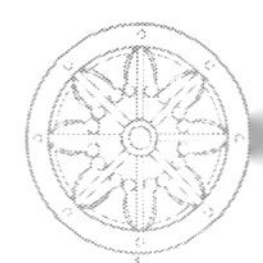

Arbeite dann mit mehrfachem Handballendruck einer deiner Hände auf der Fußsohle des gestreckten Beins [(K)] *[189]*.

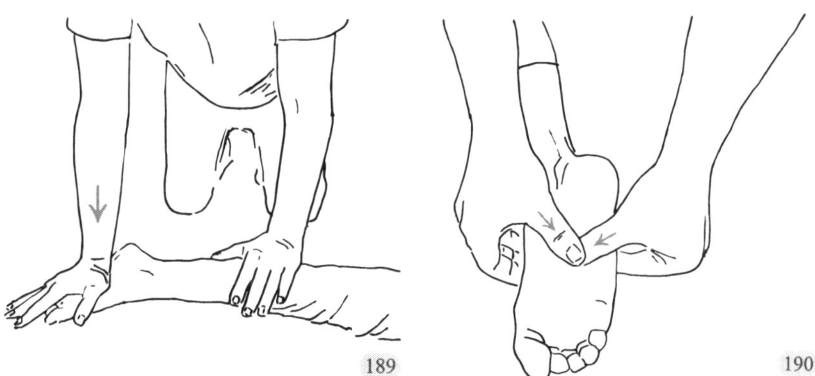

189 190

Danach legst du deine beiden Daumen übereinander und drückst damit beliebig viele Punkte auf der Fußsohle [(K)] *[190]*. Diese sind von dir frei festlegbar. Die Druckstärke sollte hierbei relativ stark sein.

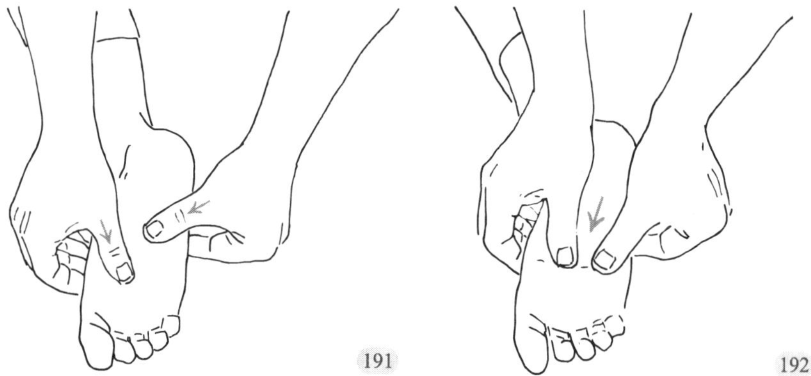

191 192

Jetzt löst du deine Daumen voneinander und vollziehst mit beiden einen Daumenlauf auf der ganzen Fläche der Fußsohle [(K)] *[191]*. Die Druckstärke hierbei sollte etwas sanfter sein als beim Doppeldaumendruck.

Nun streichst du mit deinen Daumen mehrmals die gesamte Fläche der Fußsohle [(K)] von der Ferse [(K)] zu den Ballen [(K)] hin aus *[192]*.

Arbeite jetzt wiederholt mit mehrfachem Handballendruck einer deiner Hände auf der Fußsohle des gestreckten Beins [(K)] *[189]*.

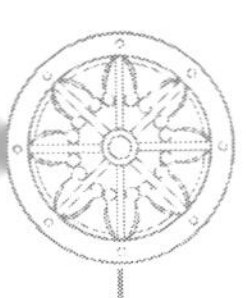

Bearbeitung der Energielinien Beininnenseite

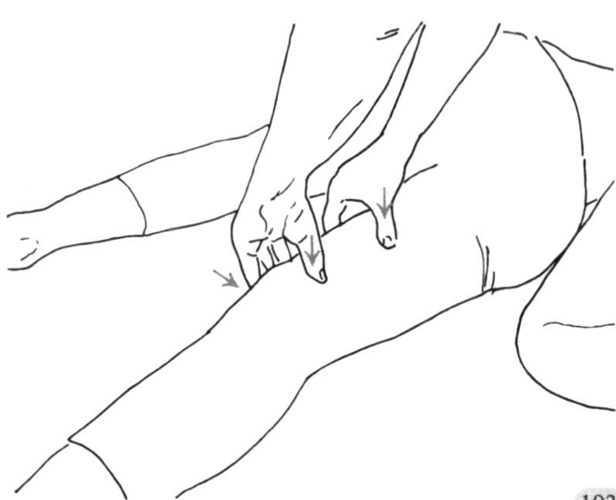

193

Führe die Behandlung mit einem Daumenlauf auf dem gestreckten Bein [(K)] nach oben fort. Am Unterschenkel[(K)] läufst du auf Energielinie 1 und am Oberschenkel [(K)] auf Linie 2. Gehe so denselben Weg zurück bis zum Fuß [(K)]. Jetzt läufst du am Unterschenkel [(K)] Linie 2 nach oben und am Oberschenkel [(K)] mit dem Tunnelgriff *[193]* gleichzeitig Linie 1 und Linie 3 nach oben.

Beim Tunnelgriff üben sowohl deine Finger als auch deine Daumen Druck aus.

Gehe so denselben Weg zurück bis zum Fuß [(K)]. Laufe dann mit dem Daumenlauf am Unterschenkel [(K)] die Linie 3 und am Oberschenkel [(K)] Linie 4 nach oben und wieder zurück nach unten.

Im Anschluss führst du einen Handflächenlauf auf der Innenseite des gestreckten Beins [(K)] bis nach oben zum oberen Oberschenkel [(K)] aus.

Jetzt setzt du dich mit deiner inneren Gesäßhälfte auf den oberen Bereich des inneren Oberschenkels des gestreckten Beins [(K)] und „stoppst" so den Blutfluss *[194]*. Bringe hier nur soviel von deinem Körpergewicht zum Einsatz wie nötig ist, um den Puls [(K)] zu spüren. „Stoppe" den Blutfluss so für 10 Pulse oder für 10 Sekunden.

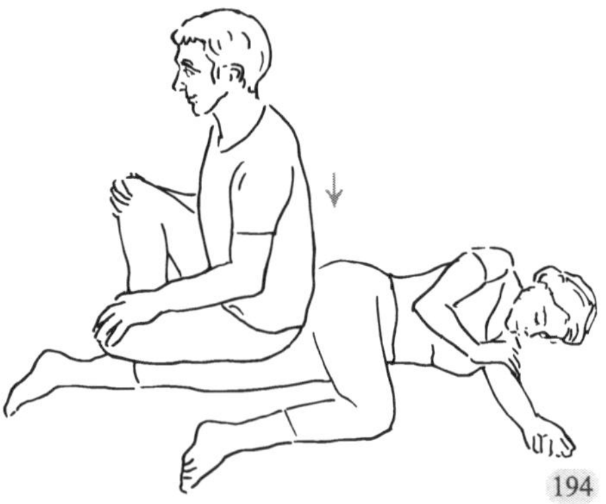

194

Danach begibst du dich wieder in den japanischen Sitz neben das gestreckte Bein [(K)]. „Führe" das Blut mit einem Handflächenlauf auf der Innenseite des gestreckten Beins [(K)] nach unten.

Zum Abschluss dehnst du das Fußgelenk [(K)] nach innen. *[64]*

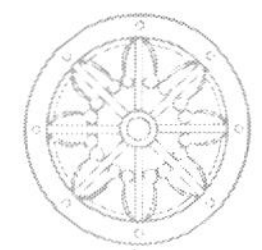

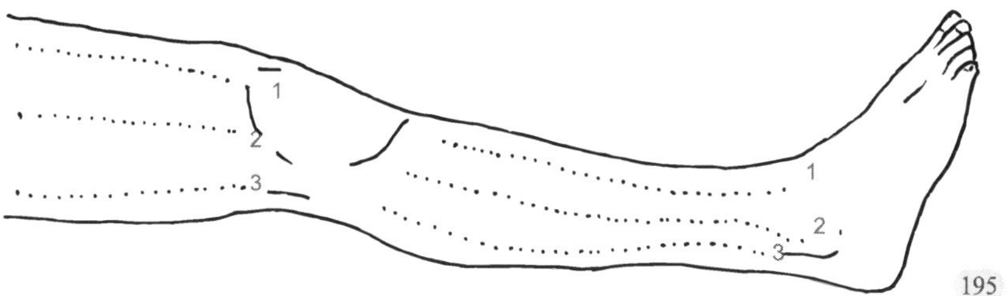

195

Vorbereitung Beinaußenseite

Setze dich im japanischen Sitz zwischen die Beine (K). Alternativ kannst du dich auch über das gestreckte Bein (K) niederlassen, beachte dabei, dass du mit deinem Gesäß das Bein (K) nicht berührst.

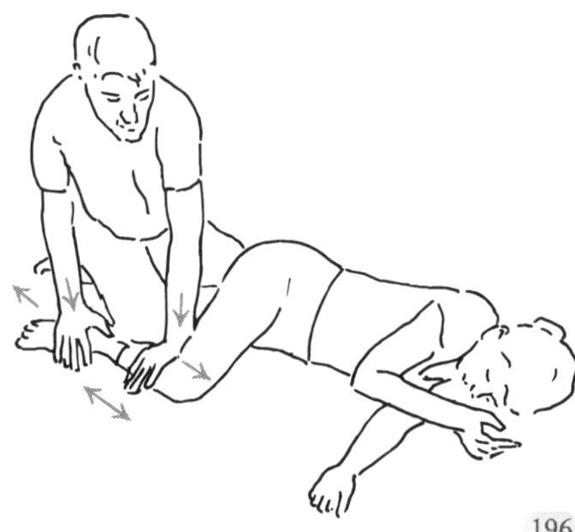

196

Greife mit deinen Handflächen den Unterschenkel des angewinkelten Beins (K) so, dass deine obere Hand kurz unterhalb des Knies (K) und deine untere nahe des Fußgelenks (K) platziert wird *[196]*. Verlagere dein Gewicht in deine Arme und dehne so den Unterschenkel (K). Danach folgt die Dehnung des Oberschenkels (K). Greife mit deiner Hand, die eben noch am Fußgelenk (K) platziert war, an den Oberschenkel (K) kurz vor dem Gesäß (K). Deine Arme überkreuzen sich hierbei *[197]*. Verlagere dein Körpergewicht in diese und dehne so mit überkreuzten Armen den Oberschenkel (K).

Laufe dann mit einem Handflächenlauf auf dem angewinkelten Bein (K) nach unten zum Fuß (K), zurück zum Gesäß (K) und erneut nach unten.

Arbeite hierbei mit Vorsicht und übe keinen starken Druck direkt auf Knochen (K) aus.

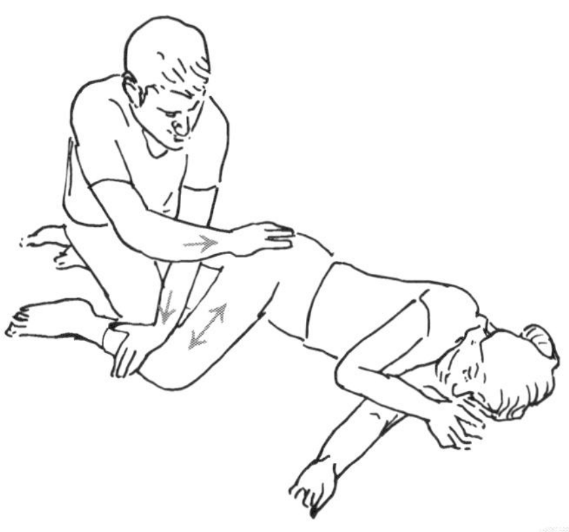

197

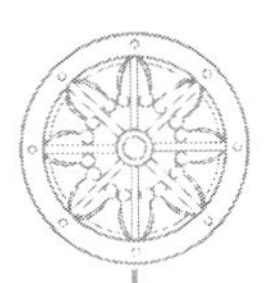

Dehne jetzt das Fußgelenk (K) nach außen *[67]*.

Übe danach mit einer Hand mehrfachen Handballendruck auf den Außenrist des Fußes des angewinkelten Beins (K) aus *[198]*.

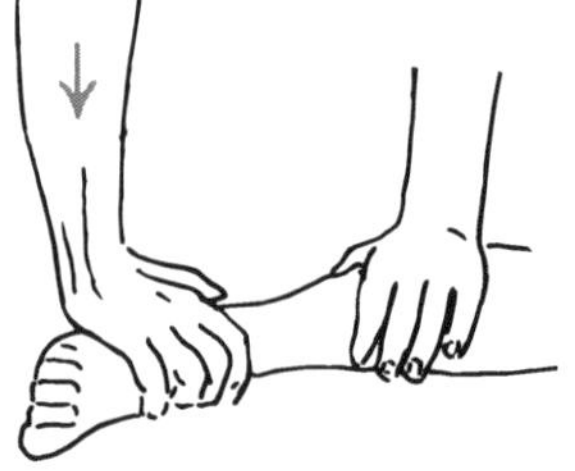

198

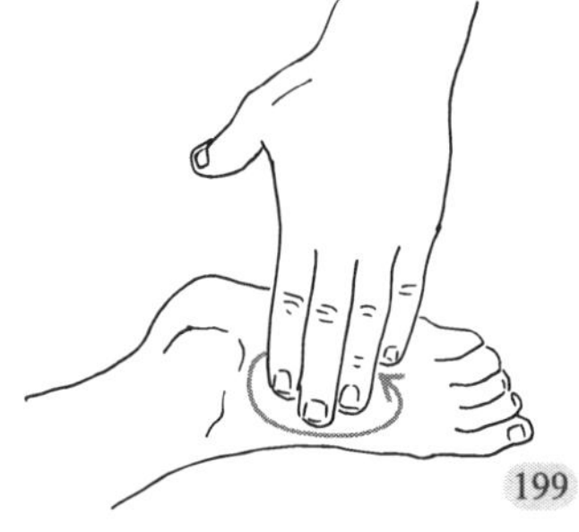

199

Dann lässt du die Finger einer deiner Hände auf der Fußoberseite (K) mehrmals kreisende Bewegungen vollziehen *[199]*.

Schließe die Vorbereitung mit nochmaligem Handballendruck auf dem Außenrist (K) ab *[198]*.

Bearbeitung der Energielinien Beinaußenseite

Jetzt arbeitest du mit einem Daumenlauf den Unterschenkel des angewinkelten Beins (K) auf Energielinie 2 nach oben bis kurz vor das Knie (K),am Oberschenkel (K) erfolgt dieses mit dem Tunnelgriff *[193]* auf Linie 1 und 3 zusammen Richtung Gesäß (K). Dieselbe Bearbeitungsweise führt dich wieder nach unten in die Nähe des Fußes (K).

Arbeite dann mit dem Tunnelgriff auf dem angewinkelten Bein (K) wiederholt nach oben und zurück. Diesmal drückst du am Unterschenkel (K) Linie 3 und 1 und am Oberschenkel (K) Linie 4 und 2.

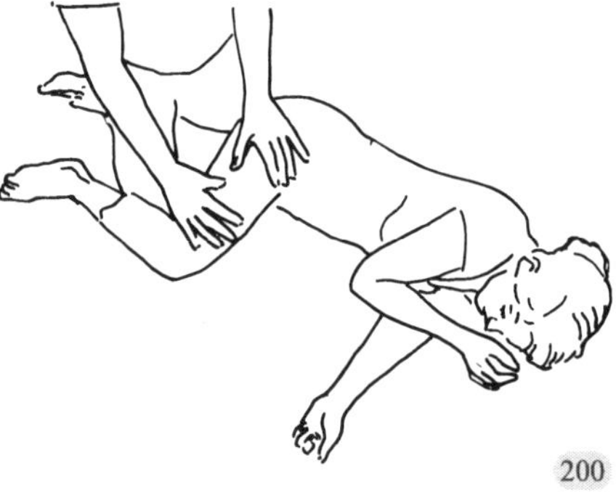

200

Zum Abschluss läufst du mit einem Handflächenlauf das angewinkelte Bein (K) nochmals nach oben Richtung Gesäß (K) und zurück zum Fuß (K), dehne wie in der Vorbereitung das Fußgelenk (K) nach außen *[67]*.

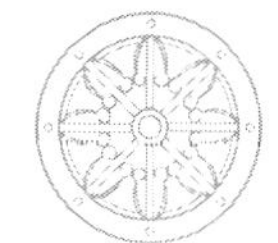

(59) Leiste schließen

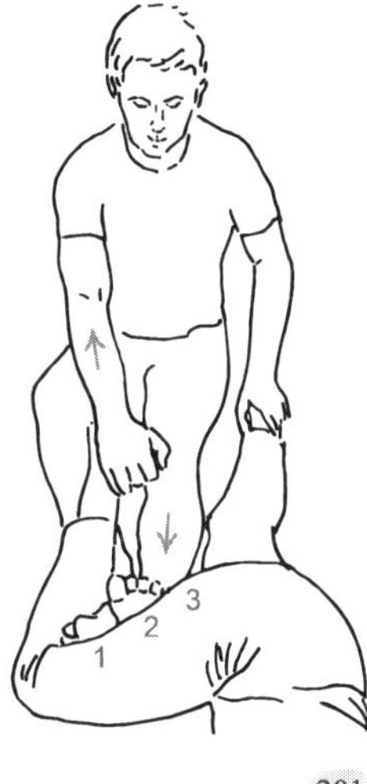

201

Folgende Techniken ähneln denen der Position Rückenlage (16,17,18,19). In dieser Lage ist das angewinkelte Bein (K) allerdings nach innen gekippt.

Es gibt bei der Ausführung der Techniken 2 kleine Unterschiede. So wird bei der Technik 16 „Öffnung der Leiste“ in der Rückenlage das angewinkelte Bein (K) bis auf Bauchnabelhöhe (K) angehoben.

Hier in der Seitenlage verzichten wir darauf. Du übst stattdessen sofort mit der Fußunterseite deines inneren Beins Druck auf die Rückseite des angewinkelten Oberschenkels (K) aus 1/2/3/2/1 *[201,202]*.

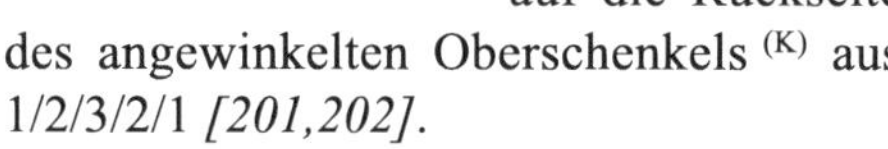

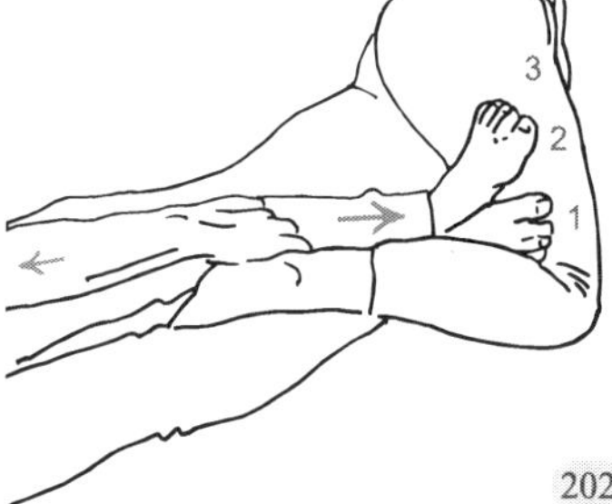

202

Der zweite Unterschied liegt in der Technik 19 „Beinklemme“.

In der Rückenlage wird die äußere Energielinie 1 am Oberschenkel (K) bearbeitet . Hier in der Seitenlage die innere Energielinie 1 am Oberschenkel des angewinkelten Beins (K) *[203,204]*.

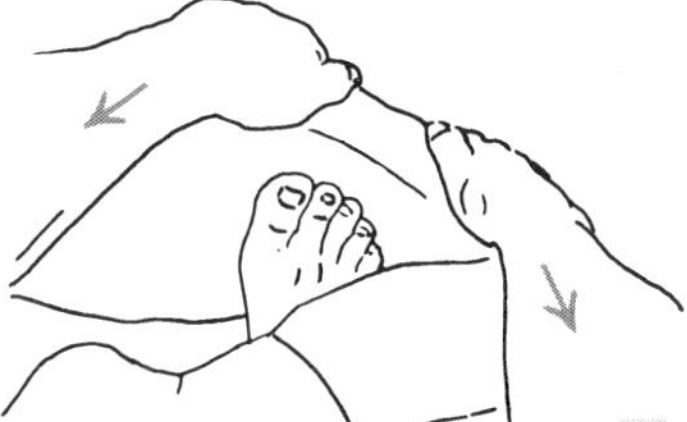
203

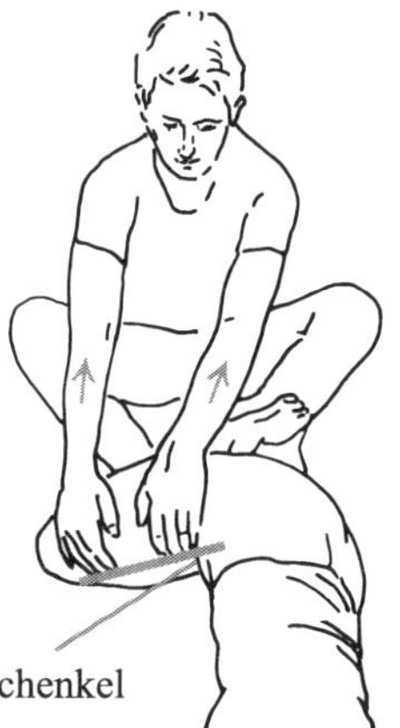

204

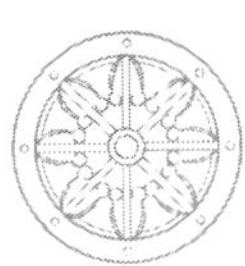

3 Punkte Hüfte

(60)

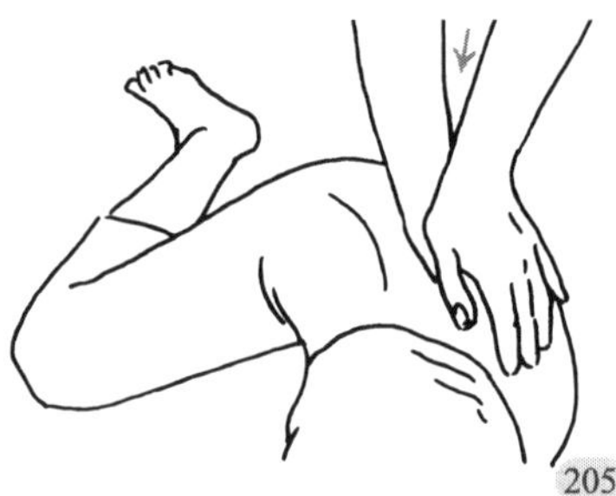
205

Du setzt dich so in den japanischen Sitz, dass du auf dem angewinkelten Bein (K) einen Handflächenlauf ausführen kannst.

Arbeite mit wechselndem Druck deiner beiden Handflächen das angewinkelte Bein (K) vom Fuß (K) hoch zum Gesäß (K), runter zum Fuß (K) und wieder hoch zum Gesäß (K).

Setze dich jetzt im aufgerichteten japanischen Sitz (wahlweise Halbkniestand) hinter das Gesäß (K). Lege deine beiden Handballen übereinander und übe mit diesen mehrmals doppelten Handballendruck auf die näher zum Himmel liegende Gesäßhälfte (K) aus *[205]*.

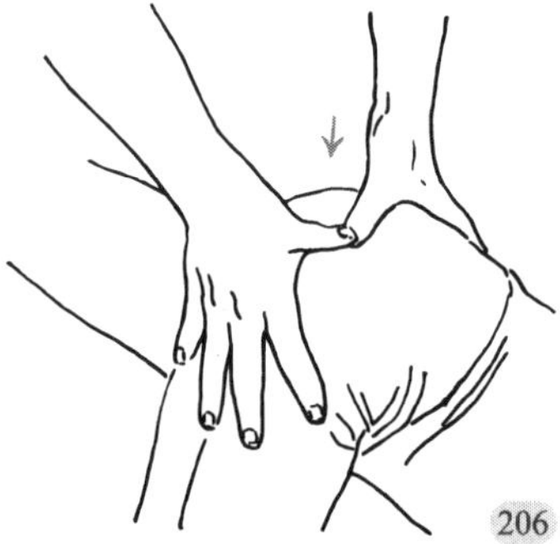
206

Beachte hierbei den großen Rollhügel am Oberschenkelhals (K), der in dieser Position gut tastbar ist. Arbeite nicht auf dem Knochen, sondern im weichen Bereich der Gesäßmuskulatur (K) hinter dem Oberschenkelhals (K).

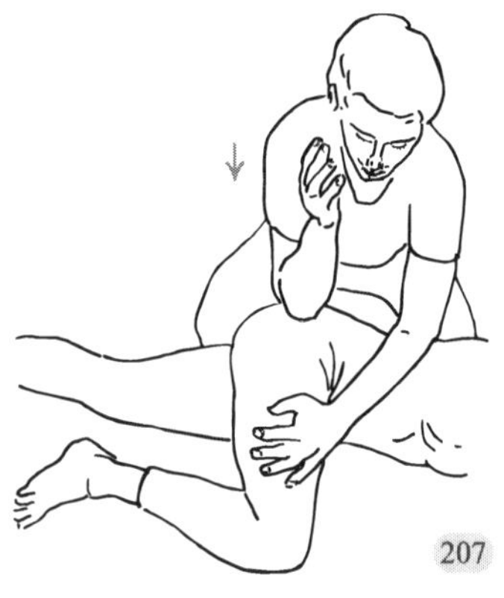
207

Als Nächstes drückst du die 3 Hüftpunkte. Arbeite hier entweder mit Doppeldaumendruck *[206]* oder mit Ellenbogendruck *[207]*.

Presse so 1/2/3 und halte den Druck jeweils 5 Sekunden.

Zur Entspannung führst du wiederholt den doppelten Handballendruck aus *[205]*.

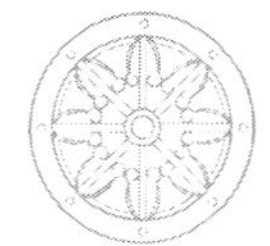

Lage der Punkte

Um die Punkte sicher zu lokalisieren, sollte das angewinkelte Bein (K) in einem 90° Winkel liegen.

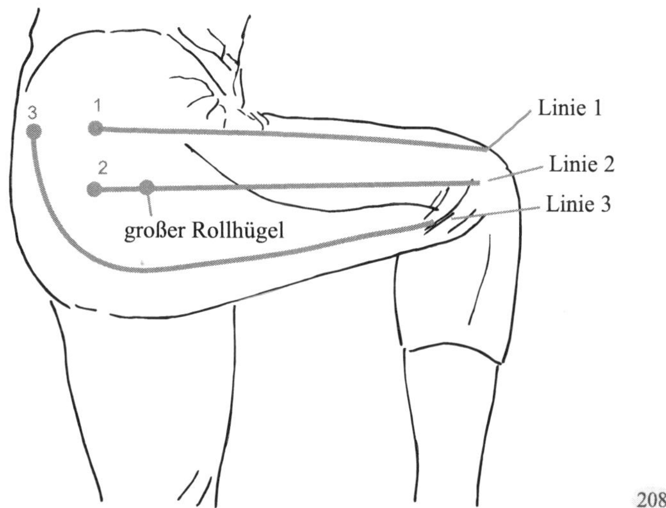

208

Wie in Abbildung 208 sichtbar, liegen die Punkte in Verlängerung der jeweiligen Energielinie auf der Gesäßhälfte (K).

Aus der Erfahrung heraus ist es empfehlenswert, den großen Rollhügel am Oberschenkelhals (K) als Ausgangspunkt für die Bestimmung der Lage der Punkte zu wählen. Du wanderst von dort aus eine Daumenlänge (K) gerade nach hinten über die Gesäßhälfte (K). Dort befindet sich Punkt 2.

Punkt 1 findest du, indem du von Punkt 2 eine Daumenlänge (K) gerade Richtung Kopf (K) wanderst. Punkt 3 liegt von 1 eine Daumenlänge (K) gerade in Richtung Kreuzbein (K) entfernt.

Beachte: Viele Klienten empfinden den Druck auf diese Punkte als schmerzhaft, diese bewirken jedoch große Erleichterung bei Schmerzzuständen im unteren Rückenbereich.

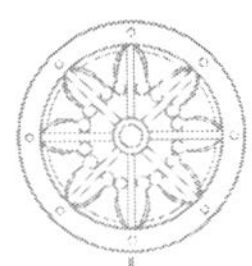

Halber Rücken

(61)

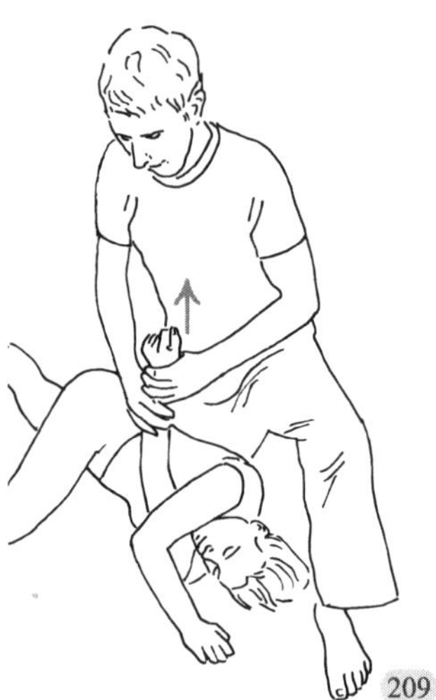

209

Setze dich hierzu im japanischen Sitz hinter den Rücken (K). Du willst nun die Rückenhälfte (K) behandeln, welche sich zwischen Wirbelsäule (K) und Himmel befindet.

Laufe zuerst mit wechselndem Handballendruck auf dem näher zum Himmel liegenden Rückenstrecker (K) vom Kreuzbein (K) zur Schulter (K) hoch und wieder zurück.

Durch den Druck kann der Oberkörper (K) durchaus noch ein wenig auf die Seite kippen, achte aber darauf, dass das angewinkelte Bein(K) in einem 90° Winkel liegen bleibt. Sollte der Klient durch das „seitliche Kippen" Schmerzen in seiner am Boden liegenden Schulter bekommen, greifst du seinen am Boden liegenden Arm und ziehst ihn ein wenig in Richtung Himmel *[209]*. Somit führst du ihn wieder in eine stabile Seitenlage.

Wenn du mit dem Handballendruck wieder am Kreuzbein (K) angekommen bist, bearbeitest du mit Daumendruck, einzeln oder mit übereinander gelegten Daumen, den Rückenstrecker (K) bis zur Schulter (K). Du schiebst diesen im 45° Winkel von der Wirbelsäule (K) weg *[210]*. Deine Daumen setzt du hierbei in der Vertiefung zwischen Wirbelsäule (K) und Rückenstrecker (K) an. Arbeite so ca. bis auf Höhe des 2. Brustwirbels(K) *[Linie A, 216]*.

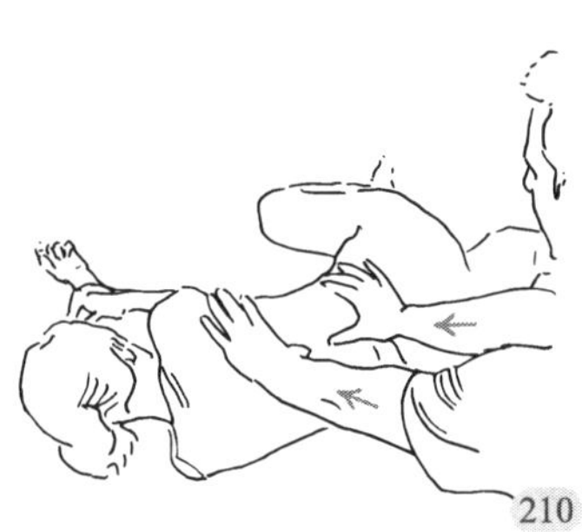

210

Du willst nun den Teil der Schulter (K) bearbeiten, der kurz hinter dem Schulter-Nacken-Grat (K) liegt *[Linie B, 216]*. Dafür stellst du jetzt dein oberes Bein so auf, dass dessen Fuß über dem Kopf (K) zu stehen kommt *[211]*. Deinen oberen Ellenbogen platzierst du an deinem inneren Oberschenkel deines aufgestellten Beins. Mit dem Druck des Daumens deiner oberen Hand pressierst du die Energielinie hinter dem Schulter-Nacken-Grat (K) nach außen zur Schulterkugel (K) und zurück Richtung Wirbelsäule (K).

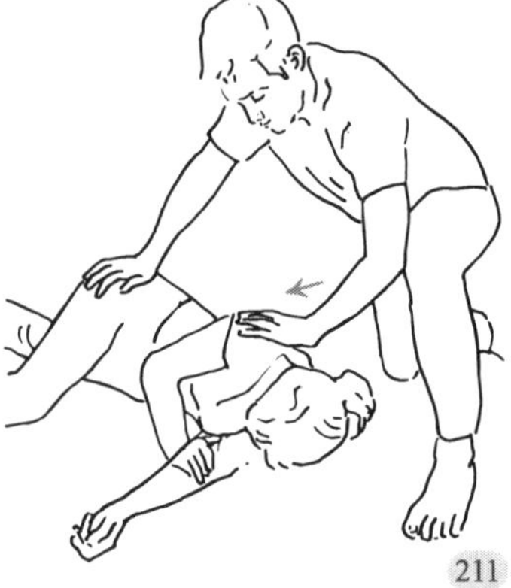

211

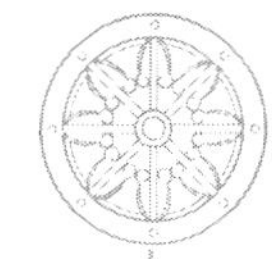

Danach setzt du dich in den japanischen Sitz an den Rücken (K). Umgreife mit deinen beiden Händen die näher zum Himmel liegende Schulter (K), sodass der Oberarm (K) auf deinem inneren Unterarm zu liegen kommt *[212]*.

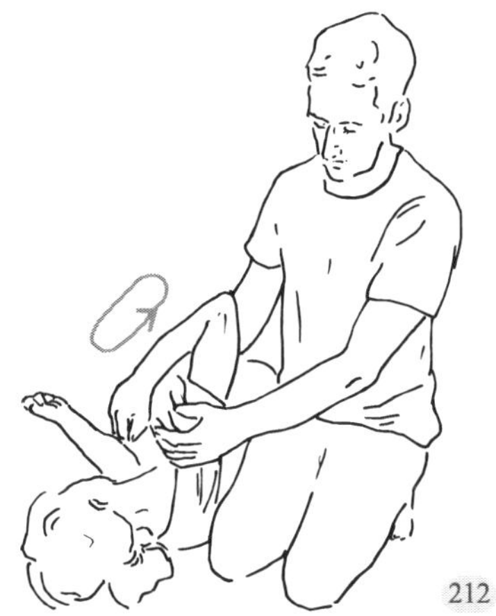

212

Führe jetzt mit der Schulter (K) sanft kreisende Bewegungen aus. Arbeite bei dieser Drehung immer in die dargestellte Richtung. Lehne innerhalb dieser Rotation deinen Oberkörper sanft nach hinten, sodass die Dehnung bis in den Nacken (K) reicht. Der Kopf (K) sollte hierbei nicht allzu weit vom Kissen abheben.

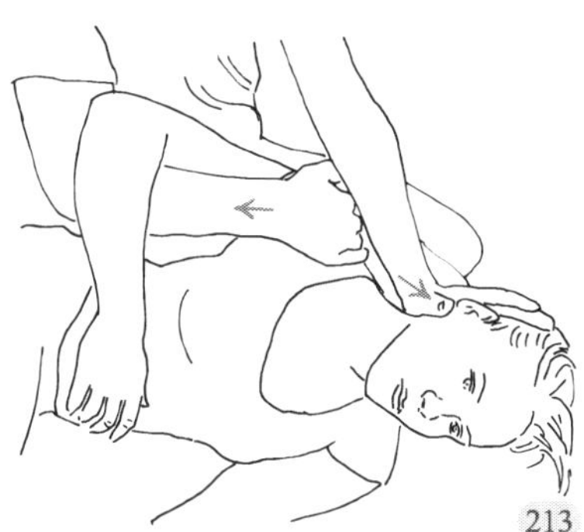

213

Jetzt kannst du den Muskelstrang im Nacken (K), der näher Richtung Himmel liegt, behandeln *[213]*. Die Hand deines inneren Arms zieht die Schulter (K) schräg nach hinten unten und die deines äußeren Arms bearbeitet mit streichenden Bewegungen des Handballens den Muskelstrang im Nacken (K) von unten nach oben. Arbeite so mehrmals.

Jetzt möchtest du die Muskulatur unter und neben dem Schulterblatt (K) behandeln. Die Hand deines äußeren Arms stellst du hierbei so ab, dass ihr Handballen auf deinem inneren Oberschenkel nahe des Rückens (K) ruht. Die Fingerkuppen sollten bequem den Bereich zwischen Schulterblatt (K) und Wirbelsäule (K) erreichen *[214]*. Die Hand deines inneren Arms zieht die Schulter (K) wieder schräg nach hinten unten und die deines äußeren Arms arbeitet mit den Fingerkuppen unter dem Schulterblatt (K). Du kannst hier auch statt der Fingerkuppen den Daumen zum Drücken verwenden. Bearbeite so die gesamte Fläche unter und neben dem Schulterblatt (K).

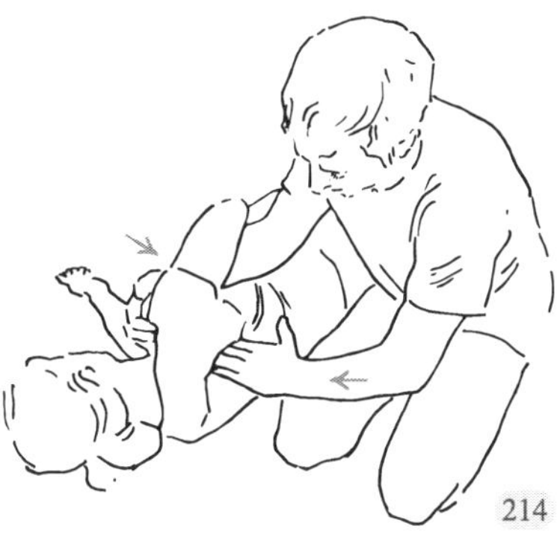

214

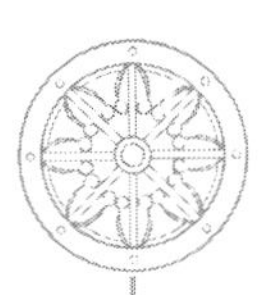

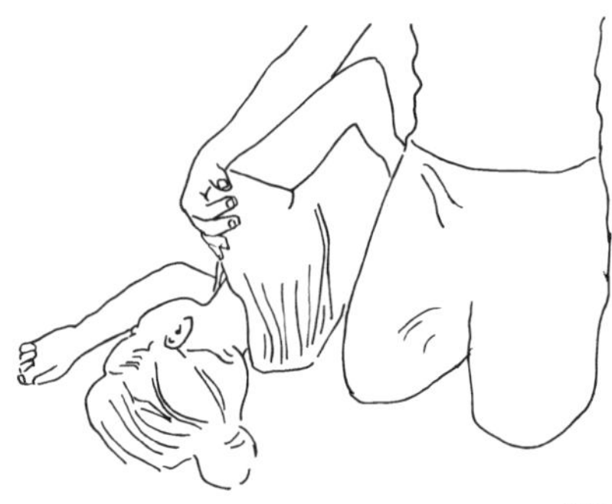

215

Sollte sich das Schulterblatt (K) in der eben beschriebenen Position nicht genügend öffnen, kannst du den Arm (K) auf den Rücken (K) legen, und zwar mit der Handaußenseite (K) auf das Kreuzbein (K) *[215]*. Du setzt dich im japanischen Sitz so hin, dass dein seitliches Gesäß die Hand (K) fixiert. Hierbei öffnet sich das Schulterblatt (K) ein wenig mehr und du kannst die Zone unter und neben dem Schulterblatt (K) behandeln.

Nach Beendigung der Schulterbehandlung setzt du dich wieder in den japanischen Sitz im 90° Winkel zum Rücken (K). Wiederhole das Wegschieben des Rückenstreckers von der Wirbelsäule (K) mit deinen Daumen *[210]*.

Arbeite so von der Schulter (K) bis zum Quermeridian (K). Dieser umzieht den Körper auf Bauchnabelhöhe *[216]*.

Drücke am Quermeridian (K) mit Doppeldaumendruck die Punkte 1/2/3/2/1 jeweils 5 Sekunden. Sie liegen auf der Breite des Rückenstreckers (K) dicht nebeneinander.

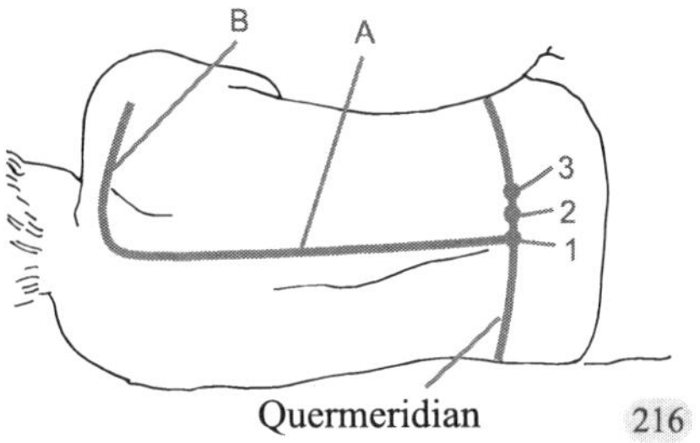

216

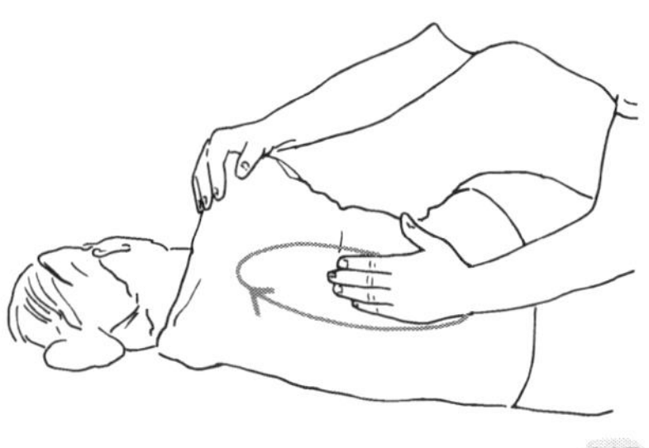

217

Danach läufst du mit wechselndem Druck deiner Handballen den behandelten Rückenstrecker (K) nach oben zur Schulter (K) und wieder zurück zum Kreuzbein (K). Zuletzt reibst du mehrmals die behandelte Rückenhälfte (K) mit einer deiner Handflächen *[217]*.

Arm Wrestling

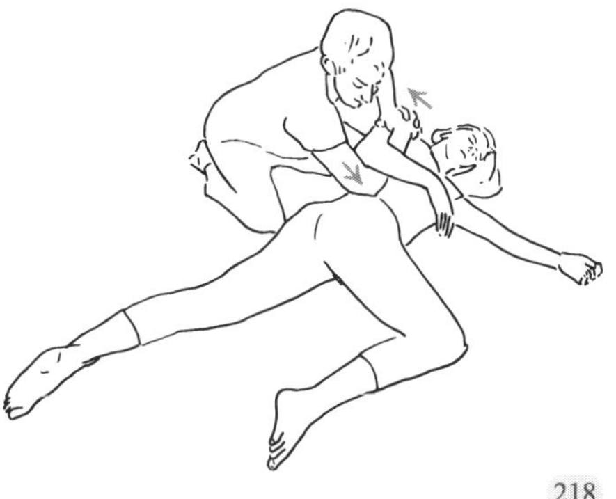

218

Du sitzt im japanischen Sitz im 90° Winkel hinter dem Rücken (K). Mit deinem unteren Arm fasst du unter den Oberarm des näher zum Himmel liegenden Arms (K). Dein oberer greift von oben über die Schulter (K) *[218]*. Deine Hände berühren sich hierbei, im besten Fall kannst du sie verschränken.

Den Ellenbogen deines unteren Arms stellst du in die jeweiligen Zonen über dem Kreuzbein (K). Die Zonen 1 und 2 befinden sich auf dem näher zum Himmel liegenden Rückenstrecker (K). Zone 1 liegt dabei kurz über dem Kreuzbein (K) und 2 befindet sich ein Stück höher auf dem Rückenstrecker (K), aber noch vor dem Anfang der hinteren unteren Rippenbögen (K) *[244]*.

Mit deinem unteren Ellenbogen presst du jetzt so in den Rückenstrecker (K), dass der im 90° Winkel liegende Oberschenkel (K) sich deutlich von dir weg bewegt. Mit deinen Händen ziehst du gleichzeitig die umfasste Schulter (K) nach hinten in deine Richtung. Die Kraftverteilung sollte so aussehen, dass du mit deinem Ellenbogen kräftig arbeitest und mit den Händen die Schulter (K) nur sanft zurückziehst.

Arbeite so mit gleichmäßigen Bewegungen die Zonen 1/2/1 und halte den Druck/Zug für jeweils ca. 5 Sekunden.

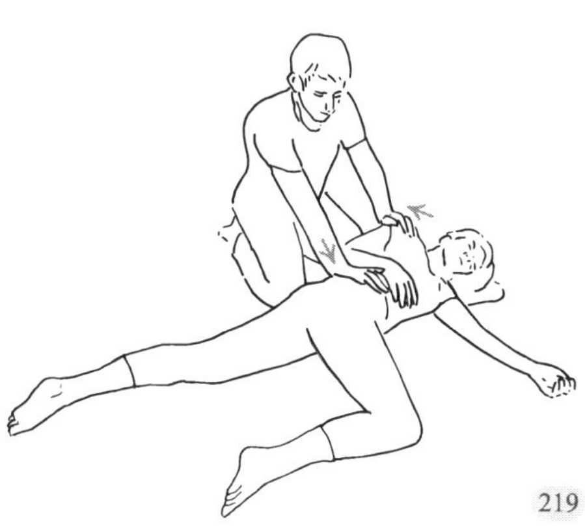

219

Variation: Die sanftere Variante dieser Technik wird in Abbildung 219 verdeutlicht. Der Handballen deiner unteren Hand arbeitet in den Kreuzbeinzonen (K). Deine obere Hand zieht sanft die Schulter (K) nach hinten.

Beachte: Führe diese Technik nicht aus, wenn der Klient Verletzungen an der Wirbelsäule hat oder daran operiert worden ist.

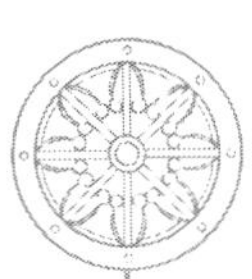

Schulterdehnung (63)

Du befindest dich im aufgerichteten japanischen Sitz hinter dem Rücken (K). Dabei ist dein Körper anfangs noch nicht vollständig aufgerichtet. Spare ca. 10cm aus.

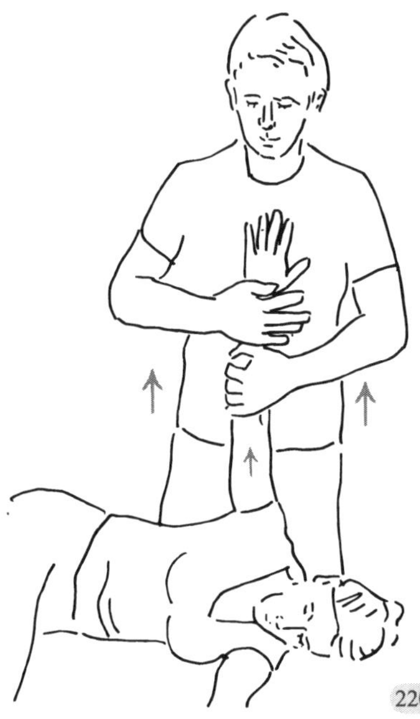

220

Jetzt greifst du den näher zum Himmel liegenden Arm (K) und legst ihn mit seiner Außenseite an dein Brustbein. Mit deinen beiden Händen presst du diesen gegen deinen Oberkörper. Greife hierbei auf jeden Fall unter das Handgelenk (K).

Hast du den Arm (K) fest fixiert, richtest du dich mit einer sanften Bewegung vollständig auf.

Beobachte die Reaktion des Klienten genau, orientiere danach deine Zugstärke. Halte diese Dehnung ca. 10 Sekunden und führe sie weitere Male, möglichst mit einer leichten Steigerung, aus.

Beachte: Du brauchst bei dieser Technik keine großen Kräfte aufzuwenden. Allein das sanfte Aufrichten deines Körpers sorgt effektiv für die Dehnung der Schultermuskulatur (K). Sollte beim Klienten eine Schulterluxation vorliegen, ist diese Technik zu unterlassen.

Dehnung Arm - Achsel

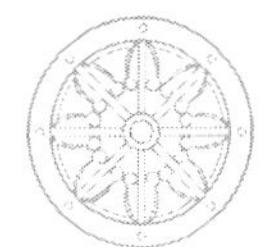

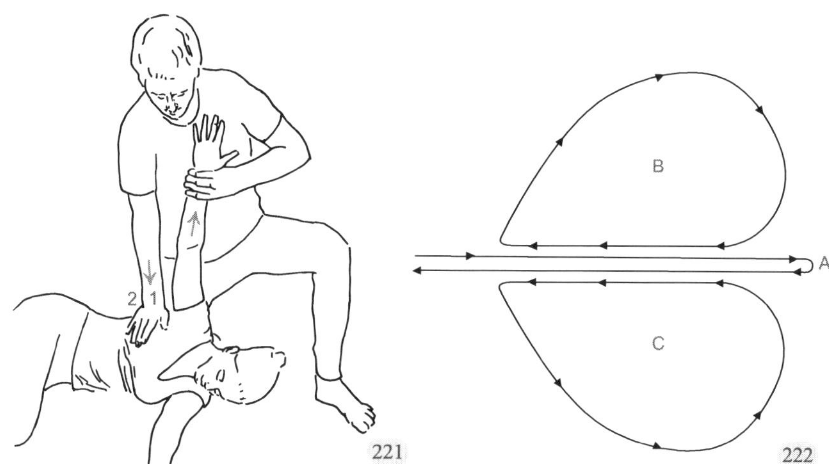

Variante A

Der Klient befindet sich weiterhin in der Seitenlage. Du stellst dich so in den Halbkniestand, dass dein aufgestelltes Bein direkt oberhalb des Kopfes (K) steht *[221]*.

Dein unteres kniet auf Schulterhöhe hinter dem Rücken (K). Du greifst mit deiner oberen Hand den näher zum Himmel liegenden Arm(K) vor dem Handgelenk (K) und hältst ihn an bzw. nahe deinem Brustbein.

Deine untere Hand legst du auf den seitlichen Brustkorb (K) unterhalb der Achsel (K). Du kannst dort 2 Zonen festlegen. Nahe der Achsel (K) liegt Zone 1, ein Stück weiter unten Richtung Hüfte(K) befindet sich Zone 2.

Presse jetzt deine untere Hand sanft in Zone 1 und ziehe den Arm (K) mit deiner oberen Richtung Himmel. Mit dieser Spannung führst du diesen gerade über den Kopf (K) und zurück *[A/222]*.

Danach bewegst du den Arm (K) in einer Kurve nach hinten, nach oben und dann gerade wieder zurück *[B/222]*. Wiederhole an der anderen Seite *[C/222]*.

Die Bewegungen, die du ausführst, ähneln einem Herz, deshalb ist diese Variante auch unter dem Namen „Das gebrochene Herz“ bekannt.

Fixiere jetzt mit deiner unteren Hand Zone 2 und wiederhole die Bewegungen.

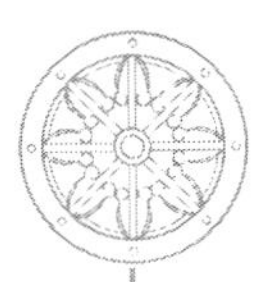

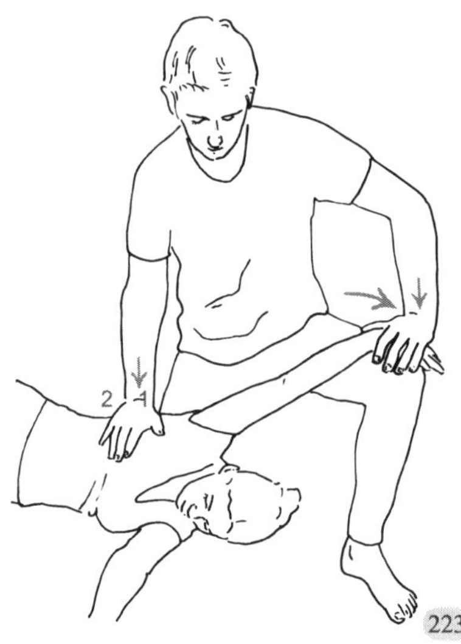

223

Variante B

Hierbei wird die Körperstellung im Wesentlichen beibehalten.

Stelle dein aufgerichtetes oberes Bein so oberhalb des Kopfes [K] ab, dass die Hand des näher zum Himmel liegenden Arms [K] sich gut auf deinem Oberschenkel ablegen lässt und der Arm [K] dabei gestreckt bleibt.

Deine obere Hand fixiert die Hand [K] auf dem Oberschenkel. Die Handinnenseite [K] zeigt hierbei zu deinem Oberschenkel.

Deine untere Hand legst du wieder in die entsprechende Zone nahe der Achsel[K].
Verlagere jetzt dein Gewicht nach vorn in dein aufgestelltes Bein und dehne somit den Arm [K], die Schulter [K] und die Brustkorbseite [K]. Halte den Druck und Zug in jeder Zone 5 Sekunden *[223]*. Arbeite so 1/2/1.

Du kannst die Dehnung erweitern, indem du deine untere Hand an die näher zum Himmel liegende Hüfte [K] legst. Bestimme dort ebenfalls 2 Zonen.

Arbeite wie gehabt 1/2/1 und halte die Dehnung jeweils 5 Sekunden *[224]*. Übe hierbei keinen Druck auf den Beckenkammknochen [K] aus, sondern arbeite im weichen Muskelbereich über und hinter dem Oberschenkelhals [K].

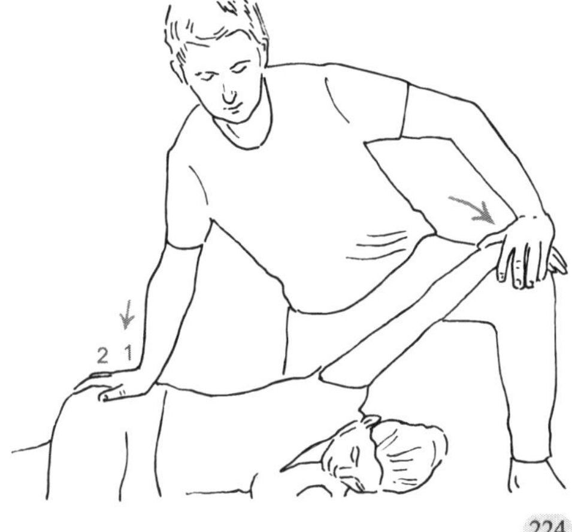

224

Beachte: Wenn du den näher zum Himmel liegenden Arm [K] nach oben über den Kopf [K] bewegst, wölbt sich das Schulterblatt [K] ein wenig heraus. Achte darauf, dass du mit deiner unteren Hand nicht auf dem seitlichen Knochenrand presst. Sollte beim Klienten eine Schulterluxation vorliegen, ist diese Technik nicht auszuführen.

Arminnenseite Seitenlage

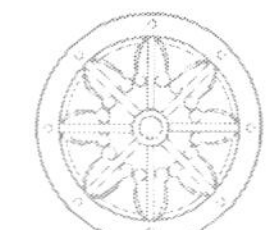

Du setzt dich im japanischen Sitz an den Rücken (K). Lege den näher zum Himmel liegenden Arm (K) so auf deinen Oberschenkeln ab, dass die Handinnenfläche (K) zum Himmel zeigt. Öffne deine Oberschenkel soweit, dass die Handaußenseite des zu behandelnden Arms (K) auf deinem äußeren Oberschenkel zu liegen kommt. Dein inneres Bein fungiert hierbei als Keil, der den Arm (K) unterfüttert. Rutsche deshalb mit diesem soweit unter den zu behandelnden Arm (K), dass dieser sicher zum Liegen kommt *[225]*.

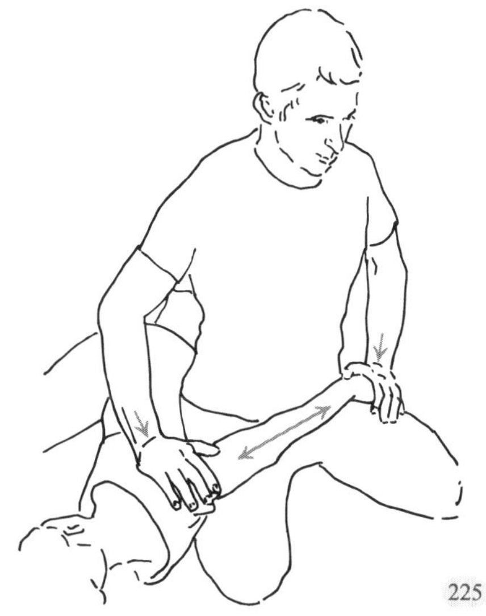

225

Übe jetzt den Handflächenlauf auf der Innenseite des Arms (K) aus.
Es gibt hier zwei Möglichkeiten:

1. Wenn der Arm (K) sicher und ohne größere Spannung auf deinen Oberschenkeln zum Liegen kommt, kannst du diesen mit dem üblichen Handflächenlauf behandeln. Dabei fasst du ihn mit deinen beiden Händen kurz vor dem Handgelenk (K) und der Schulter (K) und dehnst die Arminnenseite (K) durch Verlagerung des Gewichtes deines Oberkörpers *[225]*.
Dann läufst du mit deinen Händen nach innen zur Armbeuge (K), wieder nach außen Richtung Hand (K) und Schulter (K), danach erneut nach innen und dann mit beiden Händen Richtung Handgelenk (K). Dehne dieses nach innen *[226]*.

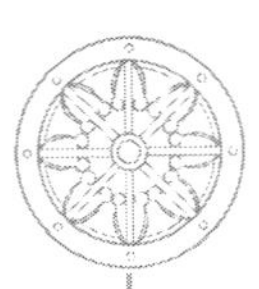

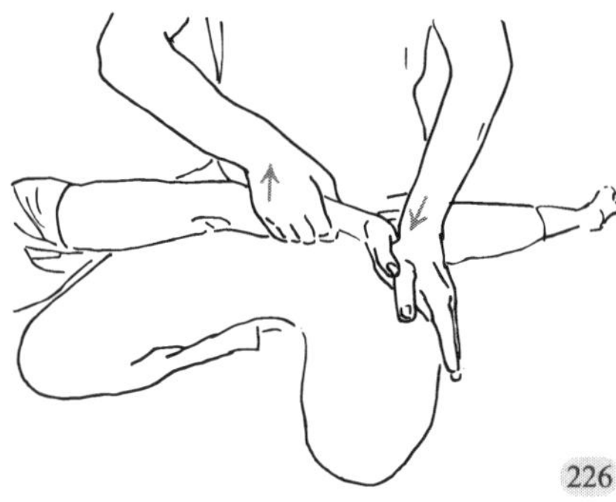

226

2. Wenn sich der Arm (K) nur mit relativ hoher Spannung auf deinen Oberschenkeln ablegen lässt, empfehle ich das Pressieren der Arminnenseite (K) mit der Handfläche deines inneren Arms. Bearbeite diese vom Handgelenk (K) aus Richtung Schulter (K) und wieder zurück. Die Hand deines äußeren Arms fixiert währenddessen die Hand (K) auf deinem äußeren Oberschenkel, ein Verrutschen des Arms (K) ist somit ausgeschlossen. Dehne dann das Handgelenk (K) nach innen *[226]*.

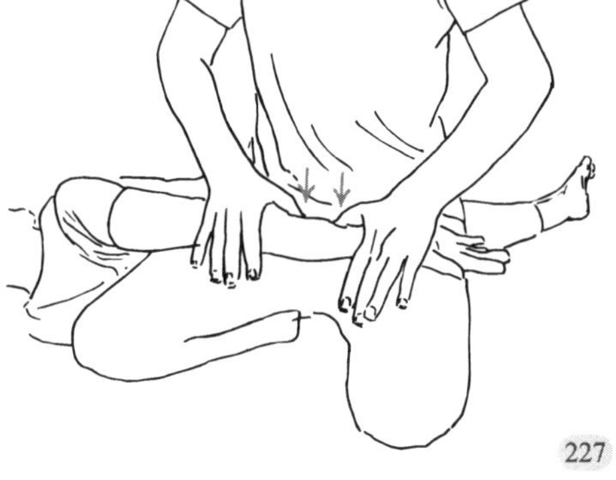

227

Nachdem du eine der beiden Möglichkeiten zur Vorarbeit genutzt hast, startest du mit dem Daumenlauf *[227]*. Laufe mit beiden Daumen die innere Armseite (K) vom Handgelenk (K) bis hoch zur Achsel (K) und zurück.

Die Energielinie befindet sich genau in der Mitte der Innenseite des Unterarms (K). Am Oberarm (K) läuft sie unter dem Bizepsmuskel (K).

Wenn du den Daumenlauf beendet hast, wiederhole eine der aufgezeigten Möglichkeiten des Handflächenlaufs.

Dehne zum Abschluss wiederholt das Handgelenk (K) nach innen *[226]*.

Armaußenseite Seitenlage

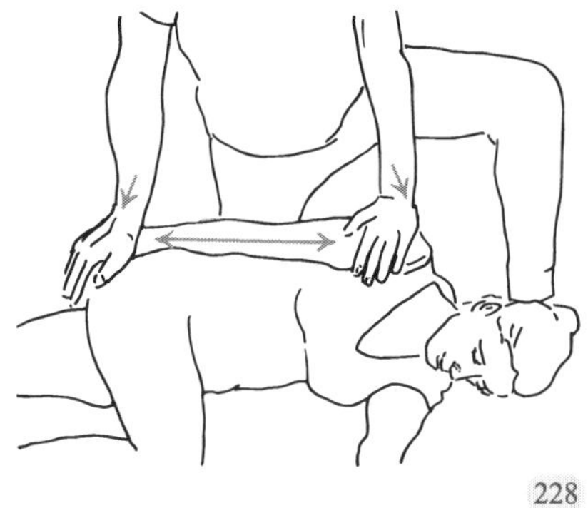

228

Lege den näher zum Himmel liegenden Arm (K) auf dem seitlichen Brustkorb (K) ab und komme dabei gleichzeitig in den Halbkniestand hinter dem Rücken (K). Die Handinnenfläche dieses Arms (K) ist zum Gesäß (K) gerichtet.

Du fixierst mit deiner unteren Hand die näher zum Himmel liegende Hand (K) am Gesäß (K). Deine obere ist am Deltamuskel des Arms (K) platziert. Verlagere dein Körpergewicht in deine Arme und dehne so die Außenseite des Arms (K) *[228]*.

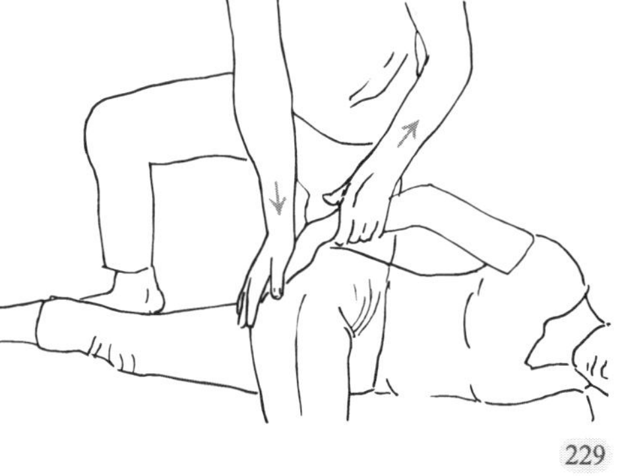

229

Achte hierbei und bei der folgenden Pressur darauf, dass du direkt über dem Klienten arbeitest und Druck Richtung Erde ausübst.

Es folgt der Handflächenlauf an der Außenseite des Arms (K). Wie bei der letzten Technik hast du auch hier die Möglichkeit, entweder mit deinen beiden Händen zu laufen oder nur mit der Hand deines oberen Arms zu pressieren, während die Hand deines unteren Arms die Hand (K) am Gesäß (K) fixiert.

Dehne dann das Handgelenk (K), diesmal nach außen *[229]*.

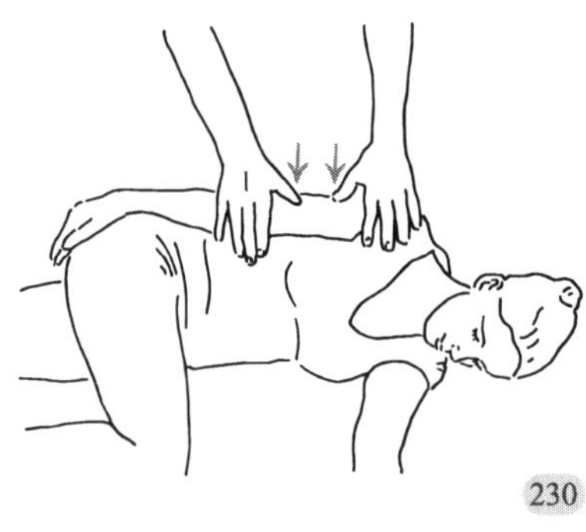
230

Es folgt der Daumenlauf vom Handgelenk (K) bis zur Schulter (K) und zurück.

Am Unterarm (K) übst du diesen direkt auf der Mitte der Außenseite des Arms(K) bis zum Ellenbogen (K) aus *[A/232]*. Am Oberarm (K) läufst du mit dem Tunnelgriff *[231]* auf den beiden äußeren Linien vom Ellenbogen (K) bis nach oben zur Schulter (K) *[B,C/232]*. Die Linien befinden sich von der Mittellinie der Außenseite des Oberarms (K) jeweils eine Daumenbreite (K) weit entfernt nach außen.

Wenn du an der Schulter (K) angekommen bist, führt dein Daumenlauf auf der Mittellinie des Ober- und Unterarms (K) *[A/232]* zurück zum Handgelenk *[230]*.

Wiederhole jetzt den am Anfang ausgeführten Handflächenlauf mit abschließender Handgelenksdehnung *[229]* erneut.

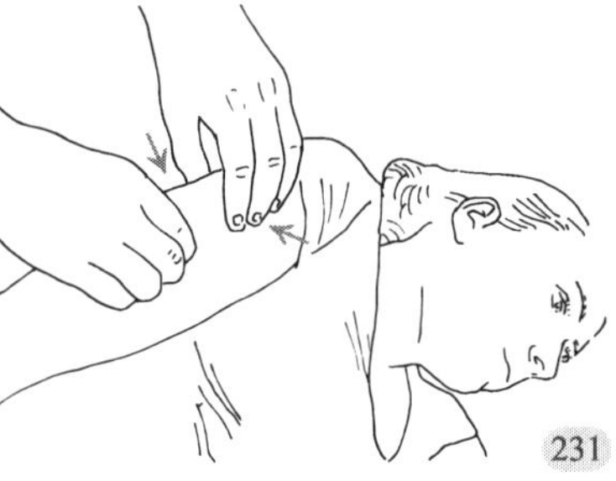
231

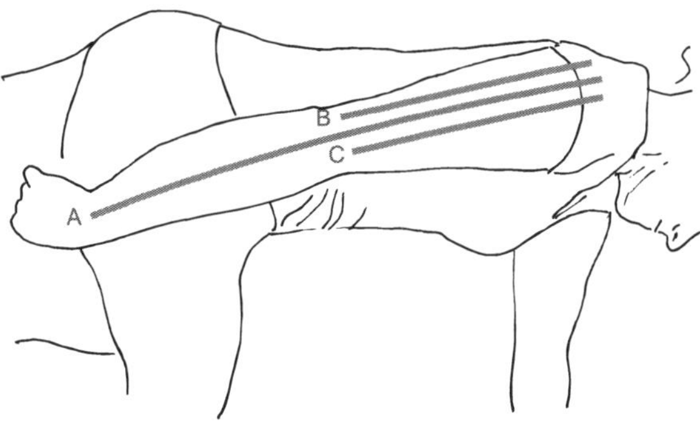

232

(67) Handbearbeitung in Seitenlage

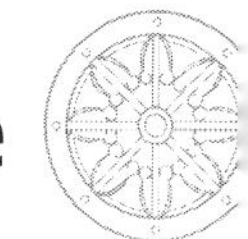

Bei der Handbearbeitung in der Seitenlage sind die Techniken, mit denen du die Handinnen- und Handaußenseite (K) behandelst, dieselben, die du schon für die Handbehandlung in der Rückenlage verwendet hast.
(siehe Technik 53 und 54)

Lediglich die Basisstellung ist hier eine andere. Es gibt zwei Varianten.

Variante A

[233] Du hockst dich über das gestreckte Bein (K) und bearbeitest die näher zum Himmel liegende Hand (K) auf der näher zum Himmel liegenden Gesäßhälfte (K).

Wenn du hierbei die Hand (K) so drehst, dass die Handinnenfläche (K) zum Himmel zeigt, dreht die näher zum Himmel liegende Schulter (K) nach vorn zur Brust (K) ein.

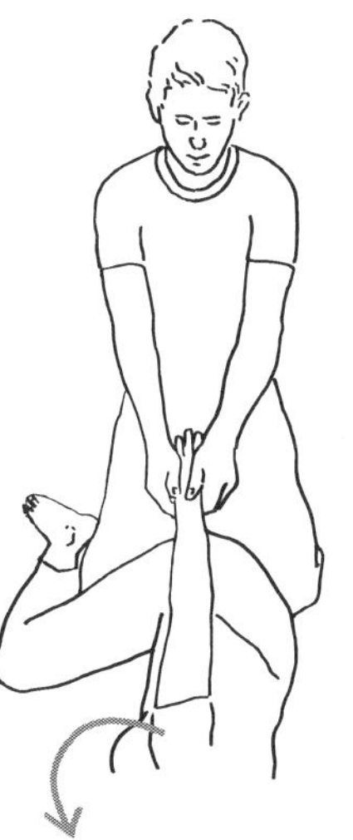

233

Variante B

[234] Du sitzt im japanischen Sitz kurz hinter dem gestreckten Bein (K) und behandelst die Hand (K) auf einem deiner Oberschenkel. Wenn du hierbei die Hand (K) so umdrehst, dass die Handinnenfläche zum Himmel zeigt, dreht die näher zum Himmel liegende Schulter (K) nach hinten auf.

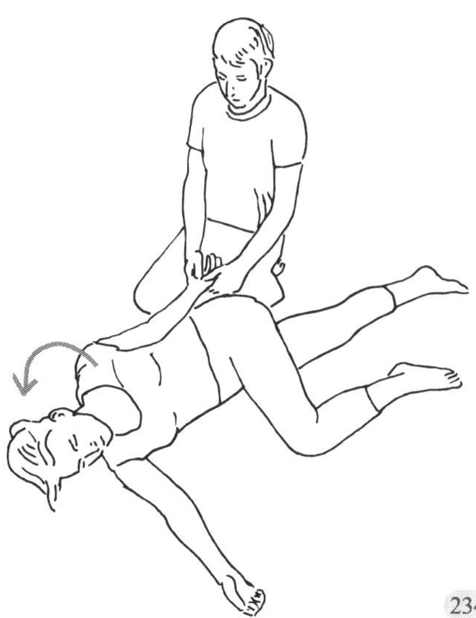

234

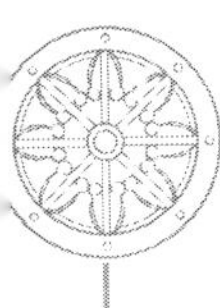

Dreiecksdehnung 2 **(68)**

Diese Technik erinnert an die Dreiecksdehnung 1 in der Rückenlage - Technik 55.

Deine Ausgangsstellung ist der Halbkniestand. Den Fuß deines aufgestellten oberen Beines stellst du kurz oberhalb des Kopfes (K) ab. Dein unteres Bein kniet direkt auf Schulterhöhe hinter dem Rücken (K). Der Oberschenkel deines unteren Beins liegt dabei an den Schultern (K) an.

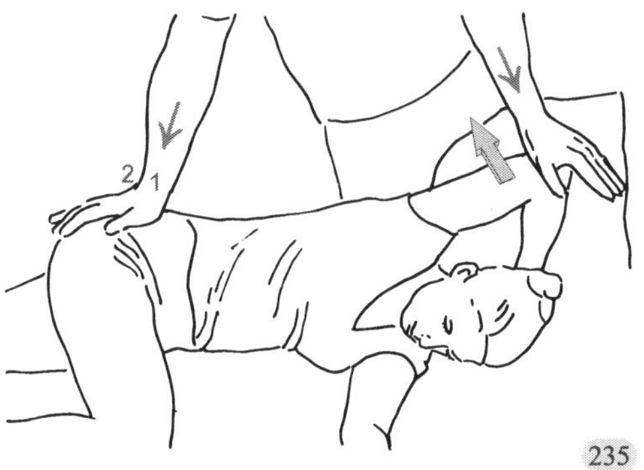

235

Es gibt zwei Varianten, die Hand des näher zum Himmel liegenden Arms (K) zu platzieren. Ich empfehle, sie hinter dem Kopf (K) mit den Fingern nach unten gerichtet abzustellen *[235]*.

Andere legen sie direkt auf das Ohr (K) mit den Fingern nach oben oder nach unten gerichtet ab *[236]*.

In beiden Fällen sollte der Kopf (K) mit einem Kissen oder einer Nackenrolle unterfüttert sein.

Nachdem du die Hand des näher zum Himmel liegenden Arms (K) platziert hast, greifst du mit der Hand deines oberen Arms den zum Himmel zeigenden Ellenbogen (K).

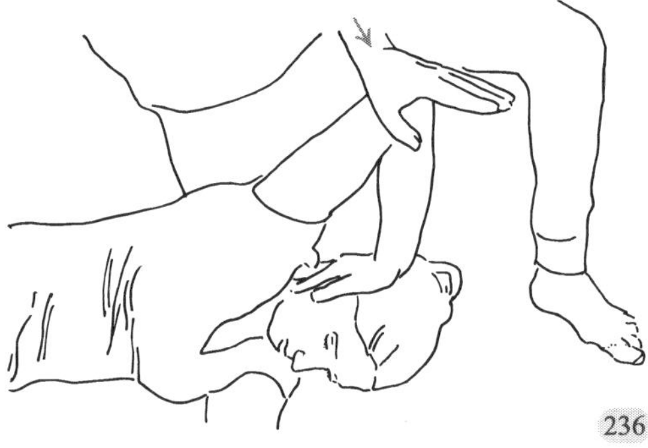

236

Die Hand deines unteren Arms stellst du in den weichen Muskelbereich zwischen Beckenkamm (K) und dem großen Rollhügel am Oberschenkelhals (K) *[235]*. Lege dort zwei Zonen fest. Zone 1 befindet sich etwas höher Richtung Beckenkamm (K) und Zone 2 liegt etwas tiefer zum großen Rollhügel am Oberschenkelhals (K).

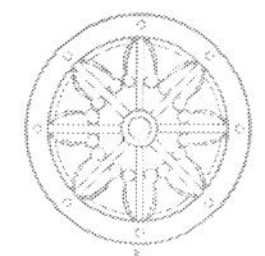

Führe nun mit deiner oberen Hand den zum Himmel zeigenden Ellenbogen (K) nach hinten zu dir, dein unterer Oberschenkel blockiert hierbei von hinten die Schultern (K) *[235]*. Durch diese kleine Bewegung wird die folgende Dehnung deutlich verstärkt.

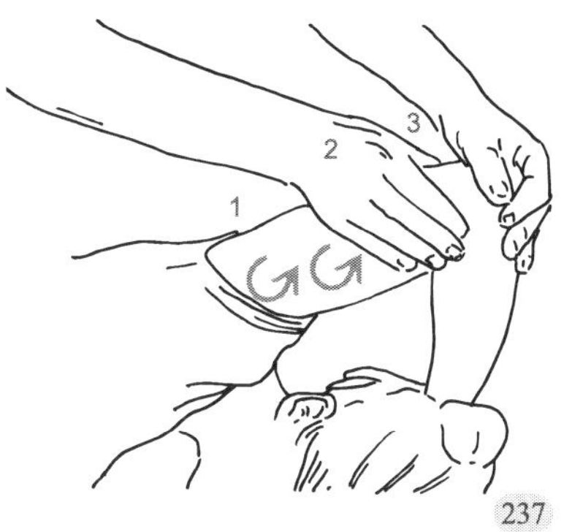

237

Dehne jetzt den seitlichen Oberkörper (K), die Schulter (K) und den Oberarm (K), indem du das Gewicht deines Oberkörpers langsam in deine Hände fallen lässt.

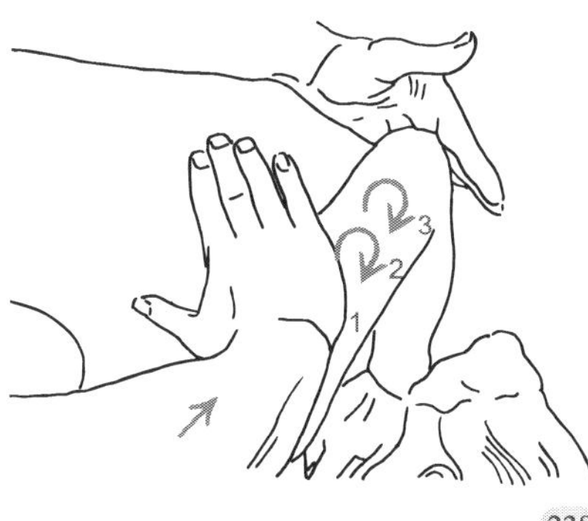

238

Arbeite mit deiner unteren Hand in den Zonen 1, 2, 1. Deine obere bleibt am Ellenbogen (K) *[235]*. Halte die Dehnung in jeder Zone für 5 Sekunden.

Beachte: Arbeite hierbei nie direkt auf dem Beckenkammknochen (K).

Setze dich dann im japanischen Sitz auf Schulterhöhe an den Rücken (K) und bearbeite mit deiner inneren Hand die Zonen am Trizeps (K) mit knetenden kreisenden Bewegungen deines Daumens und deiner Finger 1/2/3/2/1 *[237]*.

Danach verdrehst du den Handballen deiner inneren Hand auf der Haut über dem Trizeps (K) 1/2/3/2/1 *[238]*. Die Hand deines äußeren Arms hält hierbei den Ellenbogen (K).

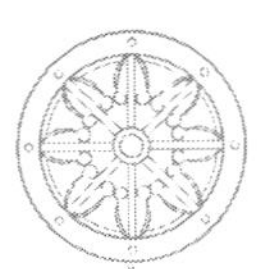

Drehung Wirbelsäule (69)

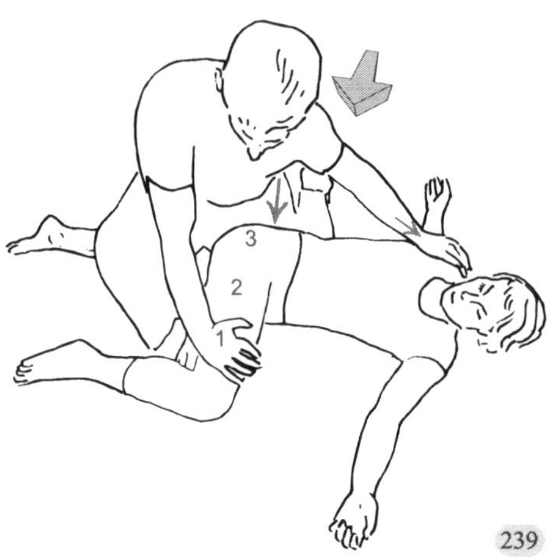

239

Für die Ausführung dieser Technik solltest du so in den Halbkniestand kommen, dass du dich im 90° Winkel zum Klienten befindest.

Der Fuß deines aufgestellten unteren Beins steht zwischen den Beinen [K], nahe am angewinkelten Oberschenkel [K]. Der Oberschenkel deines oberen Beines ist an das Kreuzbein [K] gestellt.

Deine obere Hand hast du auf die Schulterkugel des näher zum Himmel liegenden Arms [K] gelegt. Dieser ist hierbei nach hinten abgespreizt. Achte darauf, dass du die Schulterkugel [K] möglichst großflächig greifst.

Deine untere Hand stellst du in die Zonen, die sich seitlich auf dem angewinkelten Oberschenkel [K] befinden.

Zone 1 liegt nahe dem Knie [K], Zone 2 in der Mitte des Oberschenkels [K] und Zone 3 ist auf der näher zum Himmel liegenden Gesäßhälfte [K] zu finden.

Gleiche die folgenden Bewegungen der Atmung [K] an. Dehne während der Ausatmung [K]. Stelle die Hand deines unteren Arms in Zone 1 und bewege dein Körpergewicht nach vorn Richtung Knie des angewinkelten Oberschenkels [K] *[239]*. Dein oberer Oberschenkel, der direkt am Kreuzbein [K] steht, schiebt hierbei die näher zum Himmel liegende Gesäßhälfte [K] nach vorn. Deine obere Hand drückt in der gleichen Zeit die Schulterkugel [K] sanft Richtung Boden. Die Wirbelsäule [K] kommt hierbei in eine leichte Verdrehung. Deine untere Hand übt auf Zone 1 nur sanften Druck aus.

Arbeite so einmal und halte die Dehnung für 5 Sekunden. Wiederhole diese Bewegungsabfolge auch bei Zone 2.

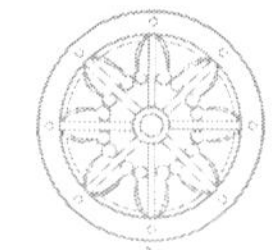

Für die Arbeit in Zone 3 stellst du deinen oberen Oberschenkel 20 – 30 cm zurück. Deine untere Hand legst du an der näher zum Himmel liegenden Gesäßhälfte(K) in Zone 3 ab.

Den dazugehörigen Ellenbogen deines unteren Arms winkelst du an und stellst ihn in deine untere Leiste *[240]*.

Verlagere nun wieder dein Körpergewicht nach vorn und führe die Drehung der Wirbelsäule (K) aus. Deine obere Hand drückt dabei wieder die Schulterkugel (K) sanft Richtung Boden.

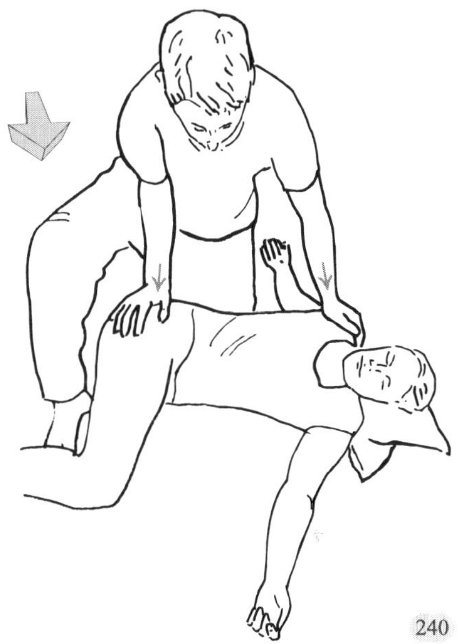

240

Bei der Arbeit in Zone 3 ist die Verdrehung der Wirbelsäule (K) am größten.

Beachte: Oft ist bei dieser Verdrehung ein „Knacken“ zu vernehmen, was durch das Lösen von Blockierungen in den Gelenken der Wirbelsäule ausgelöst wird.

Solltest du schon bei der Arbeit in Zone 1 und 2 ein „Knacken“ vernehmen, verzichte auf die noch größere Verdrehung der Wirbelsäule (K), die bei der Arbeit in Zone 3 entstehen würde.

Diese Technik solltest du auf keinen Fall ausführen bei Beschädigungen der Wirbelsäule (K), wie z. B. Bandscheibenvorfall, kürzlicher Operation an der Wirbelsäule, Lumbalpunktion etc..

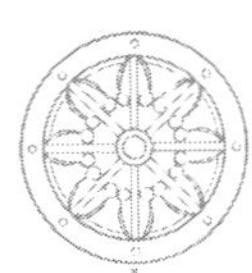

Halbe Heuschrecke 1

(70)

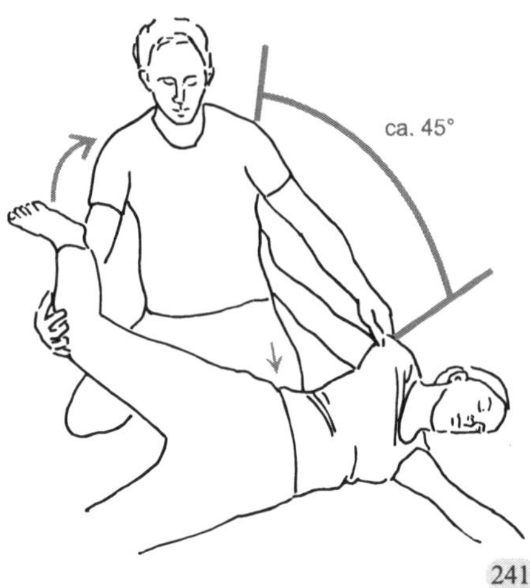

241

Du hockst dich hierfür auf Gesäßhöhe [(K)] hinter den Rücken [(K)].

Deine Körperachse sollte im ca. 45° Winkel zum Klienten ausgerichtet sein *[241]*. Deine Fußstellung ist wie in Bild 242. Deine obere Gesäßhälfte sitzt hierbei auf der Ferse deines oberen Fußes.

Das Knie deines oberen Beins wird in den jeweiligen Kreuzbeinzonen des näher zum Himmel liegenden Rückenstreckers [(K)] arbeiten, 1/2/1 *[244]*. Danach folgen die Zonen an der näher zum Himmel liegenden Gesäßhälfte [(K)] und dem dazugehörigen Bein [(K)] 1/2/3/2/1/2.

Greife dafür mit der Hand deines unteren Arms das Knie des angewinkelten Beins [(K)] und führe es nach hinten zu dir. Achte darauf, dass der Unterschenkel [(K)] auf dem Unterarm deines unteren Arms zu liegen kommt.

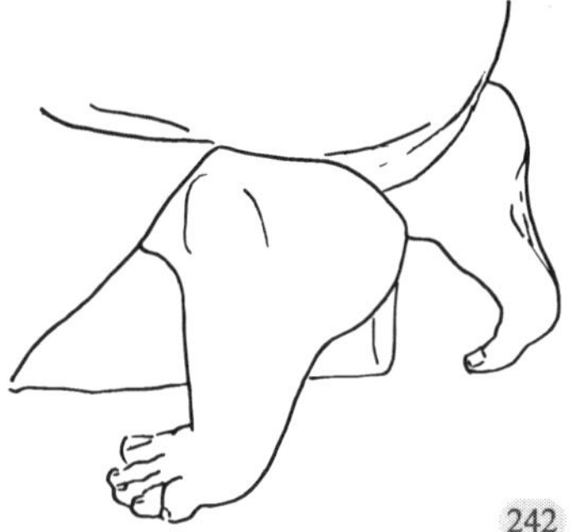
242

Bitte den Klienten seinen näher zum Himmel liegenden Arm so nach hinten zu legen, dass dessen Hand in deiner Nierengegend abgelegt werden kann. Sollte der Klient hierbei Schmerzen in seiner Schulter verspüren, verzichte auf diese Armstellung [(K)].

Verlagere jetzt das Gewicht deines Oberkörpers langsam nach hinten, damit führst du gleichzeitig das Bein [(K)], das du mit deinem unteren Arm hältst, nach hinten.

Zeitgleich presst das Knie deines oberen Beins die Kreuzbeinzonen des näher zum Himmel liegenden Rückenstreckers [(K)] 1/2/1 *[241]*. Halte den Druck und den Zug in jeder Zone 5 Sekunden.

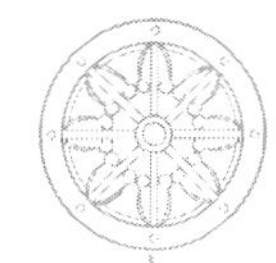

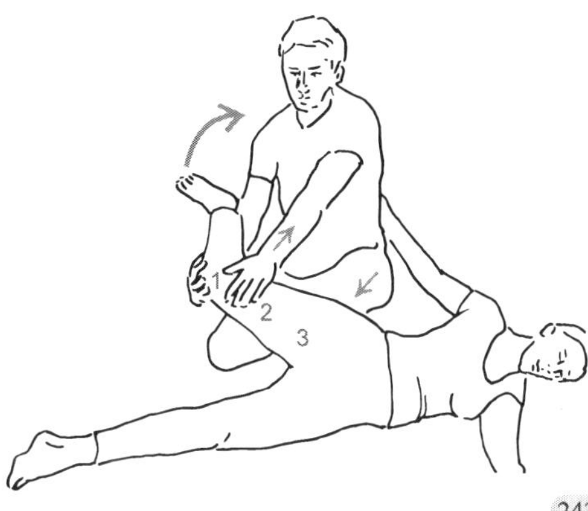

243

Bearbeite so auch die Zonen an der näher zum Himmel liegenden Gesäßhälfte (K) und dem dazugehörigen Oberschenkel (K).

Stoppe in Zone 2 in der Mitte der Gesäßfalte (K) und halte den Zug sanft. Lege jetzt deine obere Hand auf die Vorderseite des angehobenen Oberschenkels (K). Diese Hand wird jetzt am Oberschenkel (K) arbeiten und mit Zug in den entsprechenden Zonen die Dehnung verstärken.

Zone 1 befindet sich nahe dem Knie (K), 2 in der Mitte des Oberschenkels (K) und Zone 3 kurz vor der Leiste (K) *[243]*. Lasse jetzt das Gewicht deines Oberkörpers nochmals langsam nach hinten fallen und bearbeite so die Zonen am Oberschenkel (K) 1/2/3/2/1. Dein oberes Knie bleibt in Zone 2 in der Gesäßfalte(K) stehen *[244]*. Druck und Zug werden hierbei jeweils wieder für 5 Sekunden gehalten.

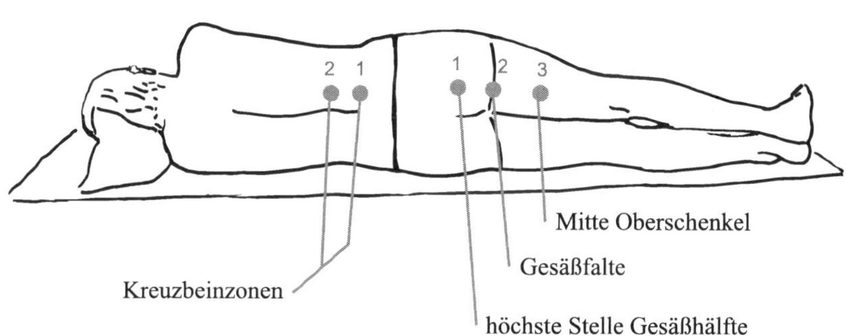

244

Zum Abschluss formst du mit der Hand deines oberen Arms eine lockere Faust und schlägst damit die Zonen am bearbeiteten Oberschenkel (K) 1/2/3/2/1 aus.

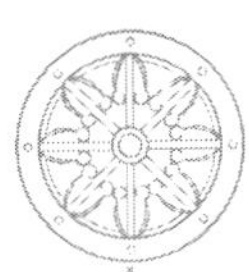

Halbe Heuschrecke 2 (71)

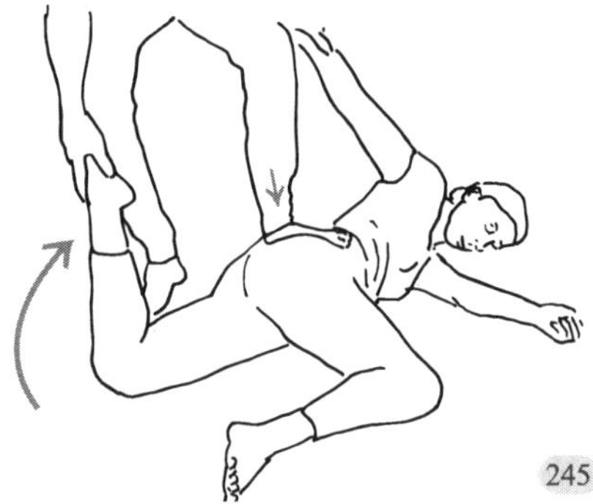

245

Für diese Technik stellst du dich auf Gesäßhöhe (K) hinter den Rücken (K). Deine Füße stehen im 90° Winkel zueinander. Dein unteres Bein ist dein Standbein, auf das du jetzt dein komplettes Körpergewicht verlagerst.
Greife mit der Hand deines unteren Arms den Fußspann des dir näher liegenden Beins (K) und hebe dessen Unterschenkel langsam in Richtung Himmel.

Mit dem Fuß deines oberen Beins trittst du vorsichtig auf das Gesäß (K). Der Klient kippt dadurch noch stärker auf die Seite *[245]*.
Mit der Hand deines oberen Arms hältst du den näher zum Himmel liegenden Arm (K). Sollte der Klient hierbei Schmerzen in der Schulter verspüren, verzichte darauf.
Den Fuß deines oberen Beins stellst du jetzt in die bereits beschriebene Kreuzbeinzonen (K) *[244]*. Dieser ist dabei über beide Rückenstrecker (K) gestellt.

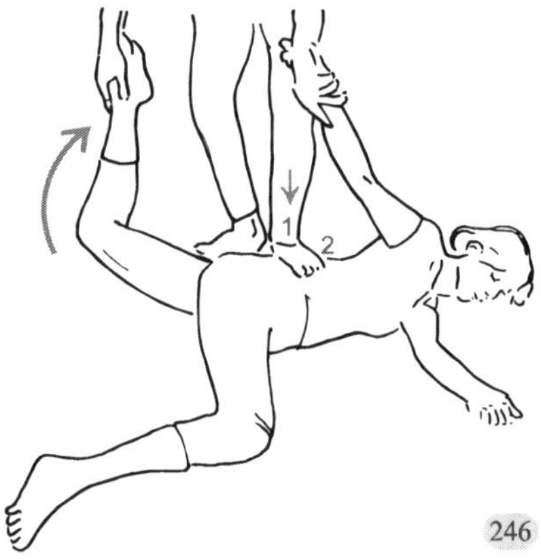

246

Achte darauf, dass du kein größeres Gewicht in deinen oberen Fuß legst, dieser bleibt dort lediglich als Blockierung stehen. Mit der Hand deines unteren Arms hebst du jetzt das dir näher liegende Bein (K) schräg nach hinten Richtung Himmel an *[246]*. Halte den Druck und den Zug jeweils 5 Sekunden. Arbeite so in den Kreuzbeinzonen (K) 1/2/1.

Achte darauf, dass du auf den Rückenstreckern (K) arbeitest und nicht direkt auf der Wirbelsäule (K). Beim Anheben des Beins (K) bleibt der Fuß deines oberen Beins in der jeweiligen Kreuzbeinzone (K) stehen und wirkt so dem Zug entgegen.

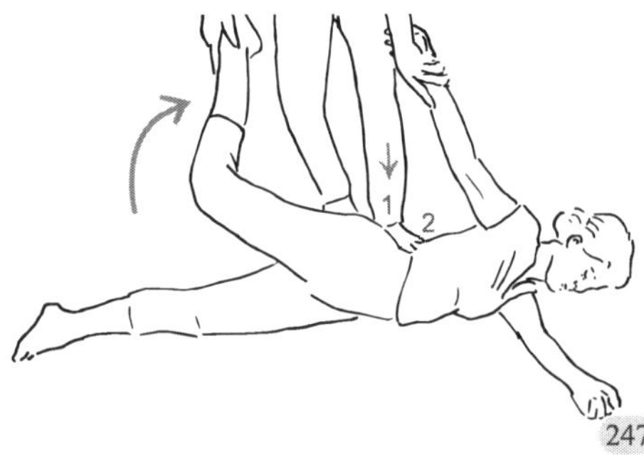

247

Wiederhole diese Technik auch mit dem anderen Bein (K) *[247]*.

(72) Körper gedreht anheben

Der Klient liegt in der Seitenlage und hat seinen näher zum Himmel liegenden Arm über seinen am Boden liegenden Arm geschlagen.

Du stehst über dem Klienten. Eines deiner Beine befindet sich hinter dem Rücken (K), das andere ist von unten an den angewinkelten Oberschenkel (K) gestellt und dient als Blockierung für die anschließende Drehung.

Greife jetzt den am Boden liegenden Arm (K) mit deinen Händen und bitte den Klienten mit der Hand seines angehobenen Arms deinen Unterarm zu greifen.

Hebe jetzt den Oberkörper (K) zum Himmel hin an. Dabei verdreht sich die Wirbelsäule (K).

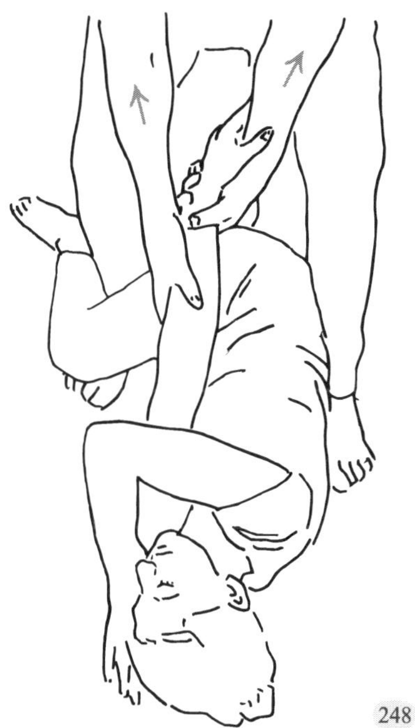

248

Arbeite so 3-mal ohne Steigerung und halte diese Verdrehung jeweils für ca. 5 Sekunden.

Versuche ebenfalls während der Ausatmung (K) zu arbeiten. Hierbei kann es, wie in Technik 69 verdeutlicht, zu einem „Knacken" der Wirbelsäule (K) kommen. Solltest du dieses bereits beim ersten Anheben des Oberkörpers (K) vernehmen, verzichtest du auf weitere Hebungen.

Ich empfehle den Klienten nur soweit anzuheben, dass der Kopf den Boden noch leicht berührt.

Beachte: Bei dieser Technik kommt es zu einer Verdrehung der Wirbelsäule (K), sie ist nicht anzuwenden, wenn der Klient einen Bandscheibenvorfall oder eine zeitnahe Operation an der Wirbelsäule hatte.

Grundbehandlung Bauchlage

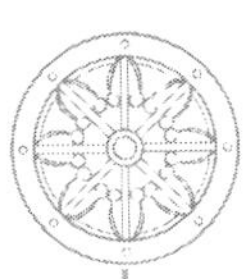

Fußsohlen (73)

Der Klient liegt hierbei auf der Körpervorderseite.

Seine Arme sind nach unten gerichtet neben dem Oberkörper abgelegt, die Handflächen (K) zeigen dabei Richtung Himmel, der Kopf (K) ist zur Seite gedreht.

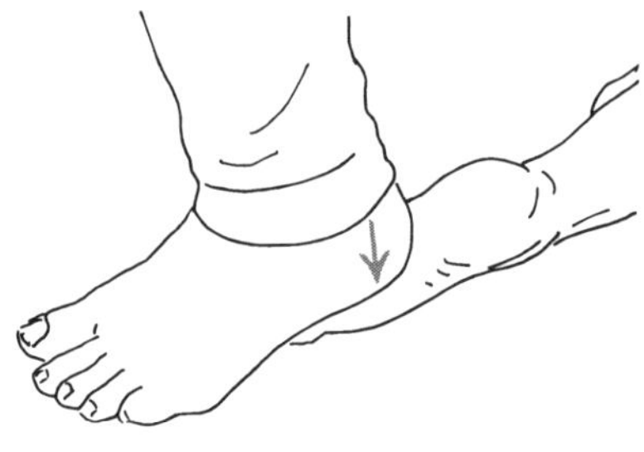

249

Du willst jetzt die Fußunterseiten (K) durch Pressur behandeln. Hierfür stelle ich 5 unterschiedliche Techniken vor. Du solltest dich allerdings während einer Behandlung auf 1-2 beschränken.

1. Du stehst mit dem Rücken zum Klienten am unteren Ende des Beindreiecks (K) zwischen seinen Füßen.

Stelle eine deiner Fersen auf die entsprechende Fußunterseite (K) und verlagere langsam und vorsichtig dein Körpergewicht über deine Ferse in die Fußunterseite (K). Halte den Druck kurz und wiederhole ihn an einer anderen Stelle. Behandle so die gesamte Fußunterseite (K) *[249]*.

Wiederhole diese Technik am anderen Fuß (K).

2. Hierbei stehst du ebenfalls am unteren Ende des Beindreiecks (K), jedoch ist deine Körpervorderseite jetzt zum Klienten gerichtet.

Arbeite genau wie in Technik 1, nur dass du jetzt mit deinen Fußballen die entsprechende Fußunterseite (K) pressierst *[250]*.

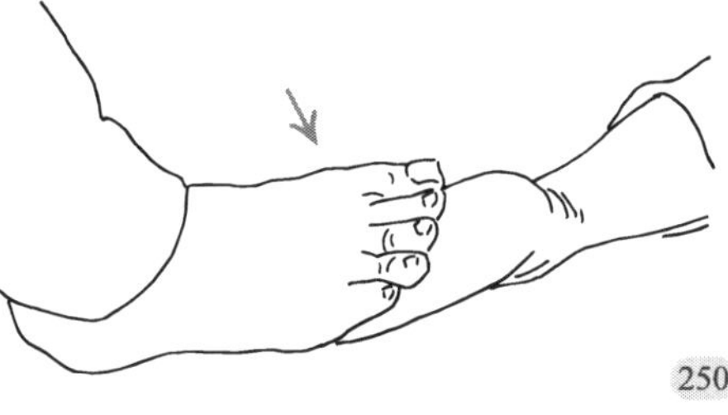

250

Bearbeite wieder die vollständige Fläche der Fußunterseite (K), wiederhole die Pressur am anderen Fuß (K).

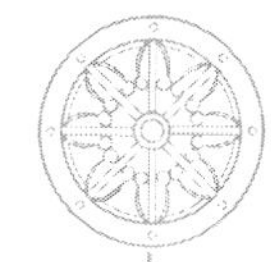

Bei den Techniken 3, 4 und 5 kannst du an beiden Fußsohlen (K) gleichzeitig arbeiten.

3. Du sitzt im japanischen Sitz an der Unterseite des Beindreiecks (K). Richte dich ein wenig auf und lehne deinen Oberkörper nach vorn. Stelle die Hände neben die Unterschenkel (K). Stütze dich mit den Händen am Boden ab und lege deine Knie auf die Fußsohlen (K).

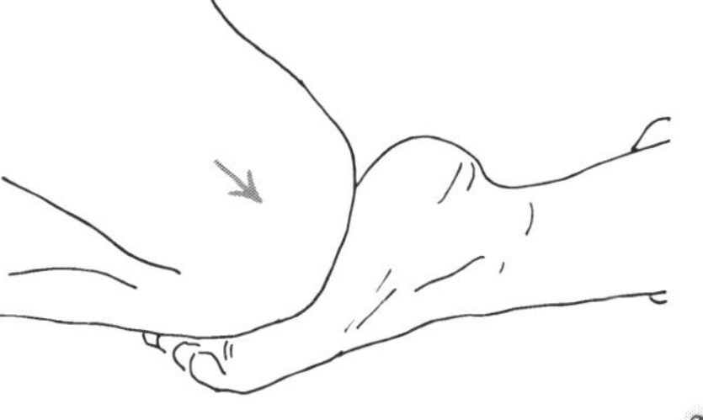

251

Arbeite jetzt die gesamte Fläche der Fußunterseiten (K) mit einem abwechselnden Druck deiner Knie aus. Führe dabei eine schaukelnde Bewegung aus *[251]*.

4. Du sitzt im japanischen Sitz an der Unterseite des Beindreiecks (K). Forme deine Hände zu Fäusten und arbeite mit diesen die gesamte Fläche der Fußunterseiten (K) mit abwechselndem Druck aus.

Verlagere hier wieder dein Körpergewicht, indem du eine schaukelnde Bewegung ausführst. Bei dieser Technik üben die Knöchel deiner Hand einen punktuellen Druck auf die Fußunterseite (K) aus *[252]*.

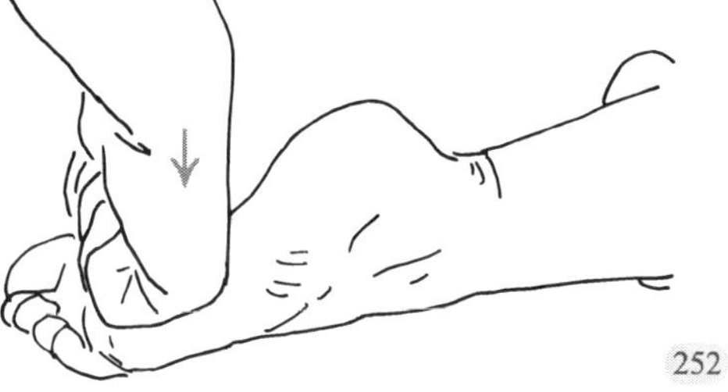

252

5. Hier entspricht deine Körperstellung die der Technik 4, nur sind die Hände jetzt geöffnet, die Finger zeigen vom Klienten weg, sodass deine Handballen die Fußsohlen (K) pressieren können. Arbeite wieder mit schaukelnden Bewegungen deines Oberkörpers und einem Handballenlauf über die gesamte Fläche der Fußunterseite (K) *[253]*.

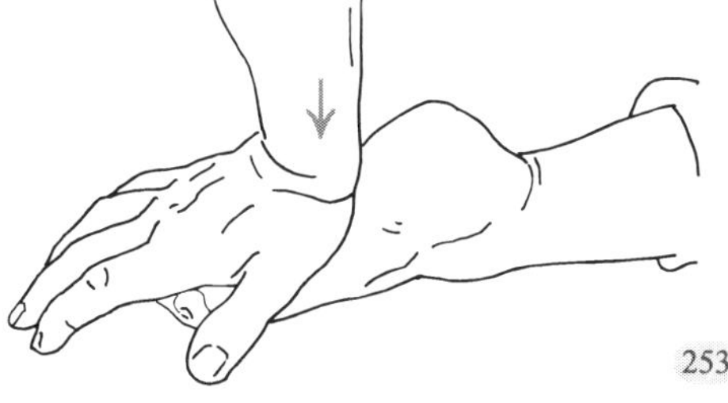

253

Beachte: Für alle 5 Techniken gilt, dass kein direkter Druck auf die Fersen (K) und die Zehen (K) ausgeübt wird.

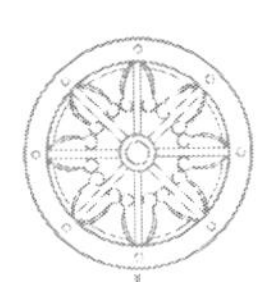

Comeback (74)

Es werden einige Techniken beschrieben, die in ähnlicher Form schon in der Position Rückenlage (K) vorgestellt wurden. Solltest du diese schon in der Rückenlage (K) durchgeführt haben, kannst du jetzt in der Bauchlage (K) darauf verzichten und umgekehrt.

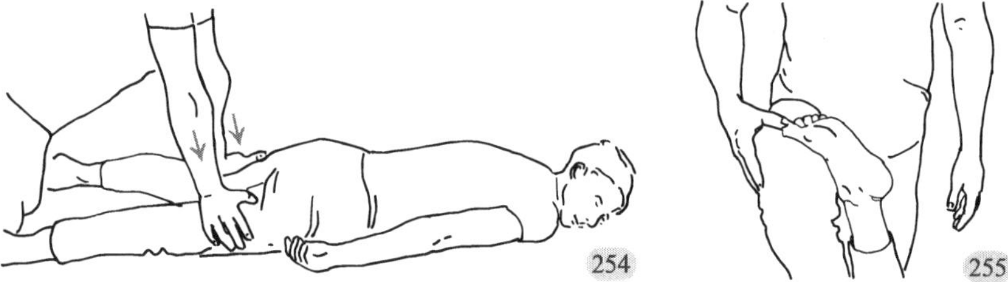

254 255

Vorbereitung

Du setzt dich im japanischen Sitz an die untere Seite des Beindreiecks (K) und bearbeitest mit einem Handballenlauf die gesamte Fläche der Fußsohlen (K). Dann richtest du dich ein wenig auf und läufst mit einem Handflächenlauf auf der Rückseite beider Beine (K) von den Füßen (K) bis zur Gesäßfalte (K) und zurück *[254]*. Überspringe jeweils die Zone um die Kniekehlen (K) herum.

Einseitige Behandlung

Die Behandlung wird fortgeführt mit der Arbeit an einem Bein (K). Winkle den Unterschenkel des zu behandelnden Beins (K) so an, dass er im 90° Winkel Richtung Himmel steht.

Im Halbkniestand stellst du dich so hin, dass der Fuß (K) auf dem Oberschenkel deines aufgestellten Beins zu liegen kommt *[255]*.

Dann übst du mit einem deiner Handballen Druck auf die Fußunterseite (K) aus. Bearbeite so die vollständige Fläche (K).

Um ein Verrutschen zu vermeiden *[256]*, kann deine andere Hand währenddessen den zu bearbeitenden Fuß (K) an den Zehen (K) auf deinem Oberschenkel fixieren.

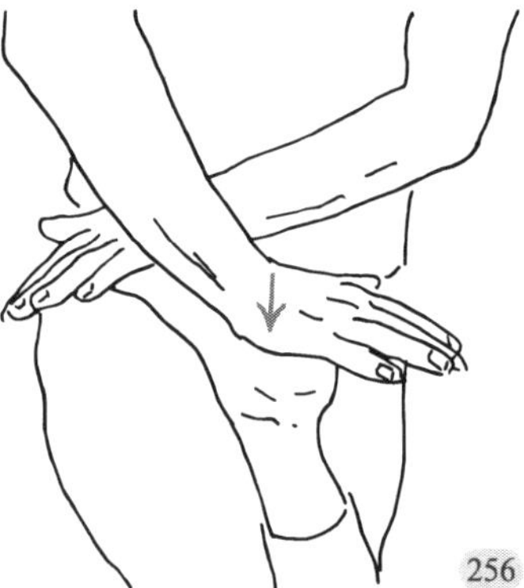

256

Jetzt rollt dein Unterarm mehrmals mit Druck über die Fußunterseite (K) [257]. Danach drückst du mit einem deiner Ellenbogen die 6 Punkte an der Unterseite des Fußes (K) *[258]*.

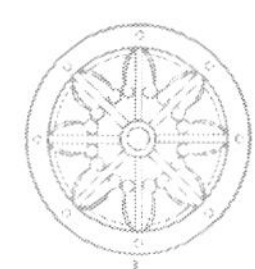

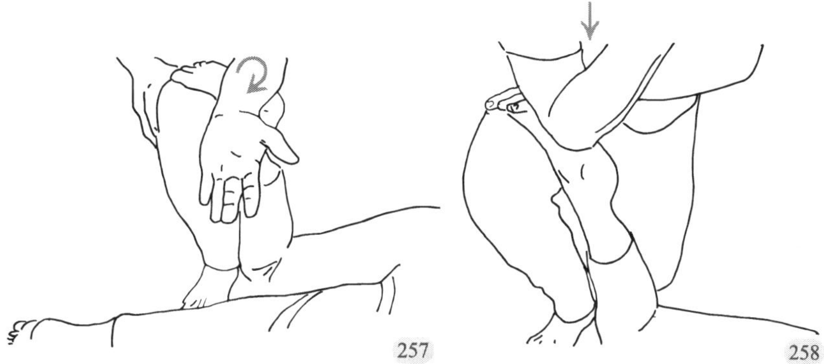

257 258

Diese entsprechen den Punkten der Technik „6 Punkte Fußunterseite" in der Rückenlage[K] *[40]*. Dein Ellenbogen übt ca. 5 Sekunden Druck auf einen der 6 Punkte aus und wechselt dann zum nächsten.

Zur Entspannung solltest du anschließend wiederholt mit deinem Unterarm über die Fußunterseite[K] rollen *[257]*.
Klappe dann den Unterschenkel[K] wieder zum Boden und setze dich im japanischen Sitz in Verlängerung des zu bearbeitenden Beins[K]. Der Fuß[K] sollte hierbei auf einem deiner Oberschenkel zu liegen kommen *[259]*.

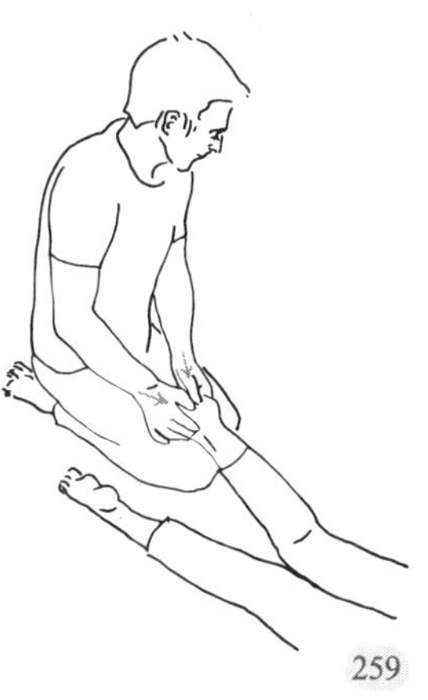

259

Jetzt behandelst du mit Daumendruck die 5 Linien an der Fußunterseite[K] *[43]*. Presse mit Doppeldaumendruck den Mutterpunkt und bearbeite dann mit deinen Daumen die äußeren beiden Linien, die zum großen und zum kleinen Zeh führen *[260]*.

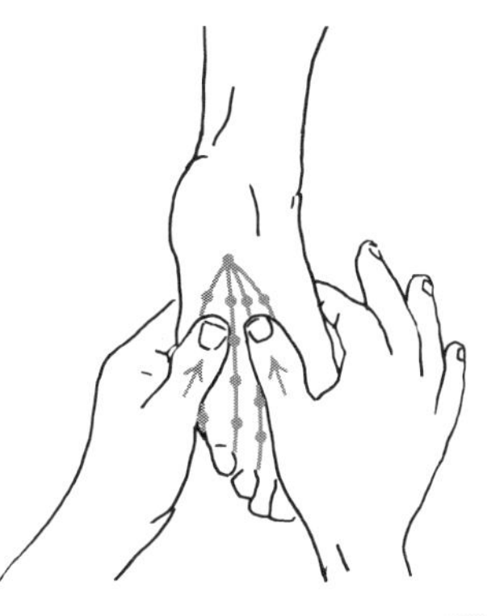

260

Presse diese bis zu den Zehen[K] und „springe" zurück zum Mutterpunkt. Bearbeite dann ebenso die Linien der weiter innen liegenden Zehen[K]. Die Linie zum Mittelzeh[K] behandelst du anschließend mit Doppeldaumendruck. Mit eben benannter Technik erfolgt nun die Bearbeitung der gesamten Fläche der Fußunterseite[K]. Dafür legst du so viele Druckpunkte fest, wie du für nötig erachtest. Arbeite mit kräftigem Druck. Danach gleitest du mit deinen Daumen die Fläche der Fußunterseite[K] von der Ferse[K] zum Ballen[K] hin aus.

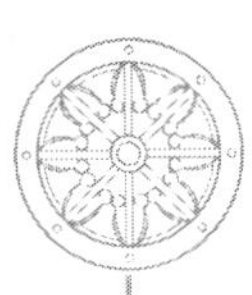

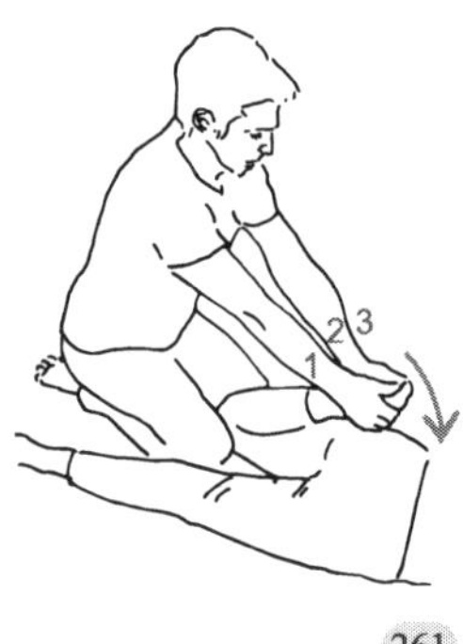

261

Als Nächstes hast du vor die 4 Linien auf der Fußoberseite [K] zu bearbeiten *[46]*. Dafür rutscht du im japanischen Sitz ein Stück näher Richtung Gesäß [K]. Klappe den Fuß des zu bearbeitenden Beins [K] in diese Richtung. Deine Knie befinden sich innen und außen vom Knie des angewinkelten Beins [K].
Umfasse mit beiden Handflächen die Fußoberseite des angewinkelten Beins [K] *[261]* und führe den Fuß[K] mit sanftem Druck Richtung Gesäß [K]. Teile den Fußspann [K] in drei Zonen ein und arbeite 1/2/3/2/1. Zone 1 befindet sich nahe der Fußbeuge [K], 2 auf der Mitte des Fußespannes [K] und 3 nahe der Zehen [K]. Halte den Druck in jeder Zone 5 Sekunden.

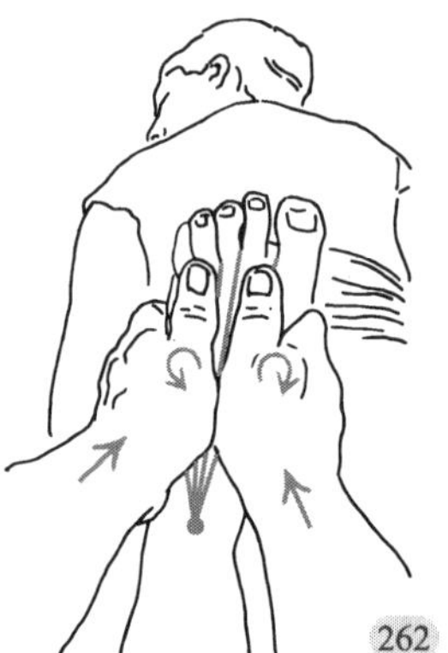

262

Presse dann mit Doppeldaumendruck den Mutterpunkt und bearbeite mit kreisenden Bewegungen beider Daumen zuerst die äußeren und dann die inneren beiden Linien vom Mutterpunkt bis zu den Zehen [K *[262]*.

Als Nacharbeit presst du wiederholt mit sanftem Druck deiner Handflächen den Fußspann [K] Richtung Gesäß [K] 1/2/3/2/1 *[261]*.

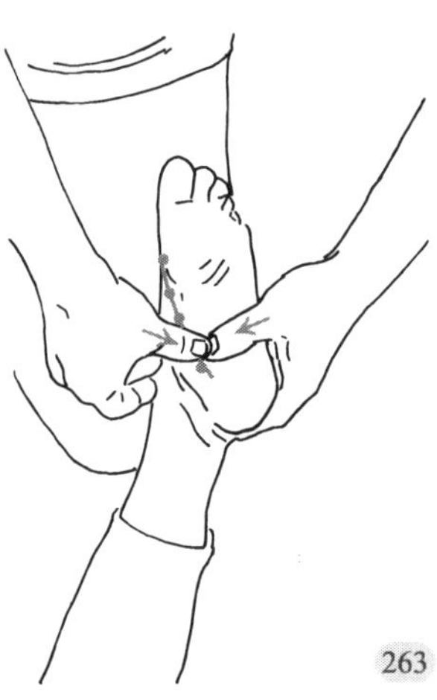

263

Jetzt legst du das zu behandelnde Bein [K] so ab, dass dessen Fußspann auf einem deiner Oberschenkel zu liegen kommt.

Du willst so die 4 Punkte im Fußgewölbe [K] behandeln *[49]*. Presse diese mit Doppeldaumendruck 1/2/3/4/3/2/1, halte den Druck in jedem Punkt für ca. 5 Sekunden *[263]*.

Folgend beabsichtigst du den „Drehzug Fuß" zu praktizieren. Dazu klappst du den Unterschenkel [K] des zu behandelnden Beins [K] wieder so an, dass der Fuß Richtung Himmel zeigt.

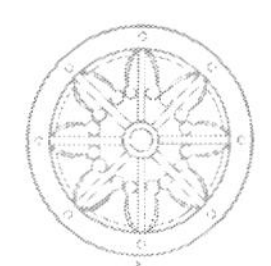

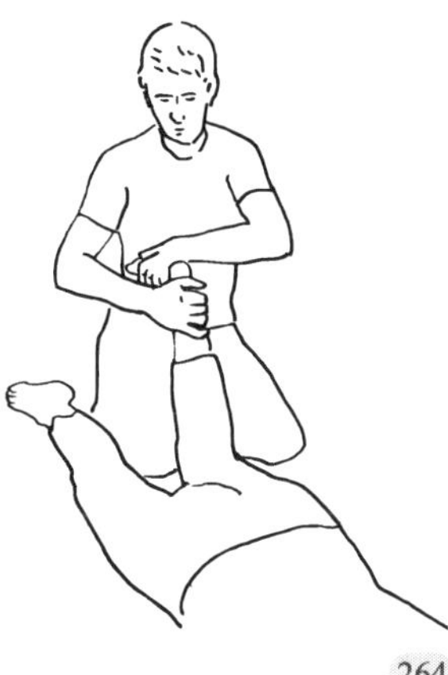

264

Setze dich so hin, dass deine Knie innen und außen vom Knie des zu behandelnden Beins (K) zu liegen kommen, es aber nicht blockieren. Lege dann den Fuß des zu behandelnden Beins (K) mit seinem Außenrist an deine innere Brustkorbseite. Greife mit der Hand deines äußeren Arms von oben über die Fußsohle (K) und halte den Innenrist(K) fest. Die Hand deines inneren Arms fasst den Fuß des zu behandelnden Beins (K) nahe der Ferse. Halte so gut fest und lasse deinen Oberkörper langsam nach hinten Richtung Boden sinken. Dabei hebt das Bein (K) vom Boden ab und die Dehnung reicht über das Kreuzbein (K) hinaus bis in den Oberkörper (K) *[265]*.

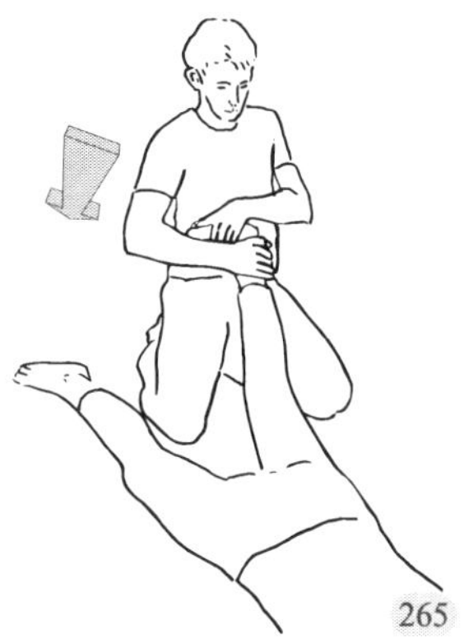

265

Arbeite so 3-mal und halte den Zug jeweils für ca. 5 Sekunden.

Danach wiederholst du diese Technik mit demselben Bein (K) zur anderen Seite. Der Fußinnenrist (K) liegt hierbei an deiner äußeren Brustkorbseite. Die Hand deines inneren Arms greift über die Fußsohle (K) den Außenrist des Fußes (K), die Hand deines äußeren Arms den Fuß (K) nahe der Ferse *[266], [267]*.

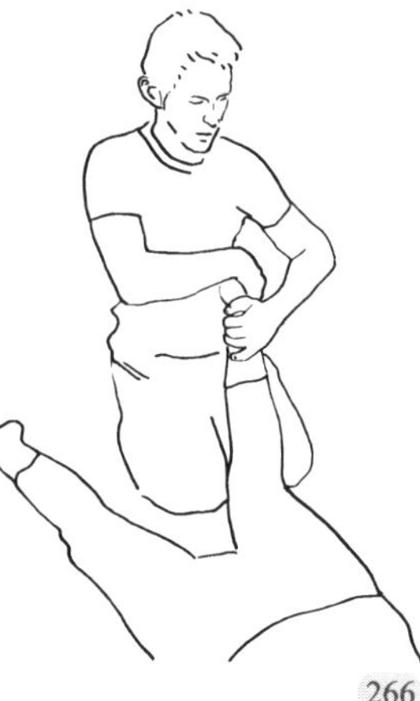

266

Als Nächstes beabsichtigst du die Zehen (K) zu „knacken". Stelle hierfür eines deiner Knie auf *[268]*. Lege den Fußspann des zu bearbeitenden Beins (K) über dieses. Der Unterschenkel des zu bearbeitenden Beins (K) sollte ungefähr im Winkel von 90° stehen.

Greife die Zehenwurzel des kleinen Zehs (K) so, dass sich dein Daumen oben auf dem Fußballen (K) vor dem kleinen Zeh (K) befindet.

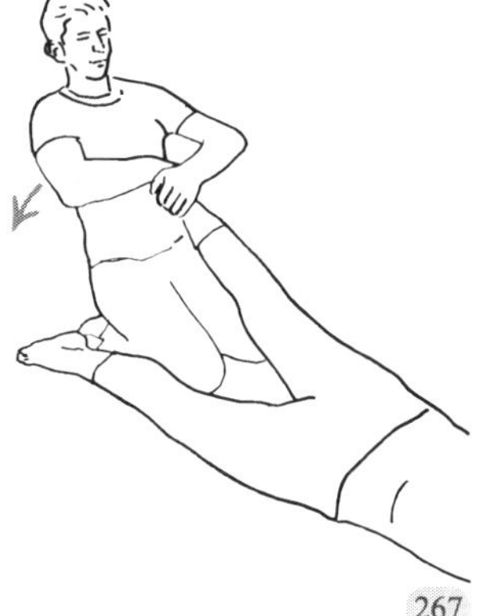

267

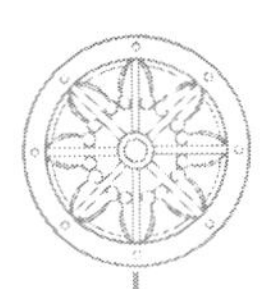

Übe dort knetende Bewegungen mit deinem Daumen aus und lockere so die Zehenwurzel (K). Danach umgreifst du mit deinem Daumen und Zeigefinger den kleinen Zeh (K) am Ansatz, hältst die Spannung in deinem Arm und lässt den Oberkörper mit einem sanften Ruck zurückfallen.

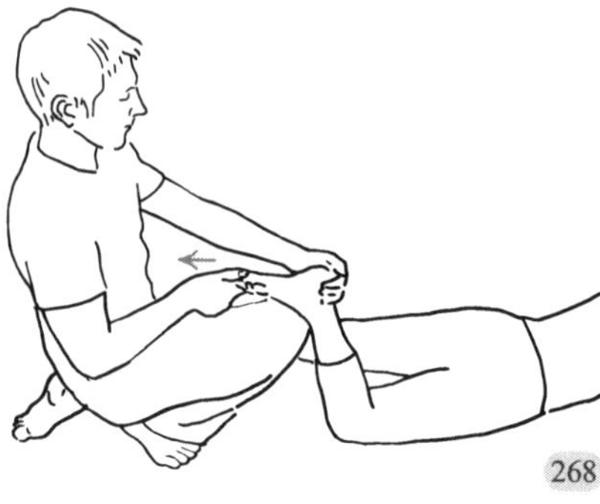

268

Dabei kommt es in den meisten Fällen zu einem „Knacken“. Wiederhole dies an allen Zehen des zu behandelnden Beins (K).

Jetzt wechselst du das Bein (K) und wiederholst die Techniken, angefangen beim Handballendruck an der Fußunterseite (K) [256].

Nacharbeit

Lege die Beine (K) zum normalen Beindreieck und setze dich im japanischen Sitz an dessen Unterseite.

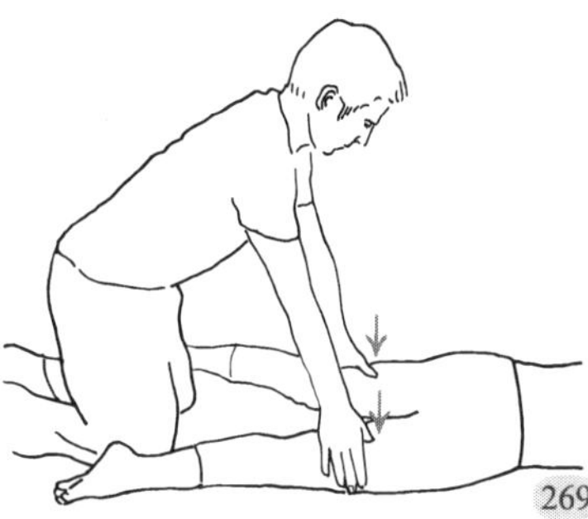

269

Führe mit deinen Händen einen Handflächenlauf auf der Rückseite der Beine (K) aus. Laufe von den Füßen (K) bis zu den Gesäßfalten (K) und zurück.

Es schließt ein beidseitiger Daumendruck von den Füßen (K) bis zu den Gesäßfalten (K) an *[269]*. Dieser erfolgt auf Energielinie 4 *[187]*. Von den Gesäßfalten (K) abwärts arbeitest du ebenfalls auf Energielinie 4 mit einem Daumenlauf zurück bis kurz vor die Füße (K).

Laufe danach mit deinen Handflächen wiederholt über die Rückseite beider Beine (K) von den Füßen (K) bis zu den Gesäßfalten (K) und übe dort einen „Blutstopp“ aus *[270]*. Deine Handballen stehen hier auf beiden Seiten direkt in der Mitte der Gesäßfalte (K) und du drückst deinen Oberkörper hoch Richtung Himmel. Halte den „Blutstopp“ für ca. 30 Sekunden und führe das Blut (K) dann mit einem Handflächenlauf nach unten zu den Füßen (K).

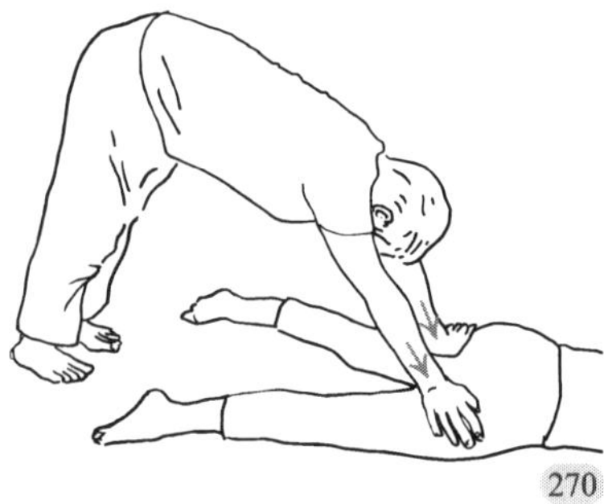

270

(75) Dehnung Fußgelenk

Teil A:

Du setzt dich am unteren Ende des Beindreiecks(K) in den japanischen Sitz.

Klappe die Unterschenkel(K) so an, dass die Füße(K) Richtung Himmel zeigen. Umgreife mit den Händen die Füße(K) am Spann.

Teile beide Fußspanne(K) in 3 Zonen ein, wobei sich Zone 1 nahe dem Fußgelenk(K), 2 auf der Mitte des Fußspanns(K) und Zone 3 nahe der Zehen(K) befindet.

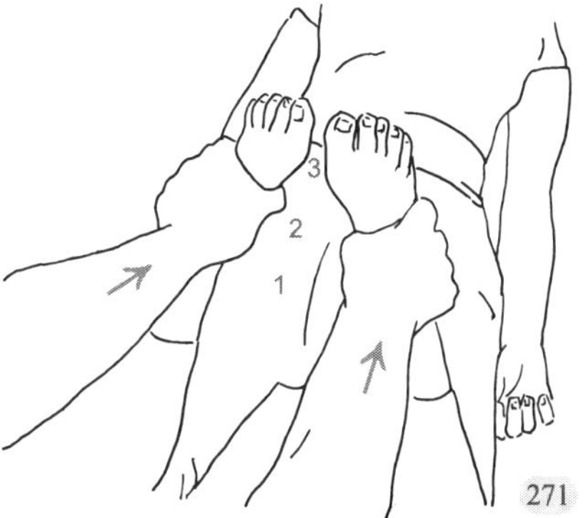

271

Verlagere dein Körpergewicht langsam nach vorn und presse somit die Füße(K) sanft Richtung Gesäß(K) *[271]*. Deine Arme sind gestreckt. Arbeite hier 1/2/3/2/1 und halte den Druck jeweils für 5 Sekunden.

Statt im japanischen Sitz kannst du diese Technik auch aus dem Halbkniestand heraus ausführen.

Teil B:

Hierbei bringst du die Unterschenkel(K) in eine 90° Position, die Füße(K) zeigen zum Himmel.

Rutsche im japanischen Sitz von den Knien(K) nach unten. Richte dann deinen Oberkörper und deine Oberschenkel auf und greife mit den Händen über die Fußunterseiten(K) hinweg die Fersen(K) *[272]*.

Deine Unterarme sind über die Fußunterseite(K) gelegt, diese sind es auch, die die nachfolgende Dehnung ausführen. Verlagere dazu das Gewicht deines Oberkörpers in die Unterarme. Arbeite so 3-mal ohne Steigerung und halte den Druck jeweils für ca. 5 Sekunden.

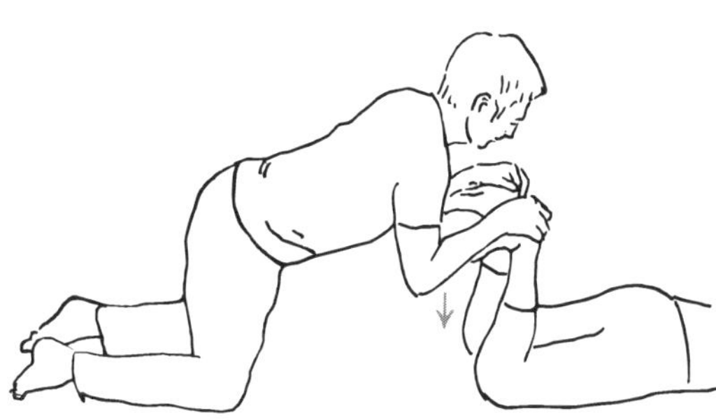
272

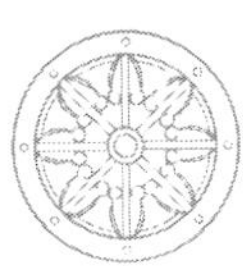

Gekreuzte Füße

(76)

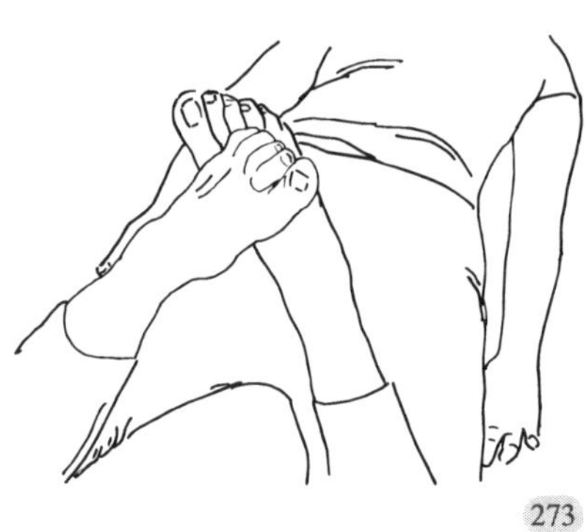

273

Du sitzt im japanischen Sitz am unteren Ende des Beindreiecks (K).

Klappe die Unterschenkel (K) so an, dass die Füße (K) Richtung Himmel zeigen. Überkreuze diese, sodass die Fußunterseite des einen Fußes (K) auf dem Fußspann des anderen liegt *[273]*.

Lege deine Handflächen übereinander auf die gekreuzten Füße (K) und fixiere diese damit *[274]*. Verlagere dein Körpergewicht langsam nach vorn und presse somit die gekreuzten Füße(K) Richtung Gesäß (K).

Deine Arme sind gestreckt. Halte den Druck für ca. 10 Sekunden.

Arbeite so 3- mal, zuerst sanft, danach mit starkem Druck und dann wieder etwas sanfter. Danach überkreuzt du die Füße (K) anders herum und arbeitest ebenso 3-mal wie gehabt.

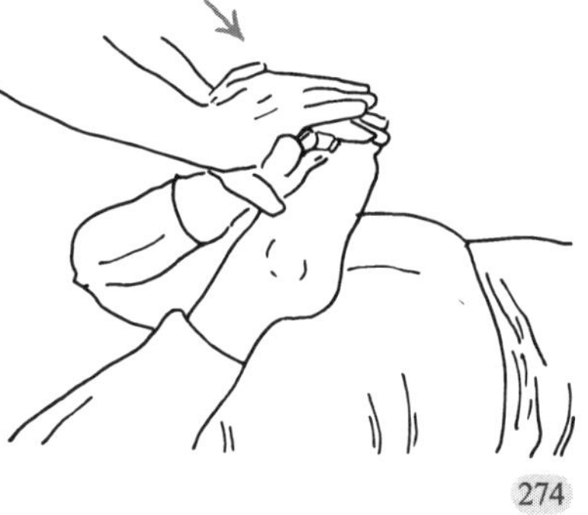

274

Alternativ bietet sich dir hier wieder die Möglichkeit, aus dem Halbkniestand heraus zu arbeiten.

Wasser pumpen 1

Arbeite von hier bis Technik 80 an einer Körperseite (K), wiederhole die Abläufe an der anderen.

Stelle dich in den Halbkniestand.

Lege das eine Bein (K) so ein, dass sich die Zehen in der Kniekehle des anderen befinden. Den Unterschenkel (K) des zweiten Beines (K) klappst du Richtung Gesäß (K), somit sind die Zehen (K) fest in der Kniekehle (K) fixiert.

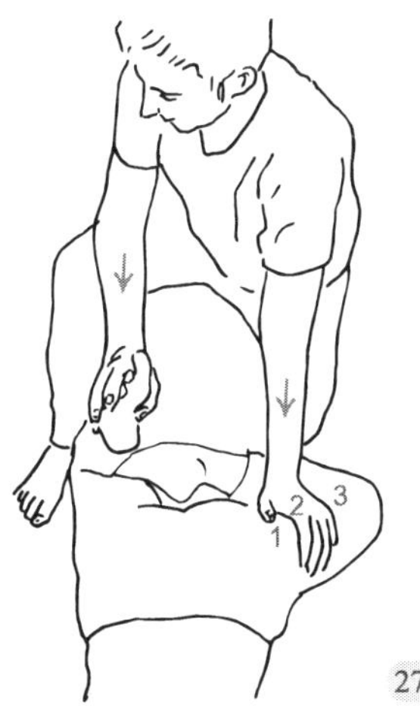

275

Ich empfehle nur den vorderen Teil des Fußes (K), also die Zehen, in der Kniekehle (K) einzuklemmen, da ansonsten bei der folgenden Dehnung Schmerzen in der Wade (K) auftreten könnten.

Dein aufgestelltes Bein sollte sich an der Seite des Beindreiecks (K) befinden, wo der Unterschenkel (K) zum Gesäß (K) geklappt ist. Deine Hand, die sich auf der Körperseite des aufgestellten Beins befindet, greift den Spann des Fußes (K), der zum Gesäß gerichtet ist. Die andere Hand liegt in den jeweiligen Zonen auf der Rückseite des anderen Oberschenkels (K).

Zone 1 befindet sich nahe der Gesäßfalte (K), 2 auf der Mitte der Rückseite des Oberschenkels (K) und Zone 3 nahe dem Knie (K).

Verlagere jetzt dein Körpergewicht langsam nach vorn und übe so über deine Hände Druck aus. Der Fuß (K) wird Richtung Gesäß (K) gedrückt und der andere Oberschenkel (K) gleichzeitig in den Zonen pressiert.

Arbeite so gleichzeitig und verteile den Druck zu 50% auf jede deiner Hände.

Halte den Druck in jeder Zone 5 Sekunden und arbeite 1/2/3/2/1.

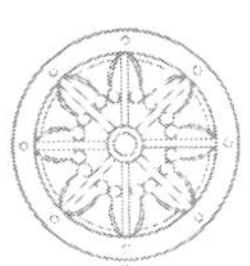

Halbe Lotus Hebung 1 (78)

Die beste Ausgangsposition für dich, um optimal arbeiten zu können, ist der Stand.

Stelle dich im 90° Winkel zum Klienten, halte dabei die Beine (K) wie bei Technik 77 eingeschlagen. Stelle den Fuß deines unteren Beins ungefähr mittig der Knie (K), dennoch ein Stück unterhalb der Knielinie (K).

Der Fuß deines oberen Beins kommt auf Höhe des unteren Rückens (K) zu stehen. Er sollte soweit vom Körper (K) entfernt stehen, dass du mit dem Knie den Rückenstrecker (K), der deinem oberen Fuß näher ist, gut erreichen kannst. Die Hand deines oberen Arms drückt sanft den Spann des Fußes (K) Richtung Gesäß (K). Es ist der Fuß (K), der in der letzten Technik zum Gesäß (K) gedrückt wurde. Die Hand deines unteren Arms greift das Knie des Beins (K), dessen Fuß Richtung Gesäß (K) gepresst wird.

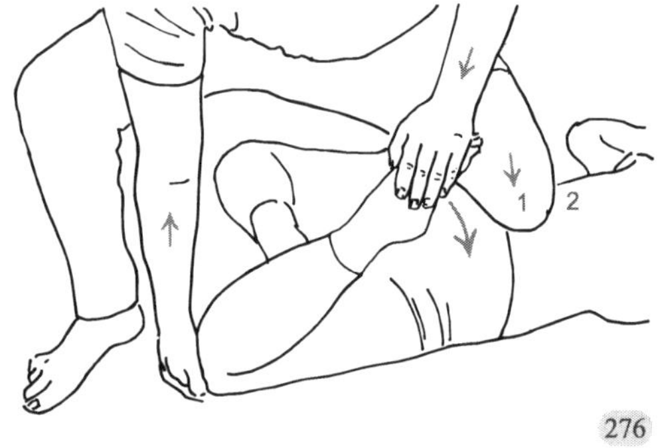

276

Senke jetzt deinen Körper soweit ab, dass das Knie deines oberen Beins in den jeweiligen Kreuzbeinzonen auf dem Rückenstrecker (K) abgelegt werden kann. Du übst mit dem Knie fast keinen Druck aus, es dient lediglich der Blockierung.

Beachte: Stelle dein Knie hierbei nie in den falschen Rückenstrecker (K), also gehe nie mit diesem über die Wirbelsäule (K), da du ansonsten den Klienten ernsthaft an der Wirbelsäule verletzten könntest.

Die Kreuzbeinzonen befinden sich auf den unteren Rückenstreckern (K) *[244]*. Zone 1 liegt nahe dem Kreuzbein (K) und 2 ein Stück höher Richtung der unteren Rippenbögen (K).

Die jetzt auszuführende Bewegung sieht wie folgt aus: Du presst mit deiner oberen Hand den Fußspann (K) Richtung Gesäß (K), während du mit deiner unteren das Knie (K) Richtung Himmel hebst. Dein oberes Knie blockiert dabei die Kreuzbeinzonen.

Arbeite so 1/2/1 und halte den Druck und Zug für jeweils ca. 5 Sekunden.

Beachte: Dies ist eine sehr starke Dehnung, schon wenige Zentimeter der Hebung können ausreichend sein.

Halbe Lotus Hebung 2

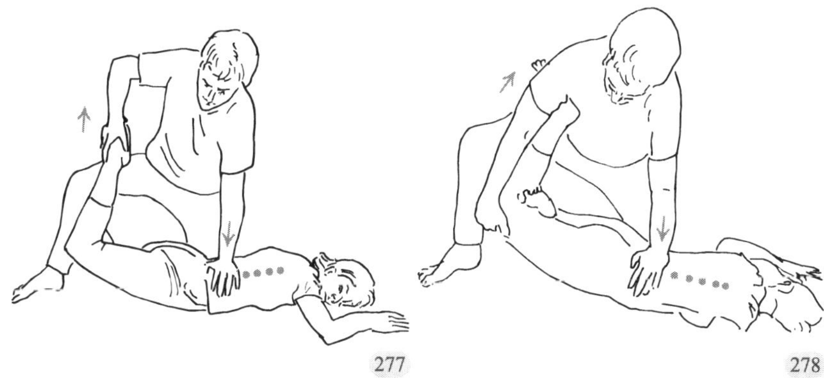

277 278

Du stellst dich in den Halbkniestand im 90° Winkel zum Klienten. Der Fuß deines unteren Beins steht ungefähr mittig zwischen den Knien (K), allerdings wieder ein Stück unterhalb der Knielinie (K). Das Knie deines oberen Beins ruht auf Höhe des unteren Rückens (K) neben dem Klienten, und zwar an der Körperseite(K), an der das Bein mit den Zehen in die Kniekehle des anderen Beins (K) gelegt ist.

Die Hand deines oberen Arms stellst du mit dem Handballen auf den unteren Rückenstrecker (K) ab, und zwar auf der von deinem knienden Bein weiter entfernten Körperseite (K).
Bei folgendem Druck auf den Rückenstrecker (K) kannst du den selbigen bis zur Schulterblattunterkante (K) heraufwandern.

Für die Hand deines unteren Arms gibt es zwei verschiedene Möglichkeiten das von deinem knienden Bein weiter entfernt liegende Bein (K) zu greifen. Die erste Variante ist, dass du einfach mit der Hand deines unteren Arms den Fußspann(K) greifst *[277]*.

Die zweite Möglichkeit besteht darin, dass du mit der Hand deines unteren Arms das Knie (K) greifst. Hebe das Bein (K) leicht an und fixiere den dazugehörigen Fuß (K) in deiner unteren Achsel *[278]*.

Für beide Techniken gilt: Du hebst mit deinem unteren Arm in einer gleichmäßigen Bewegung das Bein (K) an und drückst gleichzeitig mit der Hand deines oberen Arms die Zonen auf dem Rückenstrecker (K). Halte den Druck und Zug für ca. 5 Sekunden. Löse dann den Druck im Rückenstrecker (K) und senke das angehobene Bein (K) ein wenig, wechsele die Zone.

Bearbeite so den Rückenstrecker (K) hoch bis zur Schulterblattunterkante (K) und wieder zurück Richtung Kreuzbein (K).

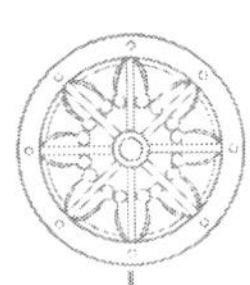

Thaisitz (80)

Diese Behandlungstechnik ist eine sehr effektive Methode, Verspannungen im Bereich des unteren Rückens (K) und der Rückseite der Beine (K) zu lösen.

Der Klient liegt hierbei auf dem Bauch, seine gestreckten Beine sind geöffnet. Setze dich zunächst im Thaisitz an das untere Ende des Beindreiecks (K). Klappe den Unterschenkel des zu behandelnden Beins (K) so an, dass dessen Fuß Richtung Himmel zeigt.

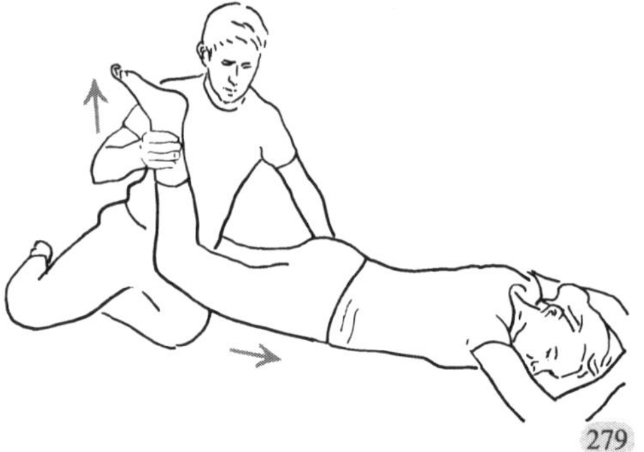

279

Fasse mit deiner unteren Hand das zu bearbeitende Bein (K) vor dem Fußgelenk (K) und hebe es so an, dass sich dessen Oberschenkel ein gutes Stück vom Boden hebt *[279]*.

Rutsche im Thaisitz gleichzeitig so weit unter das angehobene Bein (K), dass die vordere Seite deines oberen Oberschenkels in gleicher Höhe mit der Gesäßfalte (K) zu liegen kommt.
Dieses „Runtergleiten“ sollte mit einer gleichmäßigen Bewegung erfolgen.

Den Unterarm deines oberen Arms stellst du nun auf die Gesäßhälfte (K) des Beines (K), unter welchem du sitzt.

Du führst jetzt folgende Bewegungen gleichzeitig aus:

Die Hand deines unteren Arms fasst die Ferse des zu bearbeitenden Beins (K) und zieht dieses in die Länge. Der Unterarm deines oberen Arms führt drückende bzw. rollende Bewegungen über die Gesäßhälfte (K) aus *[280]*.
Wenn du merkst, dass das Knie des zu bearbeitenden Beins (K) überstreckt wird, legst du den Unterschenkel deines unteren Beins schräg nach unten hin aus, sodass das zu behandelnde Bein (K) am Ober- und Unterschenkel unterfüttert ist *[281]*.

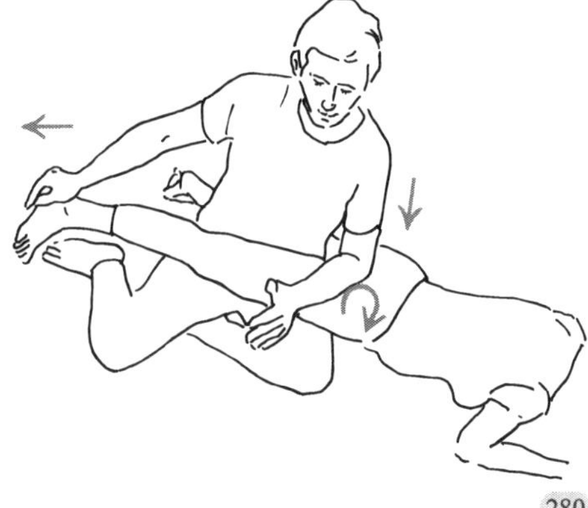

280

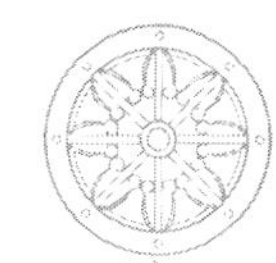

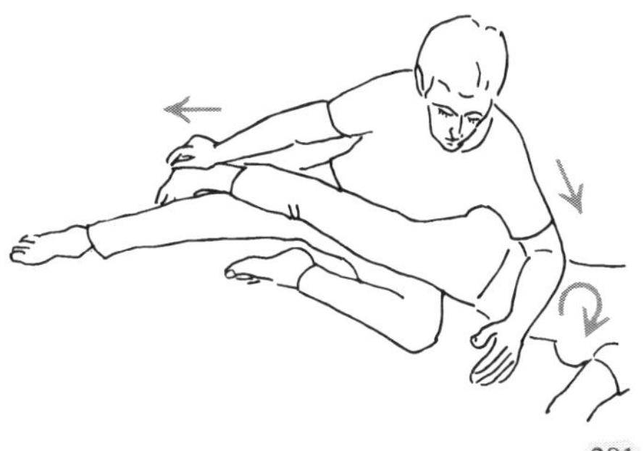

281

Nachdem du ca. 10 – 15 Sekunden gearbeitet hast, führst du dieselben drückenden und rollenden Bewegungen auf dem unteren Rückenstrecker (K) dieser Seite aus *[281]*.

Die Hand deines unteren Arms sorgt hier wieder für Zug an der Ferse.

Nach 10 – 15 Sekunden Behandlung bearbeitest du wiederholt die Gesäßhälfte(K) und danach mit derselben Technik den dazugehörigen Oberschenkel(K).

Bearbeite dann gleichzeitig mit drückenden und rollenden Bewegungen deiner beiden Unterarme die Rückseite des Ober- und Unterschenkels (K). Achte darauf, dass deine Unterarme hierbei nur nach außen drehen *[282]*.

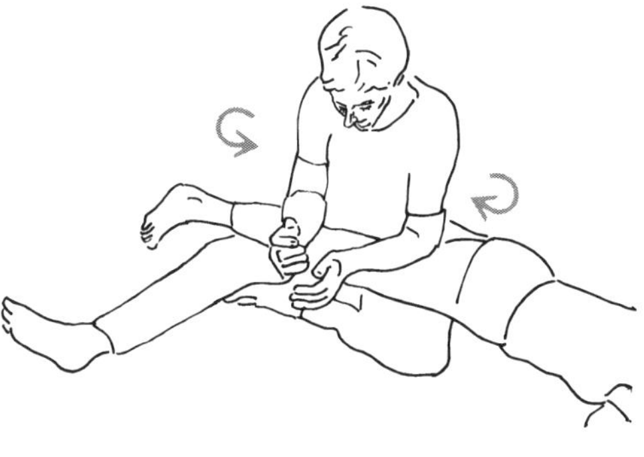

282

Danach gleitest du mit streichenden Bewegungen deiner Unterarme 3-mal über Ober- und Unterschenkel (K). Zum Abschluss „hackst" du die hintere bearbeitete Seite des Beins (K) mit deinen Händen hoch, runter und hoch, spare dabei die Kniekehle (K) aus.

Jetzt wiederholst du Technik 77 - 80 an der anderen Körperseite (K).

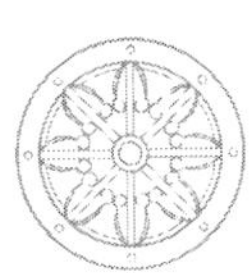

Stuhlsitz

(81)

Klappe die Unterschenkel (K) in einen 90° Winkel, sodass die Fußunterseiten (K) Richtung Himmel weisen. Die Knie (K) sollten sich nah beieinander befinden.

Setze dich jetzt mit deinem Gesäß auf die Fußunterseiten (K). Deine Füße sollten beidseitig neben dem Gesäß (K) oder dem unteren Rücken (K) zu stehen kommen. Achte darauf, dass du, sobald du auf den Fußunterseiten(K) sitzt, die Unterschenkel (K) ein wenig Richtung Oberschenkel (K) führst, so wird dein Sitz sicher.

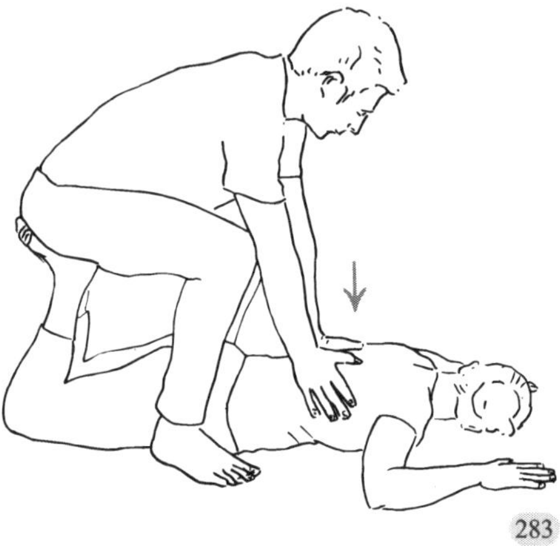

283

Die Handflächen deiner Hände positionierst du im Schmetterlingsgriff auf den unteren Rückenstreckern (K) kurz über dem Kreuzbein (K). Achte darauf, dass sich deine Handballen nicht berühren und du bei dem folgenden Druck nicht direkt auf der Wirbelsäule (K) arbeitest.

Verlagere das Gewicht deines Oberkörpers nach vorn und presse so mit deinen Handballen die Rückenstrecker (K) Richtung Boden *[283]*. Versuche hierbei dich der Atmung (K) anzupassen. Während der Ausatmung (K) übst du den Druck mit deinen Handballen aus, während der Einatmung (K) wechselst du mit deinen Handballen die Zonen auf den Rückenstreckern (K). Hierbei kommt es zu einer langsamen schaukelnden Bewegung.

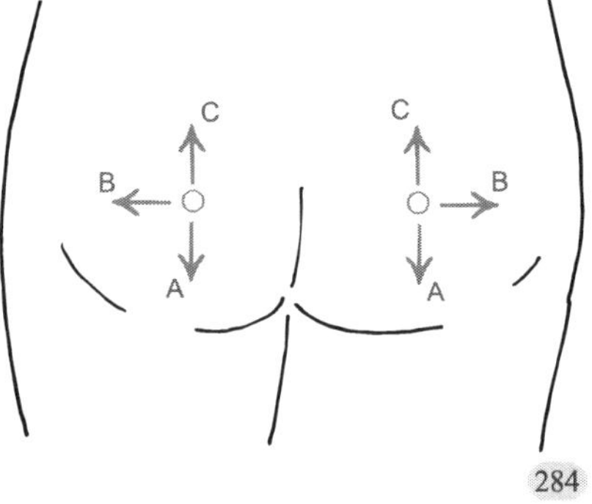

284

Bearbeite so die Rückenstrecker (K) bis zur Höhe der Schulterblattunterkanten(K). Dann läufst du mit wechselndem Druck deiner Handballen die Rückenstrecker (K) zurück bis kurz vor das Kreuzbein (K).
Nun stellst du deine Handballen auf die höchsten Stellen beider Gesäßhälften (K). Das sind die Flächen, die am weitesten in Richtung Himmel ragen. Presse mit den Handballen die Gesäßhälften (K) zuerst schräg nach unten Richtung Füße (K) *[A]*, dann schräg nach außen *[B]* und zum Abschluss schräg in Richtung Kreuzbein (K) *[C]*. Halte den Druck für jeweils 5 Sekunden *[284]*.

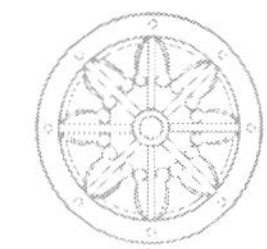

Jetzt arbeitest du weiter mit Daumendruck. Suche dir wieder die höchste Stelle auf beiden Gesäßhälften (K) und presse dort mit deinen Daumen Richtung Boden. Halte den Druck für ca. 5 Sekunden und rutsche dann auf den diagonalen Linien Richtung Kreuzbein (K) ein Stück weiter nach oben. Lege auf diesen Linien ca. 4-5 Druckpunkte fest *[285]*.

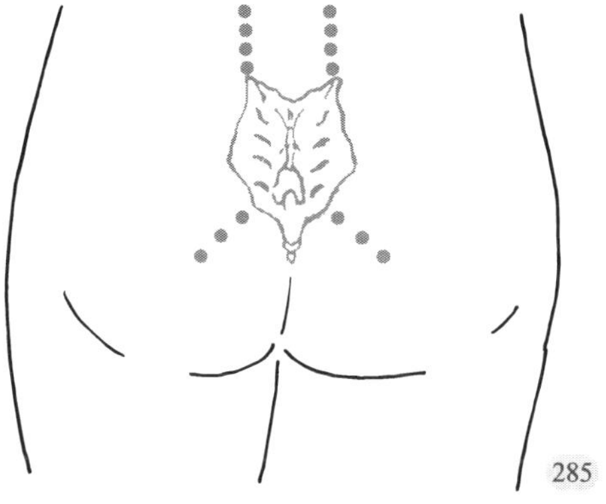

285

Sobald du mit deinen Daumen die Knochenkante des Kreuzbeins (K) berührst, „springst" du mit diesen über das Kreuzbein (K) und arbeitest auf beiden Rückenstreckern (K) bis nach oben zur Schulterblattunterkante (K) *[286]*.

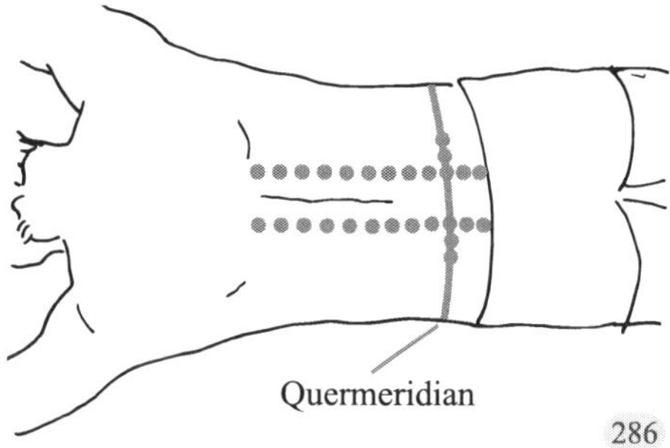

286

Die Linien, die jetzt von dir pressiert werden, liegen auf der Mitte der Rückenstrecker (K). Passe hierbei den Druck deiner Daumen wieder der Atmung (K) an. Wenn du kurz unter den Schulterblattunterkanten (K) angekommen bist, läufst du mit einem Daumenlauf zurück Richtung Kreuzbein (K). Stoppe auf dem Quermeridian, der sich auf Bauchnabelhöhe um den Rumpf (K) zieht *[216]*. Presse die dort liegenden 3 Punkte beidseitig mit deinen Daumen 1/2/3/2/1.

Danach wiederholst du als Entspannung (K) den Handballendruck im Schmetterlingsgriff *[283]*.

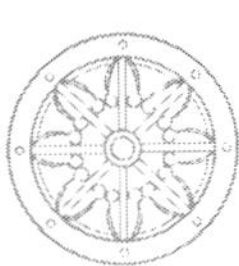

Bogen

(82)

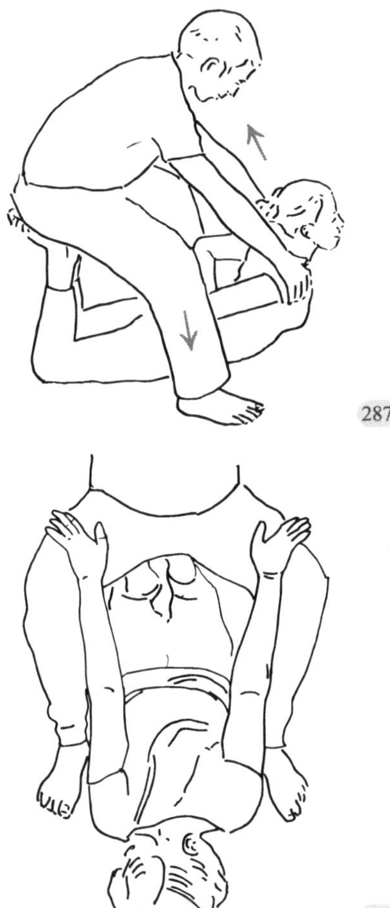

287

288

Du sitzt weiterhin auf den Fußflächen (K). Deine Füße sind auf beiden Seiten auf Höhe der unteren Rippenbögen (K) neben den Oberkörper (K) gestellt.

Führe die Arme (K) nach hinten zu dir und lege sie ab. Dafür gibt es 2 Möglichkeiten. In den meisten Fällen wirst du die Arme (K) angewinkelt auf dem Rücken (K) ablegen *[287]*. Sollte es allerdings die Flexibilität (K) zulassen, kannst du die gestreckten Arme (K) auf deinen Oberschenkeln lagern *[288]*. Die Handinnenflächen (K) zeigen hierbei Richtung Himmel.

Greife nun mit deinen beiden Händen großflächig über die Schulterkugeln (K). Du presst deine Füße kräftig in den Boden und hebst den Oberkörper (K) Richtung Himmel. Halte diese Dehnung für ca. 5 Sekunden.

Arbeite so 3-mal ohne Steigerung.

Beachte: Verzichte auf diese Technik, wenn dein Klient „gleitende Bandscheiben" hat oder andere gravierende Schulter- oder Rückenprobleme.

Schulterblatt 1

Der Klient liegt bei dieser Technik weiterhin in der Bauchlage, seine Arme sind nach unten gerichtet neben seinem Oberkörper abgelegt.

Deine Ausgangsstellung für diese Art der Schulterbehandlung ist der Halbkniestand über dem Klienten. Der Fuß deines aufgestellten oberen Beins befindet sich neben der zu behandelnden Schulter (K).

Es gibt bei dieser Technik zwei Möglichkeiten der Armhaltung (K). Die gebräuchlichste ist die, dass der Klient seinen Arm angewinkelt auf seinem Rücken ablegt *[289]*.

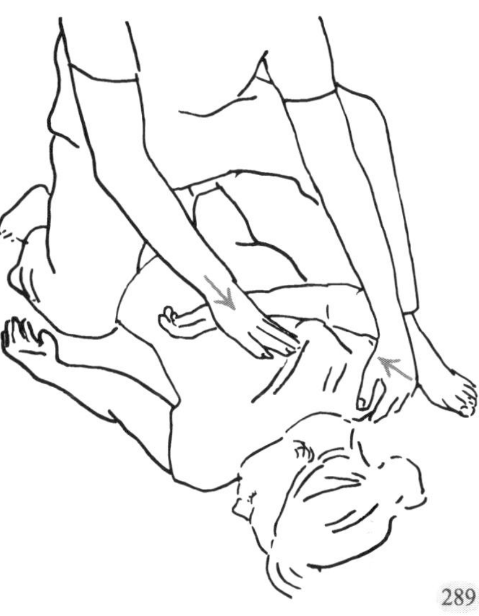

289

Für Klienten, die im Schulterbereich sehr flexibel sind, kommt die andere Möglichkeit in Frage. Dabei wird der Arm (K) auf dem Oberschenkel deines aufgestellten Beins abgelegt, die Handinnenfläche (K) zeigt Richtung Himmel *[299]*.

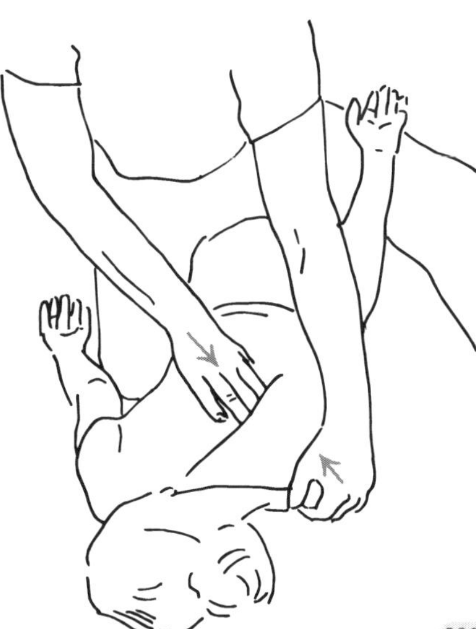

290

Die Hand deines Arms, der sich auf der Körperseite deines aufgestellten Beins befindet, umgreift die Schulterkugel (K) und zieht sie in einer vorsichtigen Bewegung schräg nach hinten Richtung Rücken (K).

Mit deiner anderen Hand pressierst du gleichzeitig die Zonen neben und unter dem Schulterblatt (K). Arbeite hier mit deiner Hand- und Fingerkante oder mit deinem Daumen.

Behandle so den gesamten inneren Bereich des Schulterblattes (K).

Wiederhole diese Technik auf der anderen Körperseite (K).

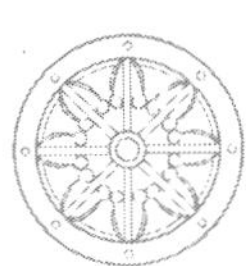

Schulterpresse **(84)**

Du setzt dich in den japanischen Sitz im 90° Winkel zum Klienten ungefähr auf Höhe des mittleren Rückens (K). Deine Knie sind weit geöffnet, um einen sicheren Sitz für den folgenden Armhebel zu gewährleisten.

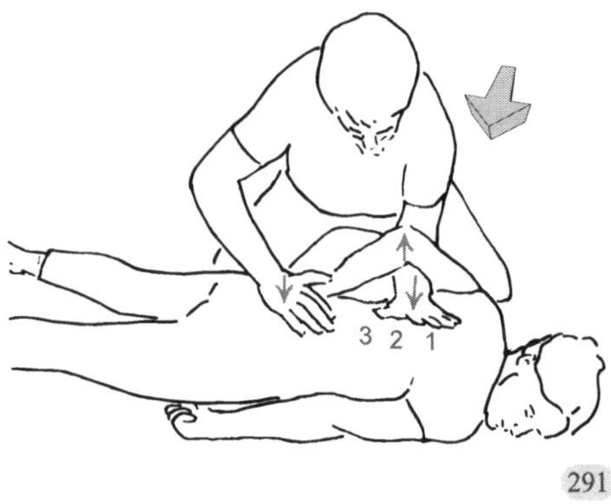

291

Du legst den Arm (K), der sich näher zu dir befindet, so auf dem Rücken (K) ab, dass die Handaußenseite (K) auf dem Kreuzbein (K) zu liegen kommt. Dort wird die Hand des Klienten durch die Hand deines unteren Arms fixiert.

Die Hand deines oberen Arms streckst du nun unter dem auf den Rücken (K) liegenden Arm (K) hindurch, sodass dein Handballen auf dem Rückenstrecker (K), der sich näher zu dir befindet, zu liegen kommt.

Durch Aufrichten deines Oberkörpers „hebelst“ du jetzt den Arm (K) Richtung Himmel *[291]*. Der Handballen deines oberen Arms presst dabei den Rückenstrecker (K) Richtung Boden und zieht ihn gleichzeitig von der Wirbelsäule (K) weg. Bearbeite so den Bereich des Rückenstreckers (K) von Höhe der Schultermitte (K) bis zum mittleren Rücken (K). Halte den Druck und den Zug für jeweils ca. 5 Sekunden und wechsele dann zur nächsten Zone. Arbeite so 1/2/3/2/1/2/3.

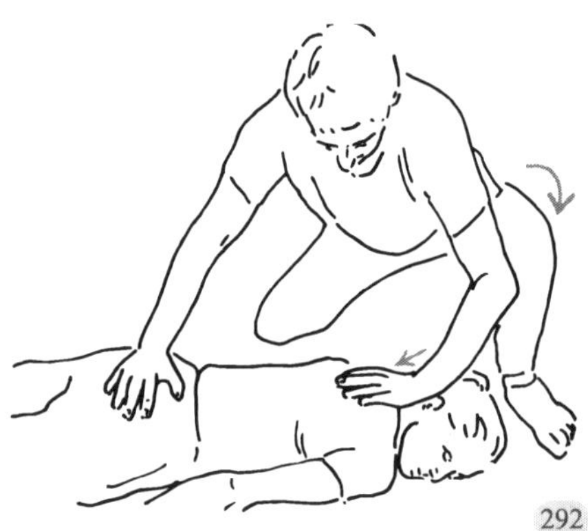
292

Nun kommst du in den Halbkniestand. Um „flacher“ arbeiten zu können, ist dein Oberkörper nach vorn gebeugt. Du stehst auf Schulterhöhe (K) im 90° Winkel zum Klienten, der Fuß deines oberen aufgestellten Beins befindet sich kurz über dem Kopf (K) *[292]*.

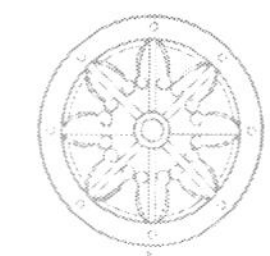

Presse auf der Linie hinter dem Schulter-Nacken-Grat (K) mit dem Daumen deines oberen Arms die Punkte 1/2/3/2/1. Punkt 1 befindet sich nahe dem Halsansatz (K), 2 in der Mitte und Punkt 3 am äußeren Ende des Muskeldreiecks (K) *[295], [Linie A]*. Die Hand deines unteren Arms legst du hierbei auf das Kreuzbein (K). Der Ellenbogen des oberen Arms ist an das obere Bein gestellt.

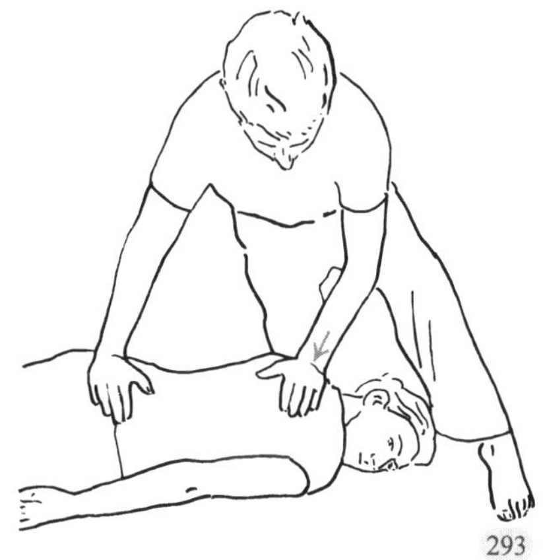

293

Für die Pressur verlagerst du das Körpergewicht nach vorn in dein aufgestelltes oberes Bein. Von dort wird die Kraft über den Ellenbogen bis zu deinem arbeitenden Daumen weitergeleitet. Es ist eine leicht drehende Bewegung, die du so ausführst.

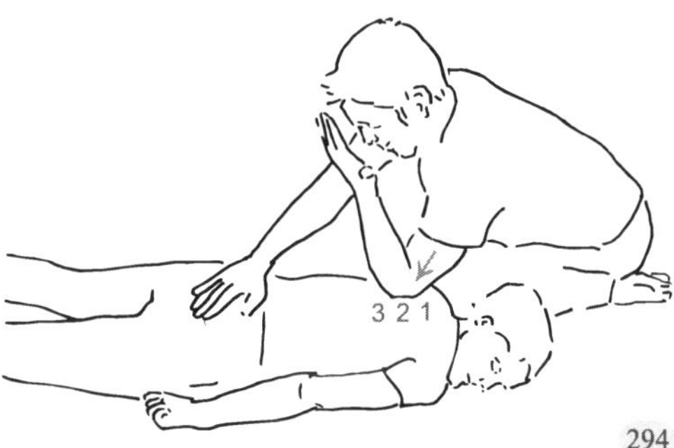

294

Bearbeite dann mit dem Handballen deines oberen Arms den Bereich des Rückenstreckers (K) zwischen Schulterblatt und Wirbelsäule (K) 1/2/3/2/1 *[295], [Linie B]* . Der Druck, den du wieder durch Verlagerung deines Körpergewichtes ausübst, geht über deinen oberen Handballen schräg in den Oberkörper (K) hinein Richtung unteres Brustbein (K) *[293]*.

Du kannst diesen Bereich auch noch härter behandeln, indem du ihn mit deinem Ellenbogen pressierst *[294]*.
Dafür setzt du dich im japanischen Sitz auf Schulterhöhe (K) neben die zu behandelnde Körperseite (K). Stelle den Ellenbogen deines inneren Arms in die Zonen und presse wiederum schräg in den Oberkörper (K) 1/2/3/2/1.

Wiederhole danach zur Entspannung den Handballendruck in diesen Zonen *[293]*.

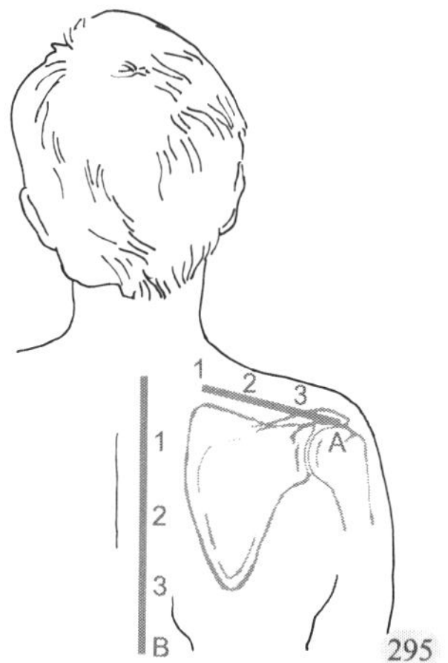

295

Wiederhole danach diese Technik an der anderen Körperseite (K).

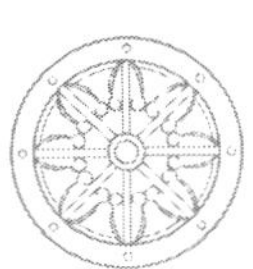

Cobra

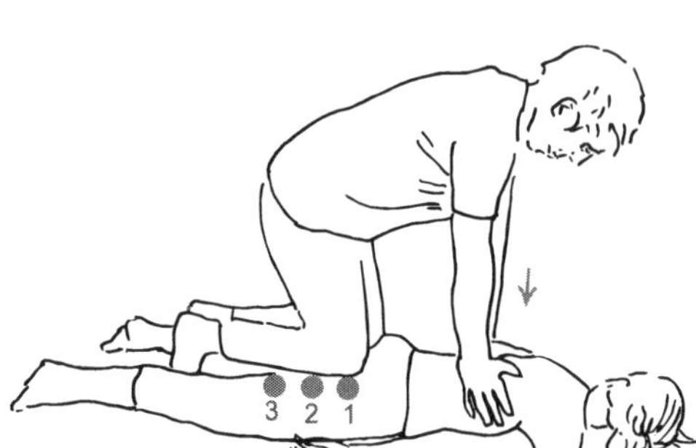

296

Der Klient liegt weiterhin in der Bauchlage, seine Arme sind nach unten gerichtet neben seinem Oberkörper abgelegt und seine Beine leicht geöffnet.

Setze dich mit deinen Knien auf die höchsten Stellen der beiden Gesäßhälften [(K)] (Zone 1). Deine Füße befinden sich innerhalb des Beindreiecks [(K)].

Lehne deinen Oberkörper nach vorn und presse während der Ausatmung [(K)] mit deinen Handflächen, die sich in der Schmetterlingsstellung befinden, beide Rückenstrecker [(K)] gleichzeitig Richtung Boden [296]. Starte den Druck kurz über dem Kreuzbein [(K)], arbeite dich so den Rücken [(K)] hinauf bis zur Unterkante der Schulterblätter [(K)]. Achte hierbei immer darauf, keinen direkten Druck auf die Wirbelsäule [(K)] auszuüben. Wenn du an den Schulterblattunterkanten [(K)] angekommen bist, gleitest du mit deinen Handflächen ohne größeren Druck über die Schultern [(K)] und stellst diese auf den oberen Oberarmen [(K)] ab.

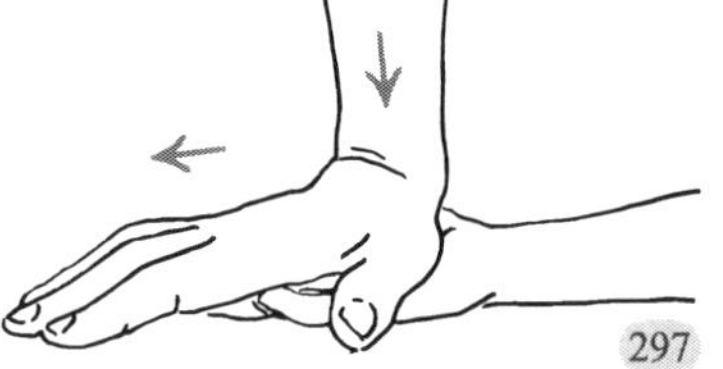
297

Laufe jetzt mit einem Handflächenlauf beide Arme [(K)] nach unten zu den Händen [(K)]. Gleite diese mit deinen Handballen 3-mal aus *[297]*, wobei deine Finger nach unten zu den Füßen [(K)] gerichtet sind. Greife jetzt die Unterarme [(K)] und lasse gleichzeitig deine vom Klienten ebenso umfassen. Dieser wird hierbei aktiv, einerseits muss er zugreifen und andererseits seinen Kopf bei der folgenden Hebung angehoben halten.

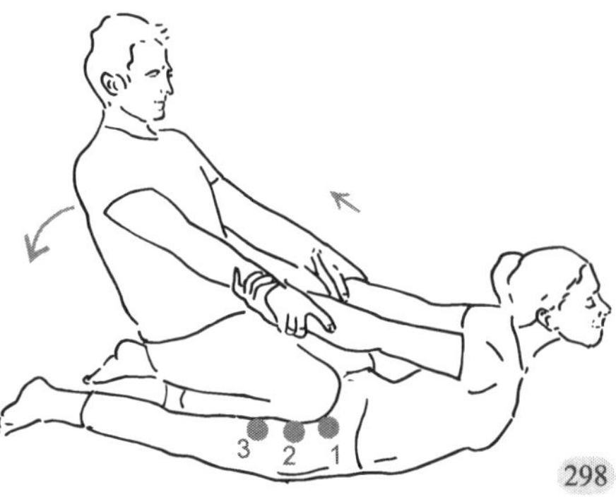

298

Setze dich mit deinen beiden Knien auf die Gesäßfalten [(K)] (Zone 2) und hebe den Oberkörper [(K)], indem du ihn nach hinten lehnst, Richtung Himmel an *[298]*.

Halte die Hebung für ca. 5 Sekunden, lege ihn dann wieder am Boden ab.

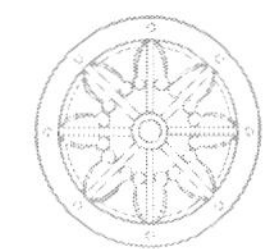

Setze deine Knie nun auf die Mitte der beiden hinteren Oberschenkel (K) (Zone 3) und wiederhole das Anheben des Oberkörpers (K). Lege diesen dann wieder ab und wechsele mit deinen beiden Knien wiederholt nach Zone 2.

Hier hebst du den Oberkörper (K) erneut an. Führe ihn zuerst Richtung Himmel *[300]*, dann nach rechts *[299]*, anschließend nach links *[301]*. Halte den Zug für jeweils ca. 5 Sekunden. Führe ihn dann zurück zur Mitte und hebe ihn wiederholt an, dieses Mal etwas höher, bevor du ihn wieder am Boden ablegst.

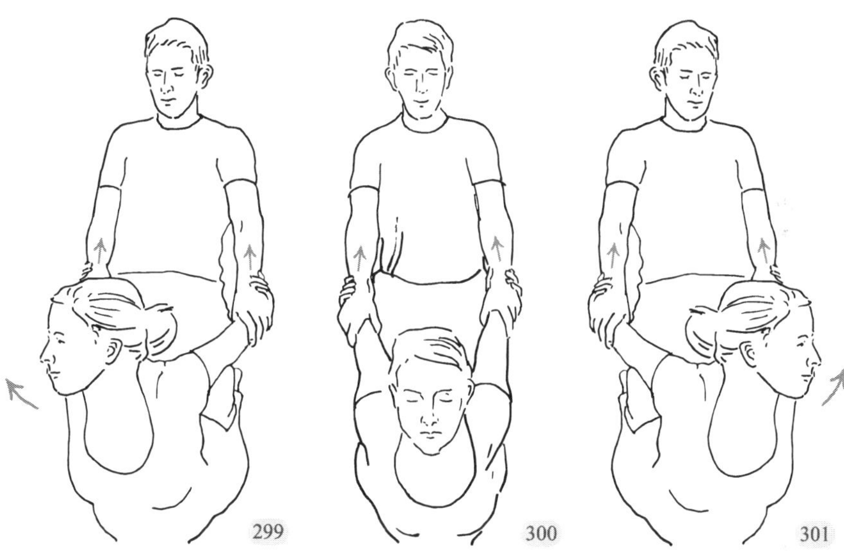

299 300 301

Setze dann deine Knie wieder in Zone 1 und laufe mit einem Handflächenlauf die Arme (K) nach oben Richtung Schultern (K). Gleite jetzt in umgekehrter Richtung über diese. Beginne mit dem Handflächendruck (Schmetterlingsstellung) in Höhe der Schulterblattunterkanten (K) auf den Rückenstreckern (K) *[296]*. Arbeite so den Rücken (K) abwärts.
Wenn du kurz vor dem Kreuzbein (K) angekommen bist, löst du deine Knie aus den Zonen 1 (K) und setzt sie zwischen die Oberschenkel (K).

Arbeite jetzt mit einem Handflächenlauf über das Gesäß (K) und die Beine (K) bis nach unten zu den Füßen (K).

Beachte: Die „Cobra" ist zu unterlassen, wenn der Klient unter „gleitenden Bandscheiben" oder anderen gravierenden Rücken- oder Schulterbeschwerden leidet.

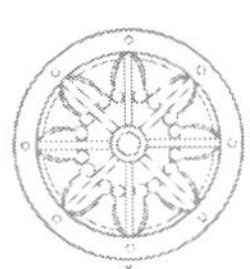

Heuschrecke

(86)

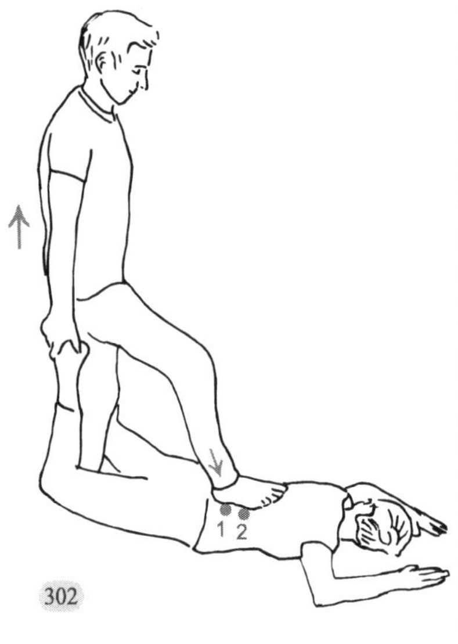

302

Du befindest dich im Stand am unteren Ende des Beindreiecks (K). Bitte den Klienten zunächst seine Arme neben seinem Kopf abzulegen. Dies dient dem Schutz der oberen Wirbelsäule (K).
Greife jetzt beide Füße (K) am Spann und hebe die Beine (K) Richtung Himmel an. Du willst jetzt mit einer deiner Fersen die Kreuzbeinzonen (K) pressieren und dabei gleichzeitig die Beine (K) anheben.
Die Kreuzbeinzonen befinden sich auf dem jeweiligen Rückenstrecker (K) zwischen Kreuzbein (K) und dem hinteren unteren Rippenansatz (K). Zone 1 liegt näher in Richtung Kreuzbein und Zone 2 liegt ein Stück höher Richtung des unteren Rippenansatzes (K) *[244]*.

Dein linkes Bein (Standbein) steht zwischen den Oberschenkeln (K). Du hebst nun deinen rechten Fuß an und setzt ihn zuerst auf der rechten Gesäßhälfte (K) ab *[303]*. Dies dient der Sicherheit und hilft dir dein Körpergewicht auf deinem Standbein auszumitteln. Dann setzt du deine rechte Ferse auf den rechten Rückenstrecker (K) in Kreuzbeinzone 1. Du gibst in diese Ferse nur ganz wenig Gewicht, sie dient ausschließlich als Blockierung *[304]*.

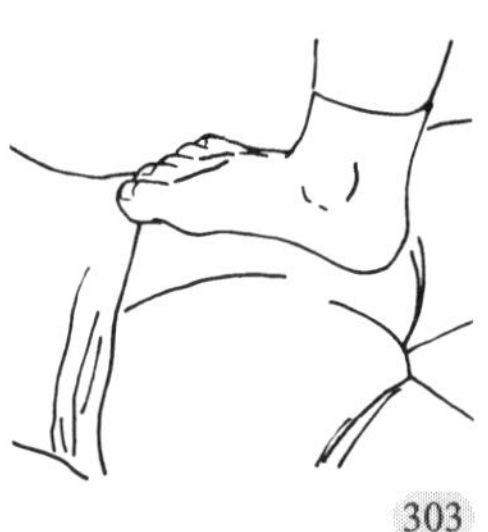
303

Jetzt hebst du mit einer gleichförmigen Bewegung beide Beine (K) in Richtung Himmel *[302]*. Deine rechte Ferse wird hierbei automatisch in die Kreuzbeinzone 1 auf der rechten Körperseite (K) gepresst.

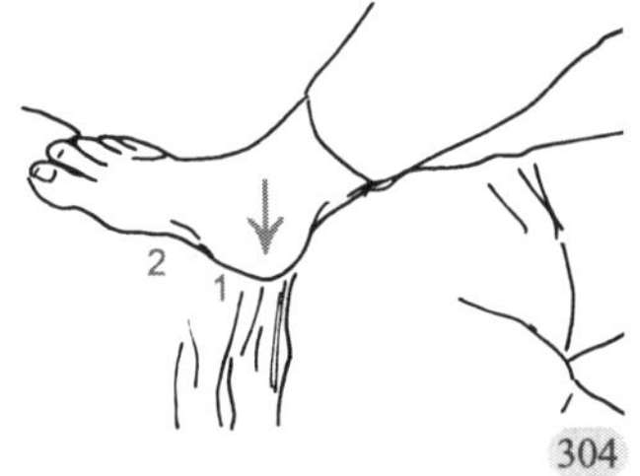

304

Halte den Druck und Zug für ca. 5 Sekunden und arbeite so 1/2/1.

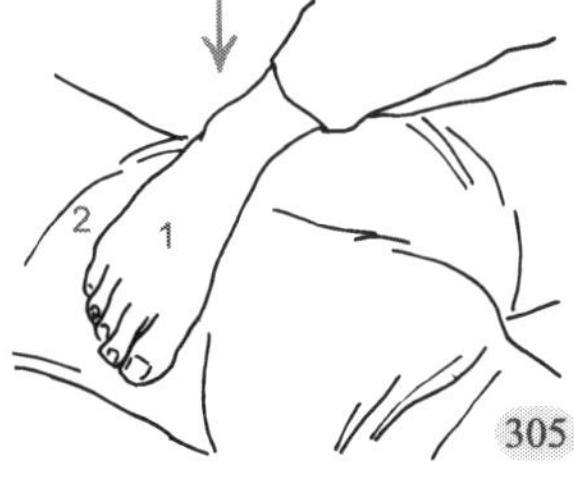

305

Wechsele dann dein Standbein und wiederhole diese Technik an der linken Körperseite (K).
Als Abschluss solltest du einen deiner Füße über beide Rückenstrecker (K) stellen *[305]*. Hebe dann wieder die Beine (K) Richtung Himmel und arbeite 1/2/1 in den Kreuzbeinzonen beider Rückenstrecker (K).

Rücken strecken

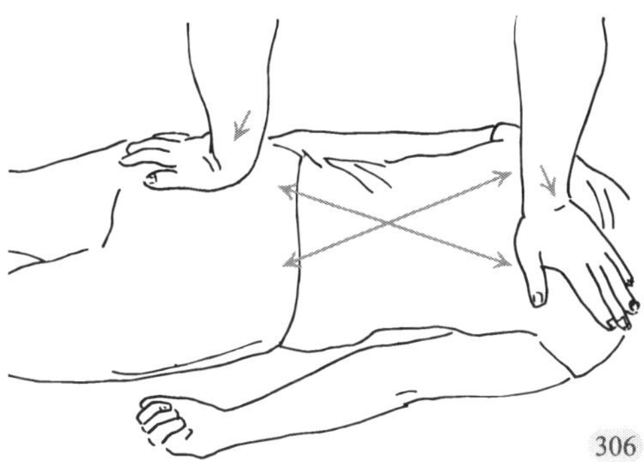

306

Du kniest im 90° Winkel zum Klienten, ungefähr auf Höhe des mittleren Rückens (K).

Deine Absicht ist es, diesen diagonal zu dehnen.

Dazu setzt du die Handfläche deines oberen Arms auf das Schulterblatt (K), das weiter von dir entfernt liegt. Der Handballen dieses Arms sollte dabei durchaus noch die Muskeln (K), die direkt unter und innen neben dem Schulterblatt (K) liegen, berühren.

Der Handballen deines unteren Arms sollte Kontakt zum Kreuzbein (K) haben, wobei die Hand auf den Muskeln der Gesäßhälfte (K) liegt, die sich näher zu dir befindet *[306]*.

Wenn du jetzt eine Linie zwischen den Händen ziehen würdest, liefe sie diagonal über den Rücken (K). Lege das Gewicht deines Oberkörpers in die Hände und drücke zusätzlich mit diesen die gedachte diagonale Linie weiter nach außen. Halte die Dehnung für ca. 5 Sekunden.

Deine Handflächen rücken dann auf der gedachten diagonalen Linie ein wenig zusammen, berühren aber immer noch das Kreuzbein (K) und das Schulterblatt (K). Dehne hier erneut für 5 Sekunden und wiederhole dann die Anfangsdehnung mit weiter auseinander gestellten Händen.

Dieses erfolgt auch auf der anderen Diagonale des Rückens (K).
Nun willst du den Rücken (K) gerade nach oben und unten strecken.

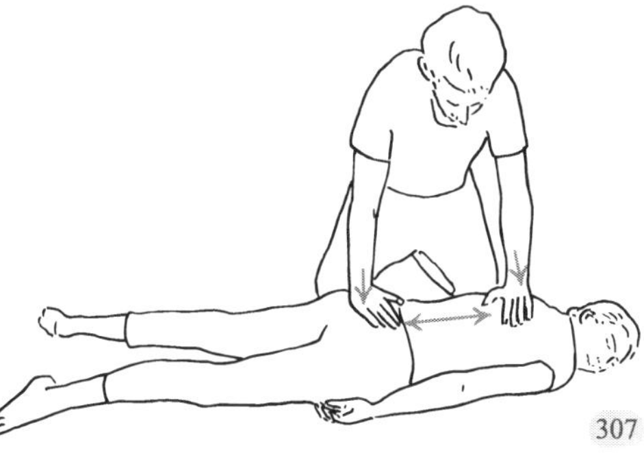

307

Lege dazu die Hand deines unteren Arms auf das Kreuzbein (K). Deine obere sucht sich die höchste Stelle des Rückens (K) *[307]*. Es ist die Fläche, die am weitesten Richtung Himmel ragt, sie befindet sich meistens im Bereich zwischen den unteren Schulterblättern (K).Wölbe diese Hand ein wenig, um damit keinen direkten Druck auf die Wirbelsäule (K) auszuüben.

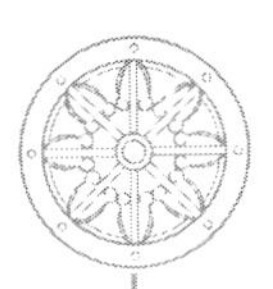

Lege das Gewicht deines Oberkörpers wieder in deine Hände und presse mit diesen noch ein wenig nach außen, sodass der Rücken (K) der Länge nach gedehnt wird. Halte den Druck und Zug für ca. 5 Sekunden. Dann rutscht du mit deinen Händen ein kleines Stück weiter zusammen. Die Hand deines unteren Arms berührt erneut das Kreuzbein (K). Dehne hier noch einmal für 5 Sekunden und wiederhole dann die Dehnung mit weiter auseinander gestellten Händen.

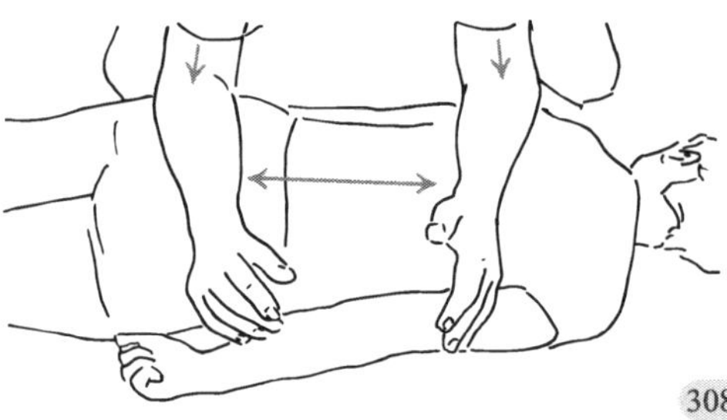

308

Eine andere, auch sehr effektive Methode zur Längsdehnung des Rückens (K) besteht in der Arbeit mit deinen Unterarmen.

Stelle deine Knie dafür relativ weit auseinander und ein Stück weiter vom Klienten entfernt. Lege den Unterarm deines unteren Arms auf das Kreuzbein (K) und den deines oberen auf die höchste Stelle des Rückens (K). Lasse das Gewicht deines Oberkörpers langsam in deine Unterarme sinken und drücke mit diesen nach außen *[308]*.

Halte den Druck und Zug für ca. 5 Sekunden. Arbeite wie zuvor lang, kurz, lang.

Jetzt stelle ich eine Technik vor, die den Bereich des unteren Rückens (K) besonders gut öffnet.

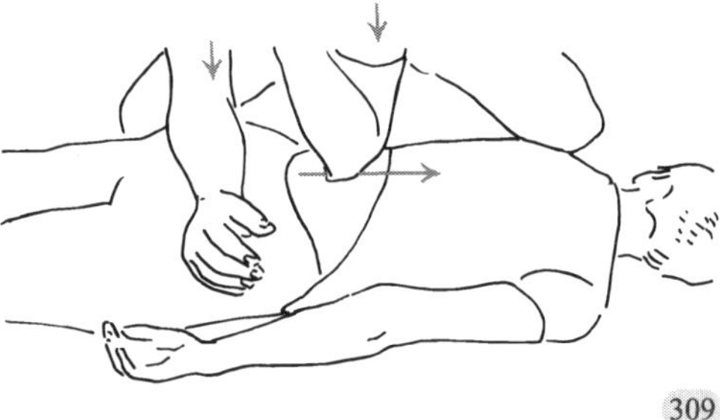

309

Du kniest im 90° Winkel auf Höhe des unteren Rückens (K). Der Unterarm deines unteren Arms drückt hierbei das Kreuzbein (K) Richtung Boden. Deinen oberen Arm winkelst du an, damit du den Ellenbogen in einen Rückenstrecker (K) kurz über dem Kreuzbein (K) stellen kannst *[309]*.

Übe mit deinen beiden Armen Druck Richtung Boden aus und gleite dann mit dem Ellenbogen deines oberen Arms den Rückenstrecker (K) nach oben und stoppe kurz vor dem unteren Rippenansatz (K). Dein gleitender Ellenbogen arbeitet nach Möglichkeit direkt auf der Haut (K) , und zwar relativ stark.

Arbeite so mehrmals und wechsele dann die Seite.

Grundbehandlung Sitzposition

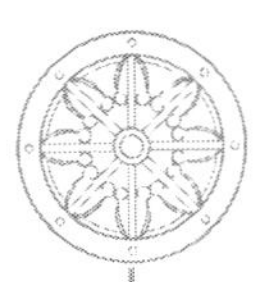

Katze / Kuh 2

(88)

Der Klient sitzt in einem aufrechten Meditationssitz. Stelle dich so zu ihm, dass deine Füße kurz hinter dem Gesäß (K) stehen. Deine Unterschenkel und Knie hindern den Klienten daran, in sich „zusammenzusacken".

Es geht jetzt als Erstes um die Behandlung des Schulter-Nacken-Grats (K) *[312]*. Drehe deine Hände nach hinten zum Rücken (K), die Finger zeigen Richtung Gesäß (K) und die Handballen kommen auf dem Schulter-Nacken-Grat (K) zu liegen *[310]*. Lasse dein Körpergewicht langsam in deine Hände sinken und presse den Schulter-Nacken-Grat (K) Richtung Boden 1/2/3.

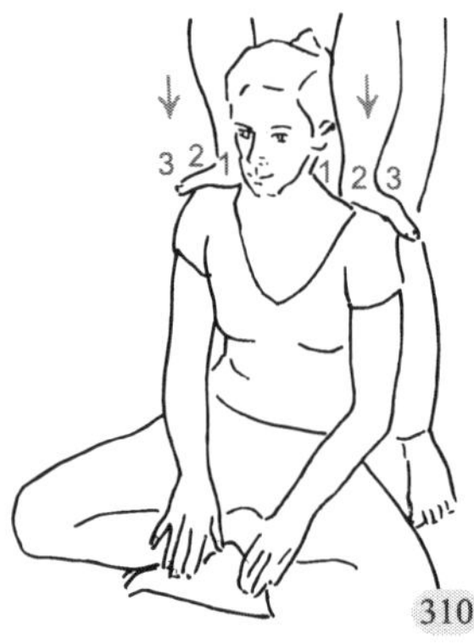

310

Zone 1 liegt auf diesem nahe des Halsansatzes (K), 2 in der Mitte und 3 weiter nach außen Richtung Schulterkugel. Halte den Druck in jeder Zone für ca. 5 Sekunden.

Drehe dann deine Hände so, dass die Finger zur Brust (K) zeigen und presse dieselben Zonen wiederholt rückwärts 3/2/1 *[311]*.

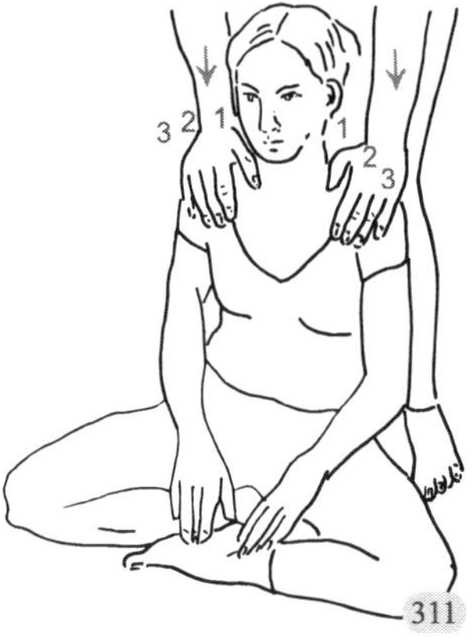

311

Als Nächstes beabsichtigst du aus derselben Körperstellung heraus Druck mit deinen Daumen auf das Muskeldreieck (K) auszuüben, welches sich oberhalb des Schulterblattes (K) befindet. Auf diesem Muskeldreieck visualisierst du zwei Linien, die leicht versetzt liegen. Linie A befindet sich kurz unter dem Schulter-Nacken-Grat (K) und Linie B liegt ein wenig tiefer Richtung oberer Schulterblattkante *[312]*.

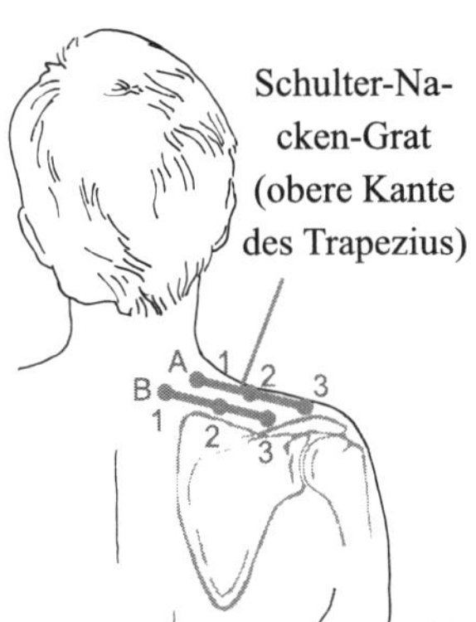

312

Auf diesen zwei Linien legst du jeweils 3 Punkte fest, die du mit deinen Daumen presst. Der Klient sollte während der Pressur seinen Kopf bewegen. Bespreche das kurz vorher mit ihm und gib ihm entsprechende Anweisungen. Der Druck sollte auf beiden Seiten gleichzeitig für ca. 5 Sekunden je Punkt erfolgen.

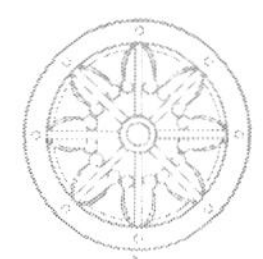

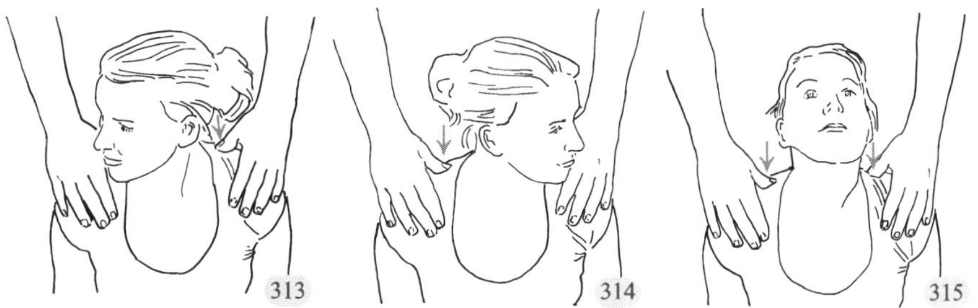

Drücke Punkt 1 auf Linie A, der Klient hebt den Kopf Richtung Himmel. *[315]*
Drücke Punkt 2 auf Linie A, der Klient dreht den Kopf dabei nach rechts. *[313]*
Drücke Punkt 3 auf Linie A, der Klient dreht den Kopf dabei nach links. *[314]*
Drücke Punkt 3 auf Linie B, der Klient dreht den Kopf dabei nach rechts. *[313]*
Drücke Punkt 2 auf Linie B, der Klient dreht den Kopf dabei nach links. *[314]*
Drücke Punkt 1 auf Linie B, der Klient hebt den Kopf dabei Richtung Himmel. *[315]*

Danach wiederholst du noch einmal den Handballendruck am Schulter-Nacken-Grat (K) *[310],[311]*.

Bitte als Nächstes den Klienten die Hände vorn auf dem Boden abzustellen und die Arme gestreckt zu halten. Der Oberkörper (K) ist locker nach vorn gebeugt, der Rücken (K) somit rund, der Kopf (K) gesenkt *[316]*. Du befindest dich im Halbkniestand hinter dem Rücken (K).

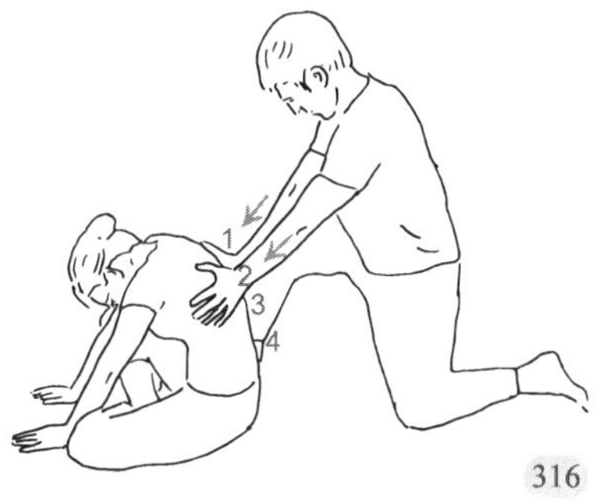

Teile diesen in 4 Zonen ein, wobei sich Zone 1 kurz unterhalb der Schulterblätter (K) und Zone 4 kurz über dem Kreuzbein (K) befindet.

Stelle deine Handflächen mit dem Schmetterlingsgriff *[317]* in Zone 1 und lasse über deine gestreckten Arme langsam dein Körpergewicht in den Rücken (K) hineinsinken. Deine Handballen drücken dabei auf die Rückenstrecker (K), nie direkt auf die Wirbelsäule (K). Der Rücken (K) wird dabei in ein Hohlkreuz gedrückt und der Kopf (K) hebt sich *[318]*.

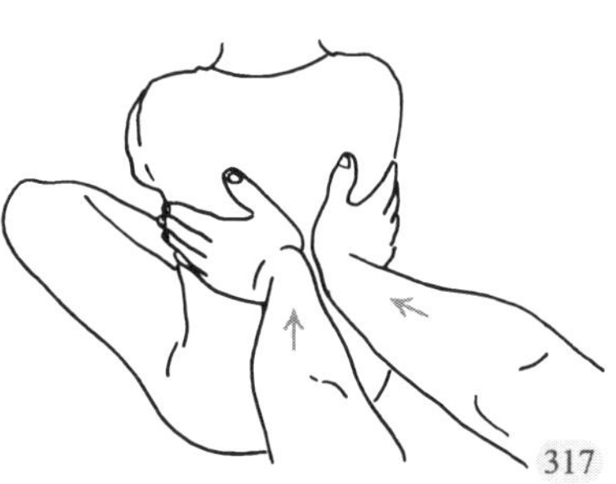

Halte den Druck für 5 Sekunden und löse ihn dann. Der Oberkörper (K) geht wieder in die Ausgangsposition zurück, der Rücken (K) ist rund, der Kopf (K) gesenkt, die Arme (K) bleiben gestreckt.

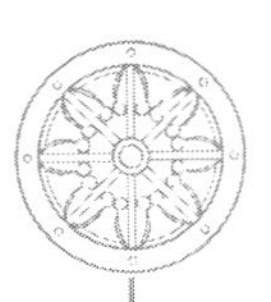

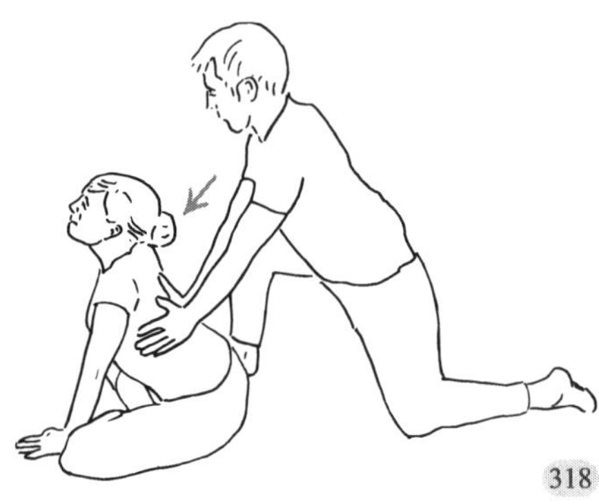

318

Arbeite so 1/2/3/4. Bei Zone 4 hältst du den Druck und wanderst mit einem Handballenlauf die Rückenstrecker (K) hoch bis kurz unterhalb der Schulterblätter (K).

Stelle jetzt deine Daumen in die Mitte der Rückenstrecker (K), kurz unterhalb der Schulterblattunterkante (K) und presse durch Verlagerung deines Körpergewichtes den Oberkörper (K) wieder nach vorn *[319]*. Die Hände (K) sind weiterhin vorn abgestellt, die Arme (K) durchgedrückt.

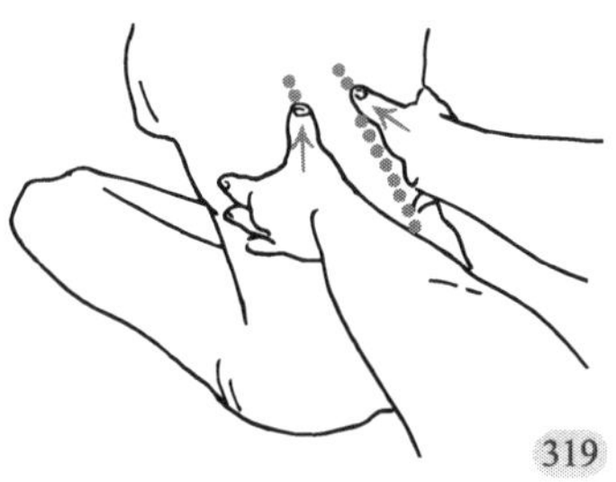

319

Halte den Druck für ca. 5 Sekunden und löse ihn dann. Der Oberkörper (K) geht wieder in die Ausgangsposition zurück. Arbeite so in kleinen Druckabständen den Rücken (K) nach unten bis zum Quermeridian. Auf diesem drückst du mit derselben Bewegungsabfolge auf beiden Körperseiten (K) die Punkte 1/2/3/2/1. Punkt 1 befindet sich auf dem Quermeridian (K) nahe der Wirbelsäule (K), 2 in der Mitte der Rückenstrecker (K) und Punkt 3 fast an der Außenkante dieser *[320]*.

Laufe danach mit abwechselndem Druck deiner Daumen die Rückenstrecker (K) hoch bis kurz unterhalb der Schulterblattunterkanten (K) und wiederhole den am Anfang ausgeübten Handballendruck *[316], [318]*.

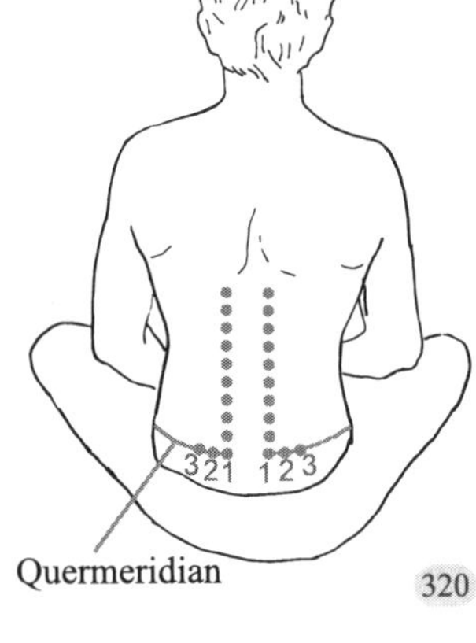

320

Greife dann mit den Händen den Kapuzenmuskel (K) auf beiden Seiten und führe den Klienten so in einen aufrechten Sitz. Knete abschließend mit deinen Händen den Trapeziusmuskel (K) für ca. 20 Sekunden *[321]*.

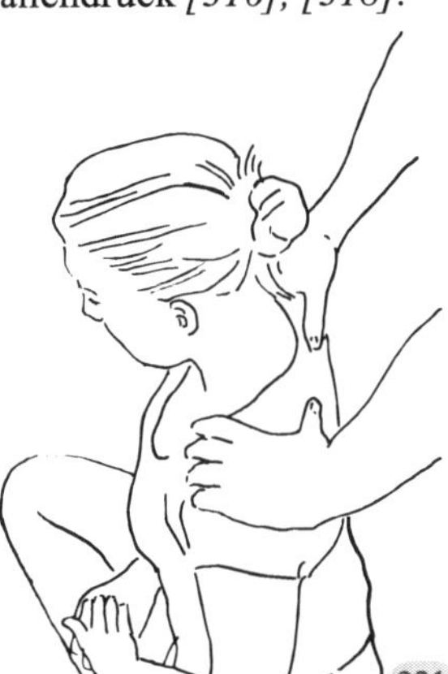

321

Schulterblatt 2

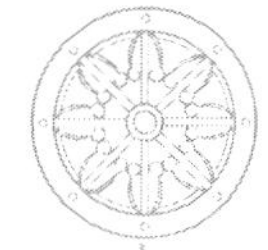

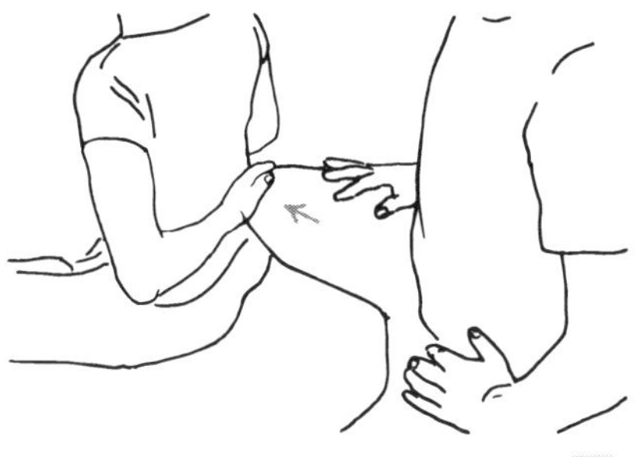

322

Der Klient befindet sich weiterhin im Meditationssitz, du kniest hinter seinem Rücken. Bitte ihn seinen linken Arm auf seinen Rücken zu führen. Richte dein rechtes Knie auf und fixiere damit die linke Hand (K) auf dem rechten Rückenstrecker (K) *[322]*. Die Handinnenfläche (K) zeigt hierbei zu deinem Knie.

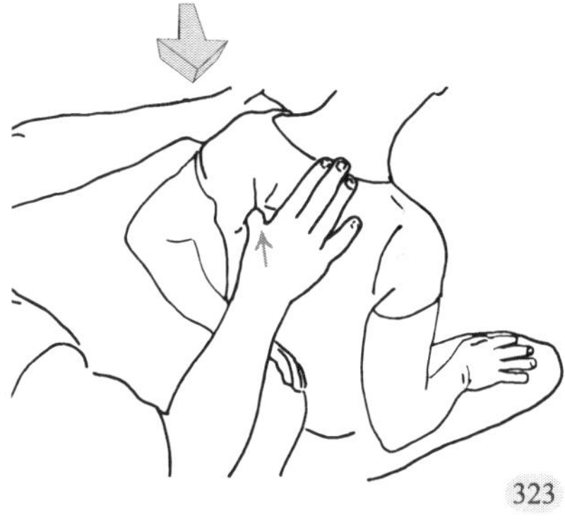

323

Greife mit deiner linken Hand die linke Schulterkugel (K) und schiebe sie schräg nach hinten. Deine rechte Hand presst gleichzeitig die Muskeln neben und unter dem linken inneren Schulterblatt (K).

Du kannst dabei den rechten Daumen verwenden *[323]* oder aber du arbeitest mit der Hand- oder Fingerkante *[324]*. Bearbeite so die gesamte Fläche neben und unter dem linken inneren Schulterblatt (K).

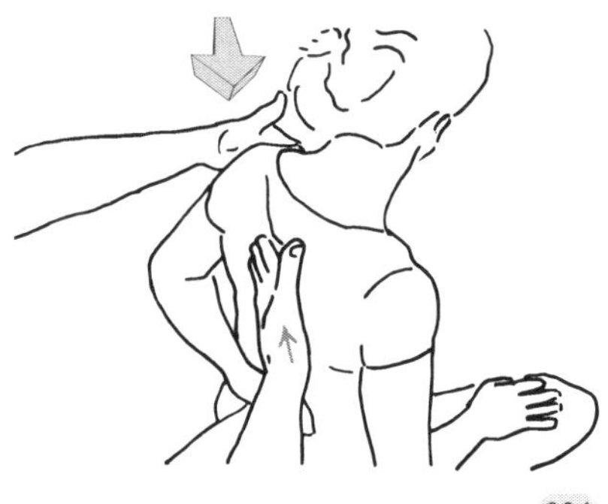

324

Für die andere Schulter (K) gilt diese Anleitung seitenverkehrt.

Beachte: Die zu bearbeitende Schulter(K) wird nicht nach hinten gezogen, sondern schräg nach hinten über den Rücken (K) geschoben.

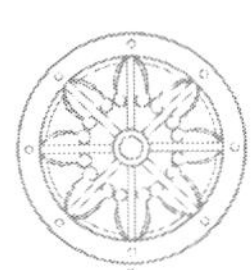

Tennis spielen (90)

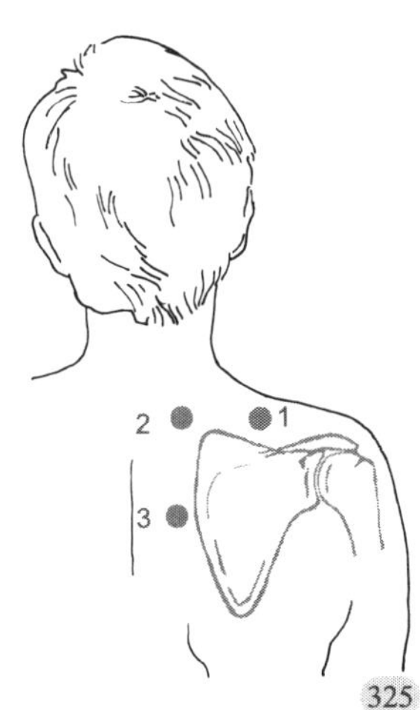

325

Lage der 3 Punkte *[325]*

Punkt 1 liegt kurz über der Mitte der oberen Knochenkante des Schulterblattes (K).

Punkt 2 befindet sich schräg oberhalb der oberen inneren Ecke des Schulterblattes (K).

Punkt 3 liegt kurz neben der Mitte der inneren Knochenkante des Schulterblattes (K).

Druckrichtung

Bei Punkt 1 drückst du nach unten Richtung Erde, bei 2 und 3 wird leicht schräg in den Oberkörper (K) gepresst. Wenn der Klient ein wenig in sich zusammensackt, sodass sich sein Rücken rundet, wird die Pressur am Punkt 3 begünstigt.

Für die Bearbeitung dieser Punkte auf der rechten Körperseite (K) gilt:

Stelle dich in den Halbkniestand hinter den Rücken (K). Dein rechtes Bein ist aufgestellt und du kniest auf deinem linken. Die Außenkante deines rechten Unterschenkels ist an den Rücken (K) gestellt.

Hebe den rechten Arm (K) an und stelle deinen rechten Ellenbogen in den jeweiligen Punkt. Greife mit der rechten Hand den rechten angehobenen Unterarm (K) vor dem Handgelenk (K). Mit deiner linken fasst du die rechte Hand (K). Gebe vorsichtig Gewicht in deinen rechten Ellenbogen und führe mit den Händen den angehobenen Arm (K) schräg nach hinten *[326]*.

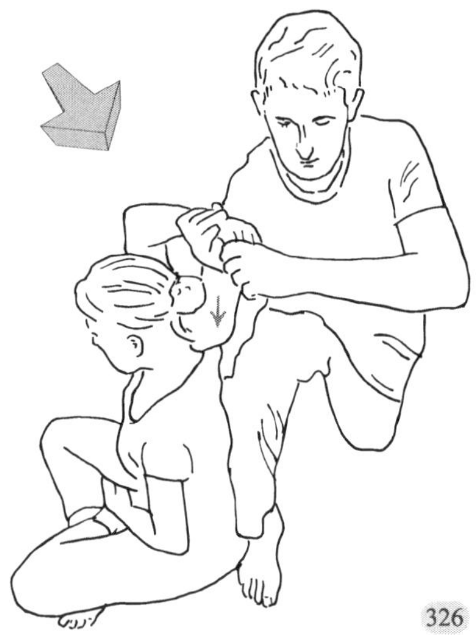
326

Übe Zug und Druck hier gleichzeitig für ca. 5 Sekunden aus. Arbeite so 1/2/3. Wiederhole diese Technik jetzt seitenverkehrt an der anderen Körperseite (K).

Beachte: Diese Technik ist zu unterlassen, wenn der Klient unter einer Luxation des Schultergelenks leidet.

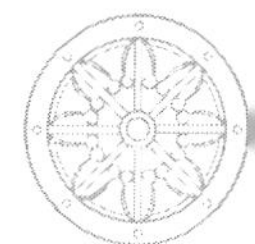

(91) Ellenbogendruck Kapuzenmuskel

Diese Technik kann zusätzlich oder anstelle der zuvor erläuterten angewendet werden. Mit ihr lässt sich der obere Bereich des Kapuzenmuskels (K) kurz hinter dem Schulter-Nacken-Grat (K) gut behandeln.

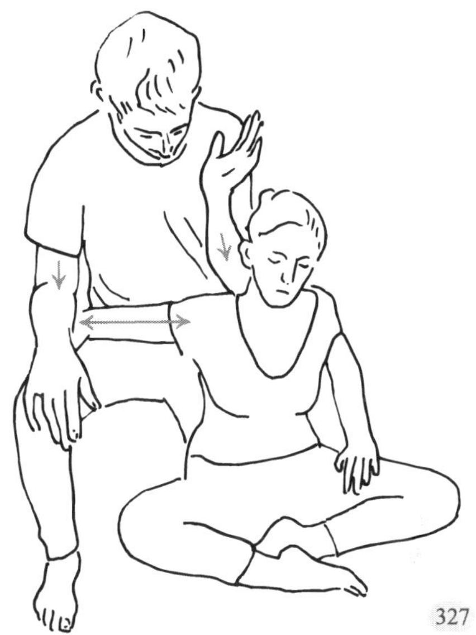

327

Stelle dich im Halbkniestand hinter den Klienten. Bei der Arbeit an der rechten Körperseite (K) steht dein rechtes Bein aufgestellt neben dem Klienten, du kniest auf deinem linken. Der Rücken (K) wird durch deinen linken Oberschenkel gestützt.

Der rechte Unterarm (K) liegt angewinkelt auf deinem rechten Oberschenkel und wird durch deinen rechten Unterarm dort gehalten *[327]*.

Pressiere aus dieser Position mit deinem linken Ellenbogen die Region kurz hinter dem Schulter-Nacken-Grat (K). Während des Drucks mit deinem linken Ellenbogen kannst du zusätzlich mit deinem fixierenden rechten Unterarm noch ein wenig Zug zur rechten Seite ausüben. So wird die Schulter- und Oberarmmuskulatur (K) zusätzlich gedehnt.

Um den Trapeziusmuskel (K) in dieser Position gut erreichen zu können, ist es oft sinnvoll, dass du den Klienten bittest seinen Kopf ein wenig zur linken Seite zu neigen.

Wiederhole diese Technik seitenverkehrt auf der anderen Körperseite (K).

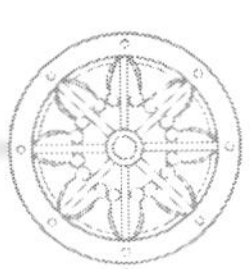

Flügeltwist (92)

Der Klient sitzt weiterhin im Meditationssitz. Du befindest dich seitlich abgewandt im Halbkniestand hinter dem Rücken[K].

Wie weit du dich mit deiner Körperachse zur Seite drehen kannst, hängt von der Flexibilität[K] ab.

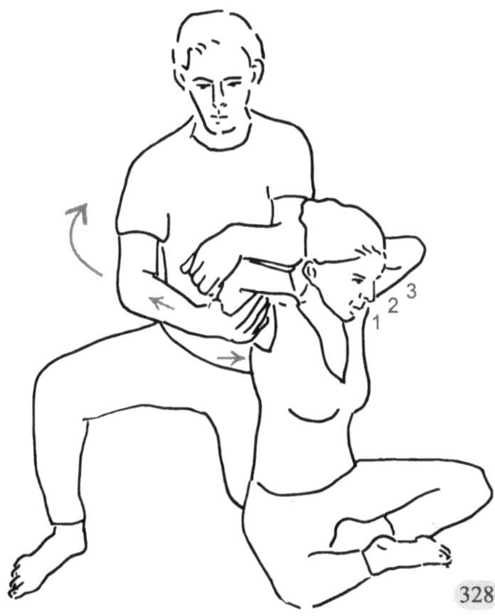

Bei der Behandlung der rechten Körperseite[K] ist dein rechtes Bein aufgestellt, du kniest auf dem linken. Der Rücken[K] wird durch deinen linken Oberschenkel gestützt.
Bitte den Klienten die Hände in seinem Nacken zu verschränken. Du legst dann deinen linken Unterarm so auf den rechten des Klienten, dass du den rechten Ellenbogen[K] mit deiner linken Hand umgreifst. Die rechte Hand führst du unter dem rechten Oberarm[K] hindurch und umfasst den Armstrecker[K] in den entsprechenden Zonen.

Teile den rechten hinteren Oberarm[K] in 3 Zonen ein, wobei sich Zone 1 nahe der Achsel[K], Zone 2 in der Mitte des Oberarms[K] und Zone 3 nahe des Ellbogens[K] befindet.

Führe jetzt mit dem Zug deiner Hände den Oberkörper[K] drehend nach hinten. Ziehe dabei gleichzeitig den rechten Arm[K] mit deinen Händen leicht nach hinten oben und drücke deine linke Hüfte in den Oberkörper[K] hinein nach vorn. Die Bewegung deiner Hüfte ist hier sehr wichtig, sie verstärkt die Dehnung.

Halte den Zug und Druck für ca. 5 Sekunden.

Arbeite so 1/2/3/2/1. Danach schlägst du mit deiner rechten Hand, die eine lockere Faust bildet, die Region des Trizeps des rechten Armes[K] aus.

Wiederhole diese Technik seitenverkehrt an der anderen Körperseite[K].

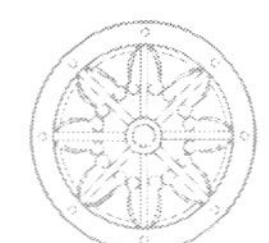

(93) Schulter - Nacken - Streckung

Variante A

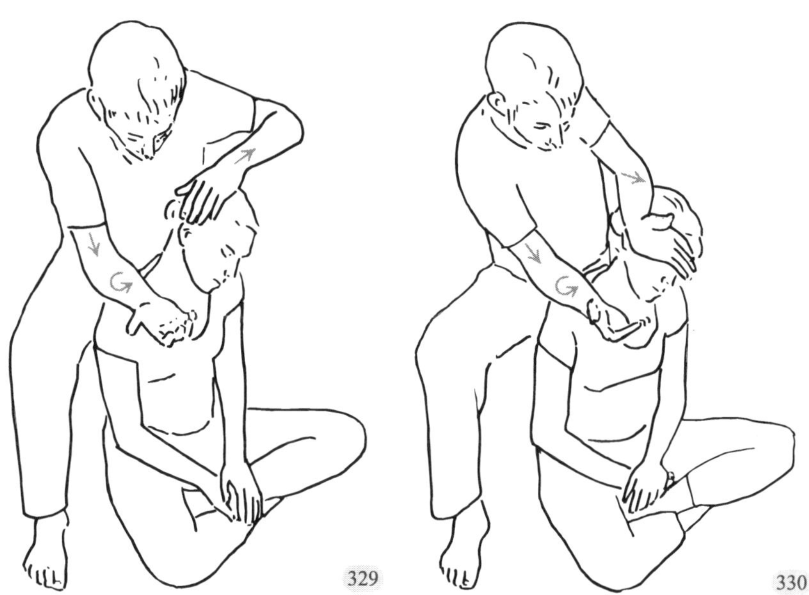

Du befindest dich im Halbkniestand hinter dem Rücken[K]. Bei der Behandlung der rechten Körperseite[K] ist dein rechtes Bein aufgestellt, du kniest auf dem linken.

Du beabsichtigst jetzt den Bereich des Trapeziusmuskels[K] vom Nacken[K] bis hin zur Schulter[K] zu bearbeiten. Dazu neigst du mit der linken Hand *[329]* oder dem linken Unterarm *[330]* den Kopf des Klienten ein wenig in Richtung der linken Schulter[K].

Dann „rollst" du mit deinem rechten Unterarm über den Bereich des Trapeziusmuskels[K], der sich hinter dem rechten Schulter-Nacken-Grat[K] befindet. Führe hierbei drückende und gleichzeitig rollende Bewegungen aus und halte gleichzeitig den Kopf[K] ein wenig in Seitenneigung.

Die Drehrichtung deines rechten Unterarms ist dabei von innen nach außen.

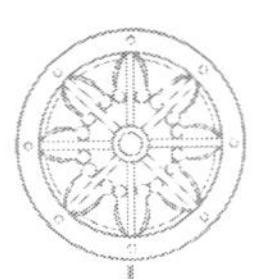

Variante B

Du befindest dich im Stand hinter dem Rücken (K). Dein rechtes Bein steht dabei direkt mittig und sorgt dafür, dass der Klient aufrecht sitzen bleibt und nicht in sich zusammensackt.

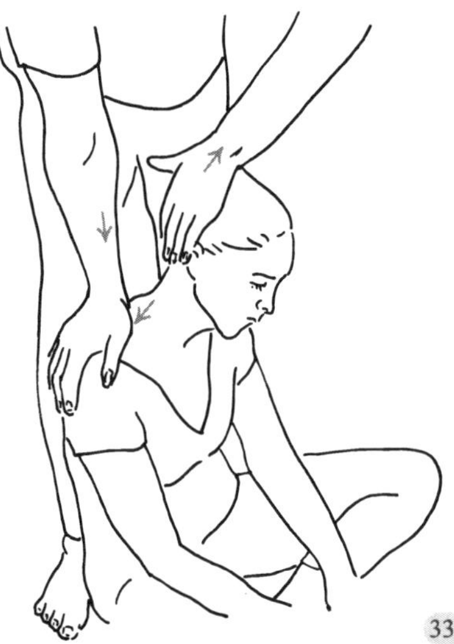

331

Mit deiner linken Hand greifst du nun von oben über die rechte Kopfseite (K) an den hinteren rechten Muskelstrang im Nacken (K). Die Fingerspitzen deiner linken Hand drücken in die hintere seitliche Halsmuskulatur (K) und üben leichten Zug Richtung Himmel aus.

Der Kopf (K) ist ein wenig zur linken Schulter (K) geneigt und zusätzlich etwas nach links gedreht.

Der Handballen deiner rechten Hand arbeitet jetzt mit einer schiebenden Bewegung auf dem rechten Trapeziusmuskel (K) Richtung Schulterblatt *[331]*. Richte dich dabei nach den spürbaren Verspannungen und arbeite so mehrmals.

Achte darauf, dass du mit dem Handballen deiner „schiebenden" Hand nicht oberhalb des 7. Halswirbels (K) ansetzt.

Führe dann beide Techniken seitenverkehrt an der anderen Körperseite (K) aus.

Beachte: Wenn der Klient Verletzungen an der Halswirbelsäule hat oder unter Osteoporose leidet, solltest du diese Techniken nicht ausführen. Zur Vermeidung von Verletzungen sollte die Halswirbelsäule (K) bei beiden Techniken nur ein wenig in die Seitenneigung geführt werden.

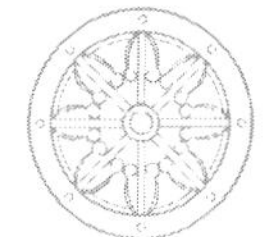

(94) Nacken

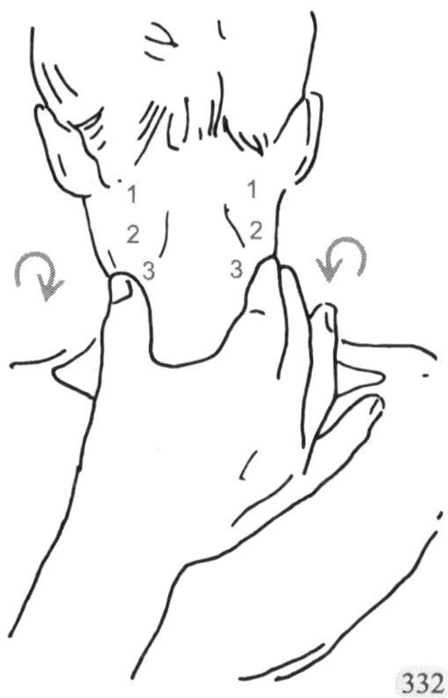

332

Du befindest dich anfangs im Halbkniestand hinter dem Rücken(K). Bitte den Klienten seinen Kopf leicht nach vorn zu senken. Eine deiner Hände hält die Stirn(K). Mit der anderen greifst du den Hals(K) so von hinten, dass dein Daumen auf dem einen und die Fingerkuppen auf dem anderen Muskelstrang im Nacken(K) zu liegen kommen.

Arbeite jetzt mit kreisenden Bewegungen deines Daumens und der Fingerkuppen 1/2/3/2/1, wobei sich Zone 1 auf den Muskelsträngen im Nacken(K) kurz unter dem Hinterhauptsbein(K) befindet. Zone 2 liegt in der Mitte des Nackens und 3 nahe am Halsansatz(K) *[332]*.

Setze dich jetzt im japanischen Sitz hinter den Rücken(K). Führe deine Knie weit auseinander und rutsche soweit nach vorn, dass der Klient zwischen deinen Oberschenkeln sitzt. Bitte ihn den Kopf weiter nach vorn zu senken. Verschränke deine Finger und presse mit den Handballen die Muskelstränge im Nacken(K) zueinander *[333]*.

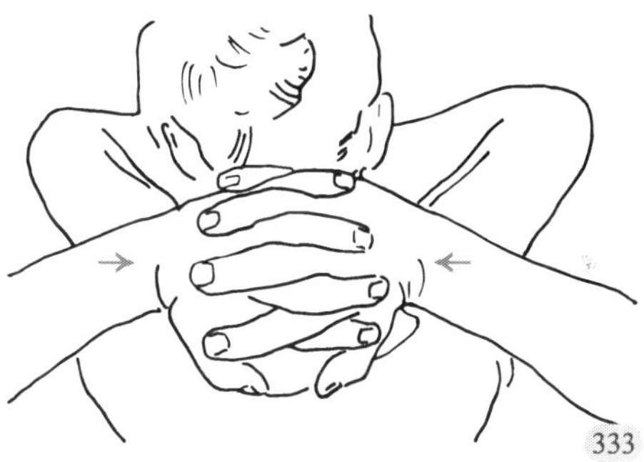
333

Arbeite hier wieder in den Zonen 1/2/3/2/1 und halte den Druck in jeder Zone für ca. 5 Sekunden.

Presse danach die Muskelstränge im Nacken(K) mit deinen Daumen *[334]* zueinander 1/2/3/2/1. Halte auch hier wieder den Druck pro Zone für ca. 5 Sekunden.

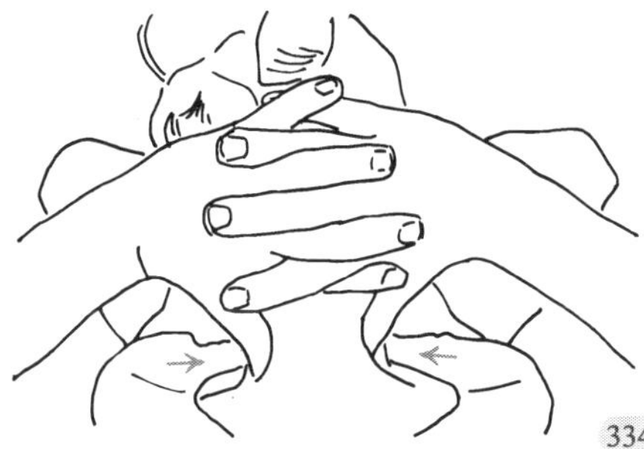
334

Komme danach in den Halbkniestand zurück und arbeite wie zu Anfang dieser Technik mit kreisenden Bewegungen deines Daumens und der Fingerkuppen auf beiden Muskelsträngen im Nacken(K) *[332]*.

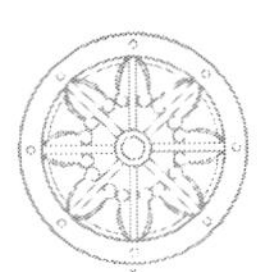

Nacken, Kopf, Gesicht (95)

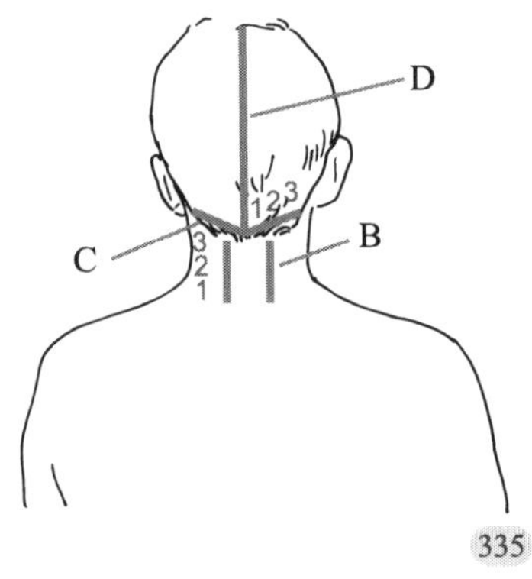

335

Die Behandlung dieser Körperteile erfolgt in der Sitzposition. Die Energielinien und Punkte sind identisch mit denen in der Technik „Schulter, Nacken, Kopf“ (56) und „Gesicht“ (57). Der Ablauf der Behandlung ist ähnlich, jedoch gibt es Unterschiede in den Körperstellungen, was durch die Sitzposition (K) bedingt ist.

Als Erstes willst du die Punkte an den Muskelsträngen im Nacken (K) behandeln (Zone B). Begebe dich dazu in den Halbkniestand schräg hinter den Klienten.

Um den linken Muskelstrang zu bearbeiten, kommst du so in den Halbkniestand, dass dein rechtes Bein aufgestellt ist und du auf dem linken kniest. Der Klient hat seinen Kopf ein wenig nach vorn gekippt. Deine linke Hand hält die Stirn (K) *[336]*. Mit der rechten umgreifst du den Nacken (K) so, dass dein rechter Daumen die Zonen am linken Muskelstrang im Nacken (K) pressieren kann 1/2/3/2/1 *[337]*. Halte den Druck je Punkt für ca. 5 Sekunden.

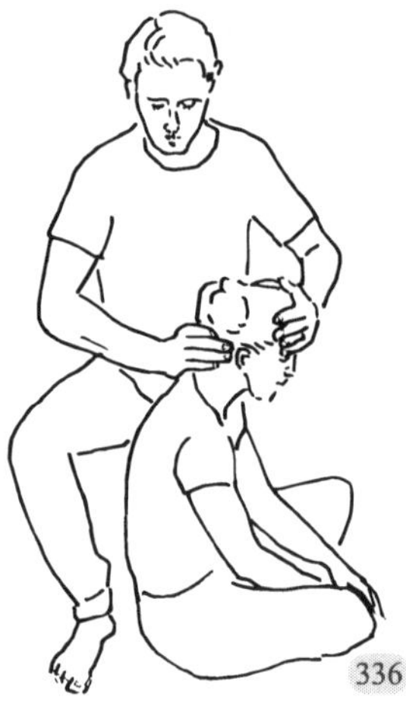
336

Bearbeite dann seitenverkehrt den rechten Muskelstrang im Nacken (K). Presse aus dieser Position mit Daumendruck auch die Punkte in Zone C auf der rechten Seite 1/2/3/2/1 und folgend seitenverkehrt auf der linken Seite. Halte den Druck dort ebenfalls für 5 Sekunden.

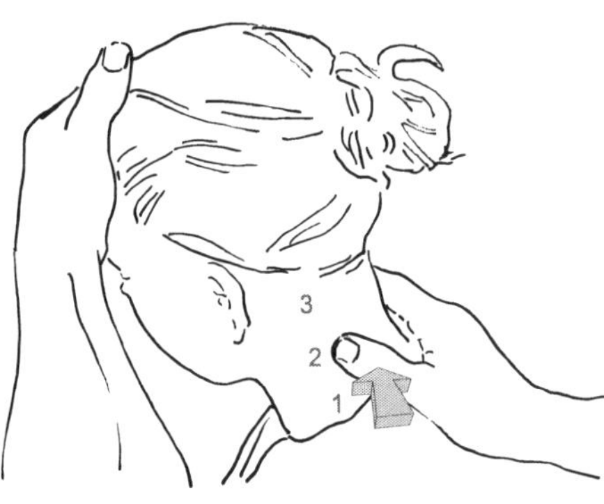

337

Wenn du die Behandlung der Punkte in Zone C beendet hast, presst du in derselben Körperstellung mit Daumendruck die Punkte auf der Linie vom unteren Hinterhauptsbein (K) zur Krone (K) (Zone D - Teil 1). Arbeite so hoch, runter und wieder hoch. Lege auf dieser Linie so viele Punkte fest, wie du für nötig erachtest und halte den Druck je Punkt für ca. eine Sekunde.

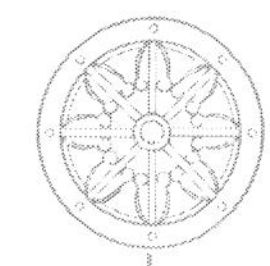

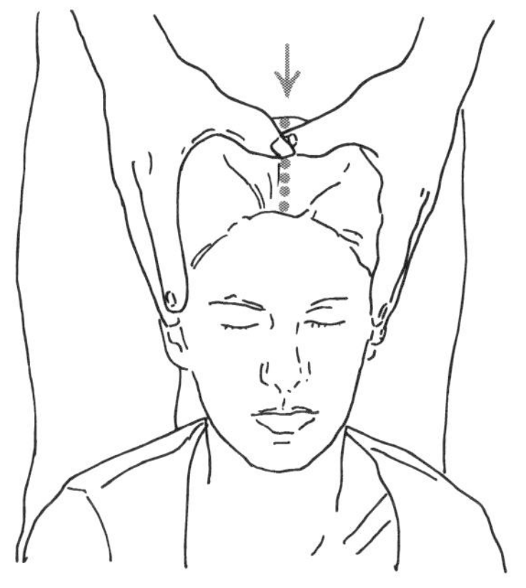

338

Zur weiteren Behandlung kommst du in den Stand. Stelle dich dabei ein wenig versetzt hinter den Rücken (K). Der Kopf (K) sollte sich jetzt an einem deiner Oberschenkel anlehnen können.

Hier presst du die Punkte auf der Linie von der Krone (K) zum vorderen Haaransatz (K) (Zone D - Teil 2). Deine Daumen sind dabei übereinander gelegt, die Finger halten den Kopf (K) seitlich *[338]*. Presse die Punkte auf dieser Linie mit Doppeldaumendruck für jeweils eine Sekunde bis zum vorderen Haaransatz (K).

Dann gehst du mit einfachem abwechselnden Daumendruck diese Linie zurück bis zur Krone (K). Dabei „springen“ deine Daumen übereinander. Presse danach die Punkte auf dieser Linie wiederholt mit Doppeldaumendruck bis zum vorderen Haaransatz (K). Lege so viele Punkte wie nötig auf dieser Linie fest.

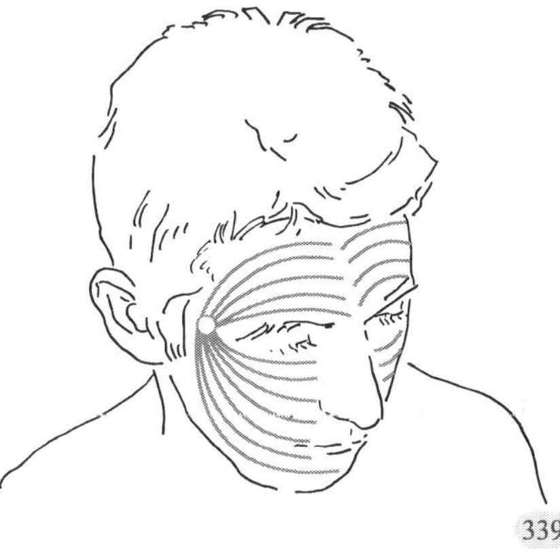

339

Es folgt die Behandlung des Gesichtes (K) *[339], [340]*. Arbeite wie in Technik 57 dargestellt.

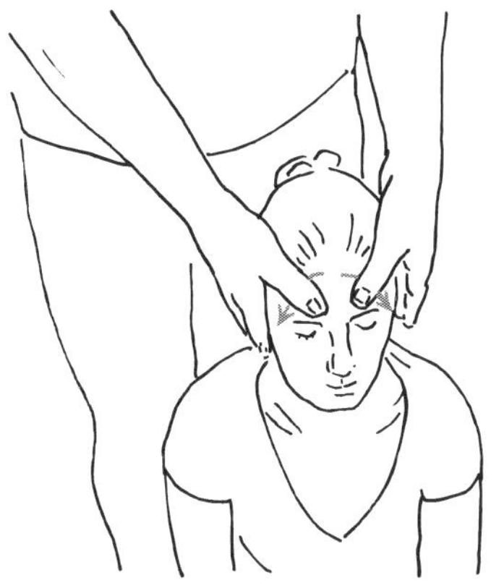

340

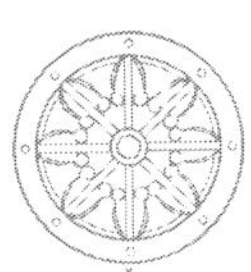

Unterarmwippe (96)

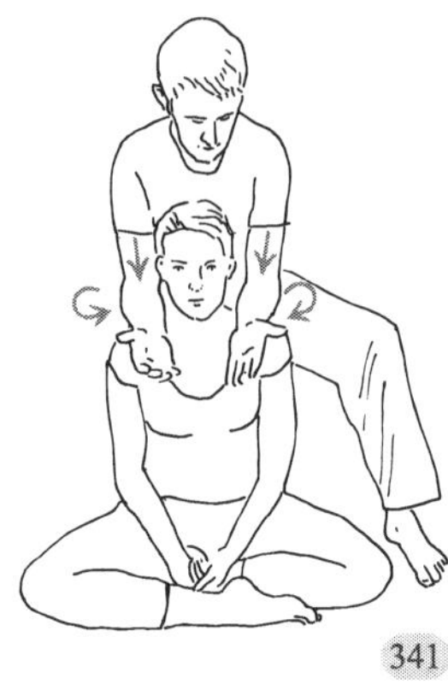
341

Hierbei befindest du dich im Halbkniestand hinter dem Rücken(K). Der Klient sitzt im Meditationssitz.

Setze deine Unterarme beidseitig auf den Schulter-Nacken-Grat(K) und lege das Gewicht deines Oberkörpers in deine Unterarme. Bearbeite dann mit drückenden und rollenden Bewegungen der Unterarme den Schulter-Nacken-Grat(K) und die dahinter liegende Muskulatur(K) (Trapezius) *[341]*. Die Rollrichtung der Unterarme ist dabei ausschließlich nach außen. Arbeite so mehrmals.

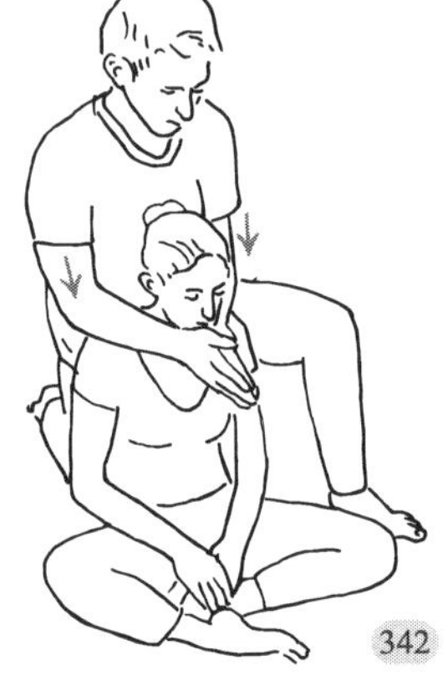
342

Stoppe dann die rollenden Bewegungen und platziere deine Unterarme beiseitig auf der Mitte des Schulter-Nacken-Grats(K). Führe nun deine Hände so vor dem Gesicht(K) zusammen, dass die Handballen gerade noch das Kinn(K) berühren *[342]*.

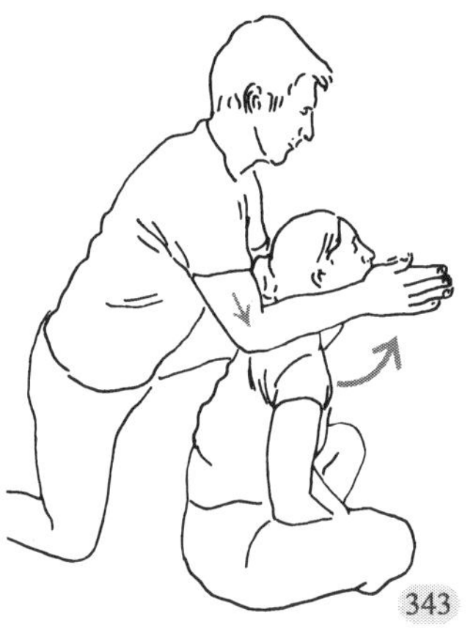
343

Verlagere erneut das Gewicht deines Oberkörpers in deine Unterarme und führe den Oberkörper(K) nach vorn, die Unterarme pressen hierbei auf den Muskelbereich hinter dem Schulter-Nacken-Grat(K) und führen gleichzeitig das Gesicht(K) Richtung Himmel *[343]*. Halte den Druck und Zug für ca. 5 Sekunden, bringe dann den Klienten in die Ausgangsposition zurück.

Wiederhole diese Bewegung, indem du jetzt den Kopf(K) zur rechten, dann zur linken Seite führst *[344]*.

Beachte: Diese Technik wird nicht ausgeführt, wenn der Klient sehr empfindliche Nackenwirbel hat, er unter Osteoporose leidet oder andere Verletzungen an der Wirbelsäule aufzuweisen hat.

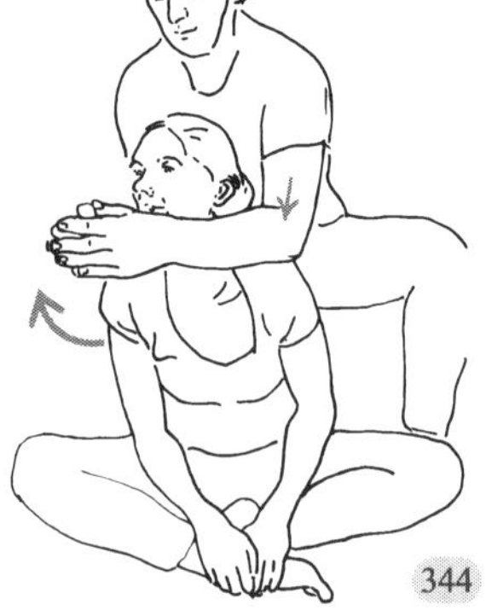
344

Flügeldehnung

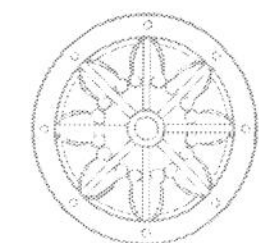

Du stehst so hinter dem Rücken (K), dass der Außenrist einer deiner Füße von hinten an das Gesäß (K) gestellt ist. Der Klient hebt seine Arme so über den Kopf, dass sich die Handflächen berühren. Du greifst mit deinen Händen die Unterarme (K) vor den Handgelenken (K).

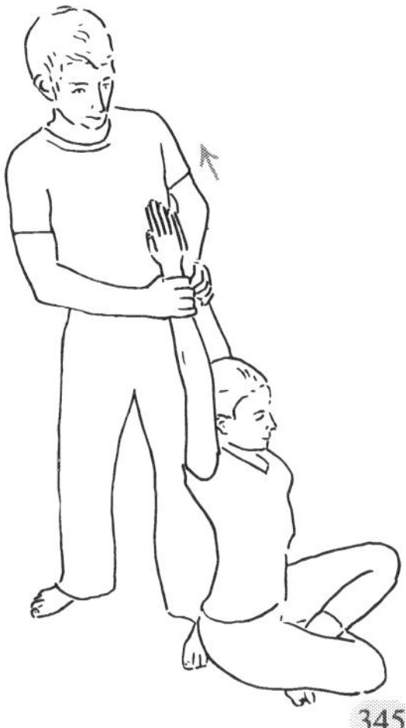

345

Bitte den Klienten einzuatmen. Während seiner Ausatmung ziehst du die Arme (K) mit deinen Händen nach oben Richtung Himmel und gleichzeitig ein wenig nach hinten *[345]*. Dein Bein, welches direkt hinter dem Rücken (K) steht, blockiert diesen hier in der Ausgangsposition. Der Zug, den du ausübst, sollte zu 70 % nach oben in Richtung Himmel und zu 30% nach hinten erfolgen.

Arbeite so 3-mal.

Behalte deine Standposition bei und bitte den Klienten die Hände im Nacken zu verschränken.

Greife von oben über die Arme (K), sodass du deine Hände in der Mitte des Trizeps beider Arme(K) positionieren kannst *[346]*. Während der Ausatmung (K) ziehst du die Arme (K) zu 50 % nach oben Richtung Himmel und zu 50% nach hinten.

Arbeite so 3-mal, bei der ersten Dehnung sanft, dann stärker und zum Abschluss sanft.

Beachte: Diese Technik solltest du nicht anwenden, wenn der Klient eine Schulterluxation hat.

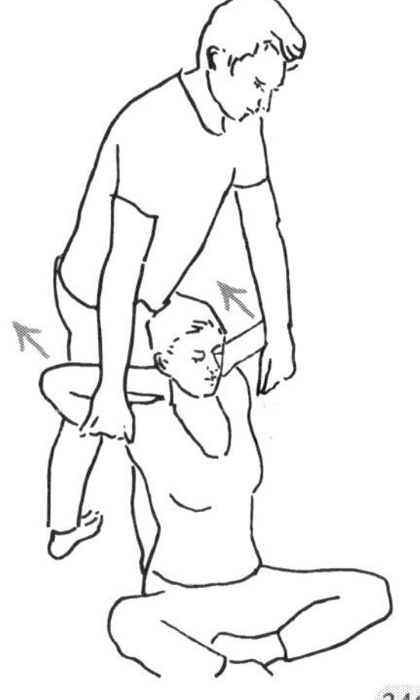

346

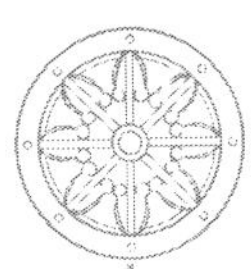

Welle (98)

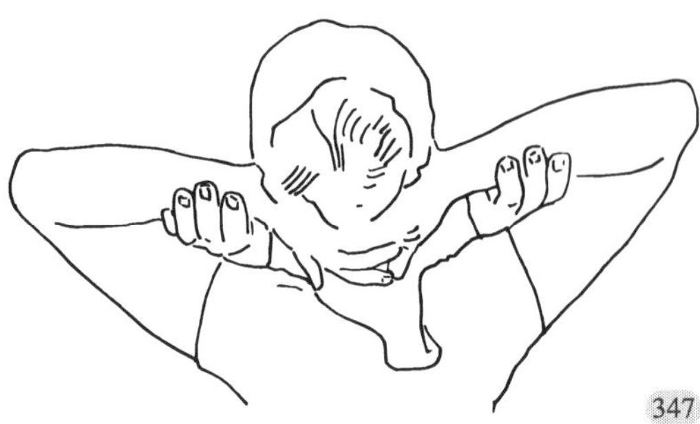

347

Der Klient sitzt im Meditationssitz, die Hände hält er verschränkt im Nacken.

Du befindest dich im Halbkniestand hinter dem Rücken (K). Der Oberschenkel deines knienden Beins ist direkt an den Rücken (K) gelehnt. Den Fuß deines aufgestellten Beins stellst du weit nach vorn.

Du greifst mit deinen Händen von hinten unter den Oberarmen (K) hindurch und fädelst diese von vorn wieder in das Dreieck zwischen Ober- und Unterarm (K) ein, sodass die Finger die Unterarme (K) fassen können *[347]*.

Achte hierbei darauf, nicht allzu viel Druck mit deinen Fingern auf die Unterarme (K) auszuüben, um die Halswirbelsäule (K) nicht zu sehr zu belasten.

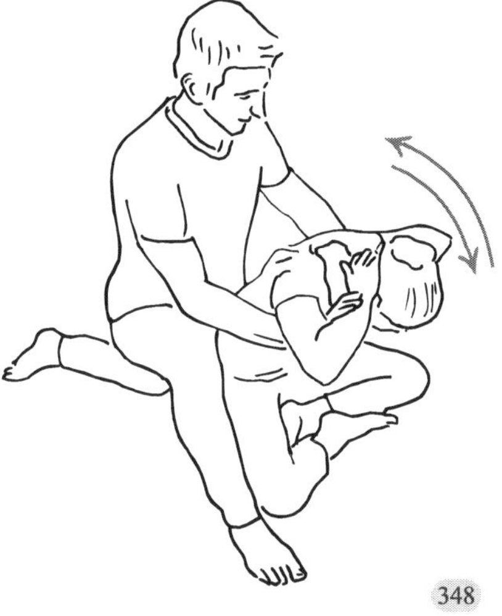

348

Du bewegst jetzt den Oberkörper (K) schräg nach vorn Richtung Boden *[348]*. Wenn dieser maximal nach vorn geneigt ist, hebst du ihn mit deinen Armen Richtung Himmel an und führst ihn zurück in die Ausgangsposition. Versuche einen großen Teil der Kraft, die du zum Anheben des Oberkörpers (K) benötigst, aus deinem aufgestellten Bein zu nehmen.

Arbeite so 3-mal.

Wirbelsäulentwist

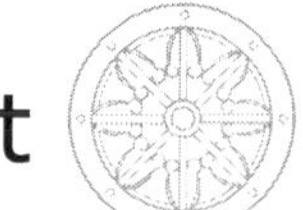

Variante A

Der Klient sitzt im Meditationssitz, seine Hände sind im Nacken verschränkt. Du befindest dich im aufgerichteten japanischen Sitz hinter dem Rücken (K).

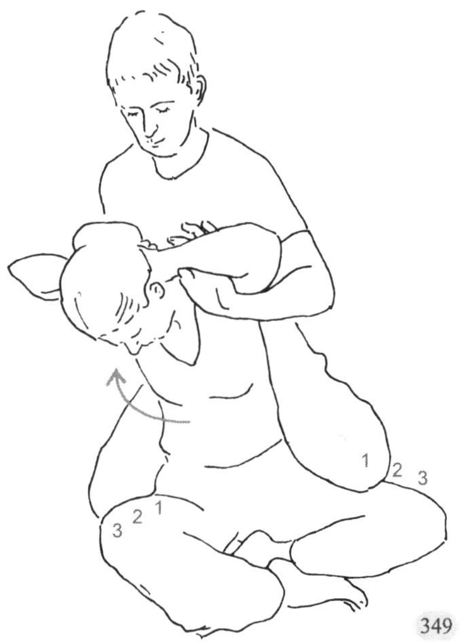

Greife mit deinen Händen von hinten unter den Oberarmen (K) hindurch und dann von vorn durch das Dreieck zwischen Ober- und Unterarm (K). Deine Finger fassen hier, wie bei Technik 98, die Unterarme (K).

Du beabsichtigst den Oberkörper (K) jetzt nach rechts zu drehen. Dazu legst du dein linkes Knie als Fixierung auf Zone 1 am linken Oberschenkel (K). Zone 1 liegt nahe der Hüfte (K), 2 befindet sich in der Mitte des Oberschenkels (K) und Zone 3 liegt noch ein Stück weiter außen auf dem Oberschenkel (K) Richtung Knie (K).

Führe mit einer fließenden Bewegung den Oberkörper (K) zur rechten Seite und ein wenig nach hinten oben. Dein linkes Knie hält währenddessen den linken Oberschenkel (K) auf dem Boden.

Arbeite so 1/2/3 und wiederhole diese Technik seitenverkehrt an der anderen Körperseite(K).

Oft ist bei dieser Drehung ein „Knacken" der einzelnen Wirbel der Wirbelsäule(K) zu vernehmen. Egal in welcher Zone du gerade arbeitest, sollte dies der Fall sein, wechsele zur Behandlung auf die andere Körperseite (K) oder gehe weiter zur nächsten Technik.

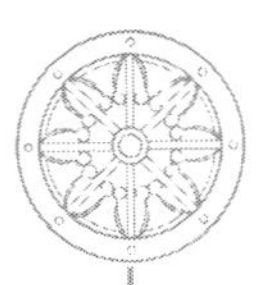

Variante B

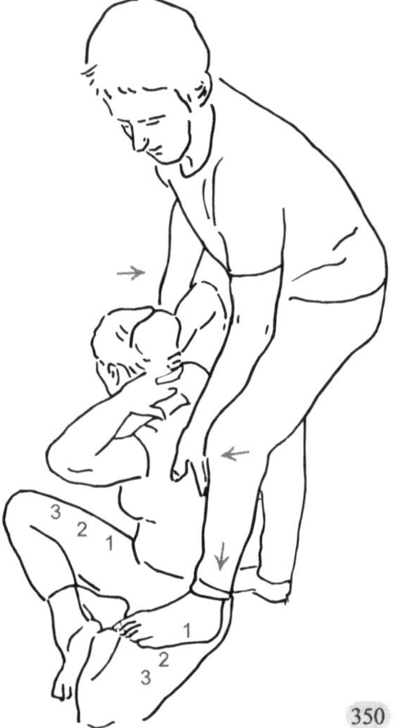

350

Der Klient sitzt im Meditationssitz, seine Hände sind im Nacken verschränkt.

Du willst den Oberkörper [K] jetzt nach rechts drehen. Dafür stehst du hinter dem Rücken [K] und trittst mit deinem linken Fuß sanft auf Zone 1 am linken Oberschenkel [K]. Deine rechte Hand greift von oben über den rechten Unter- und Oberarm [K], deine linke ist hinten an der linken Schulter [K] platziert. Dein linkes Knie ist unterstützend an deine linke Handaußenseite gelehnt.

Mit deinem rechten Arm führst du nun den rechten Arm [K] nach hinten. Mit der linken Hand und der Unterstützung deines linken Knies presst du gleichzeitig die linke Schulter [K] nach vorn.

Halte die Drehung für ca. 5 Sekunden und wechsele dann die Zone am linken Oberschenkel [K]. Arbeite so 1/2/3 und wiederhole diese Technik seitenverkehrt an der anderen Körperseite [K]. Solltest du ein „Knacken“ vernehmen, wechsele zur Behandlung auf die andere Körperseite [K] oder gehe weiter zur nächsten Technik.

Beachte: Egal mit welcher Variante du arbeitest, führe die Verdrehung während der Ausatmung [K] durch. Bei Bandscheibenvorfällen [K] ober bei kürzlich erfolgten Operationen an der Wirbelsäule [K] sind beide Varianten nicht auszuführen.

Thai Toilette

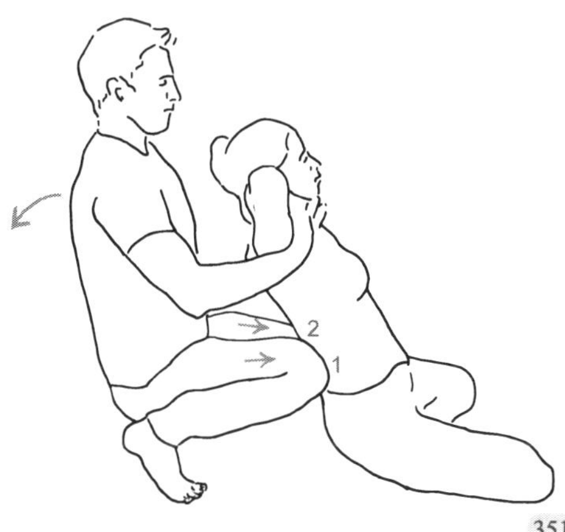

351

Der Klient sitzt im Meditationssitz, seine Hände hält er im Nacken verschränkt.

Du hockst dich hinter den Rücken (K) und greifst mit deinen Händen die Unterarme (K) in derselben Art wie in Technik 98. Beachte wieder, dass deine Finger keinen starken Druck auf die Unterarme (K) ausüben, um die Halswirbelsäule (K) nicht zu stark zu belasten. Deine Knie sind an die Rückenstrecker (K) gestellt. Du hockst hierbei auf deinen Fußballen und Zehen.

Teile den Rücken (K) in 2 Zonen ein, wobei sich Zone 1 kurz über dem Kreuzbein (K) und 2 ein Stück höher Richtung Mitte des Rückens (K) auf den Rückenstreckern (K) befindet.

Dann lehnst du dich leicht nach hinten und ziehst dabei mit deinen Armen den Oberkörper (K) ebenso in diese Richtung, deine Knie pressen hierbei in Zone 1. Halte den Druck und Zug für ca. 5 Sekunden und wechsele dann zu Zone 2. Arbeite so 1/2/1.

Der Schlüssel zu dieser Technik ist der Abstand deiner Füße zueinander. Sind sie eng zusammengestellt, ist es möglich, dass du beim Zurücklehnen leicht wackelst, sind sie aber weit auseinandergestellt, wirst du sicher und souverän arbeiten können.

Versuche auch hierbei Druck und Zug während der Atmung (K) auszuüben.

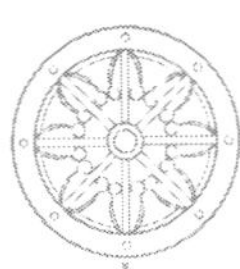

Ruderboot (101)

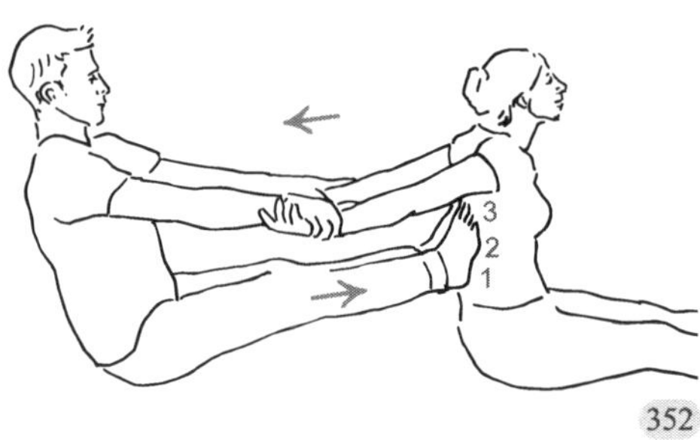

352

Der Klient sitzt im Langsitz, seine Beine sind nach vorn gestreckt.

Du setzt dich ebenfalls in diese Position, aber hinter den Rücken (K). Deine Füße berühren auf beiden Seiten der Wirbelsäule (K) die jeweiligen Rückenstrecker (K).

Den Sitzabstand wählst du so, dass deine Beine nicht ganz gestreckt sind.

Bitte den Klienten seine Arme nach hinten zu strecken und deine Unterarme zu greifen. Du umfasst ebenfalls mit den Händen die Unterarme (K).

Teile den Rücken (K) in 3 Zonen ein, wobei sich alle auf beiden Rückenstreckern(K) befinden. Zone 1 liegt kurz über dem Kreuzbein (K), 2 ein Stück höher Richtung Mitte des Rückens (K) und Zone 3 kurz unterhalb der Schulterblattunterkanten (K).

Strecke dann deine Beine und presse so mit den Fußballen in die Rückenstrecker (K), ziehe gleichzeitig mit den Händen die Arme des Klienten zurück zu dir.

Teile die Kraft, mit der du arbeitest, so auf, dass du zu 80 % mit deinen Füßen Druck ausübst und nur zu 20 % mit den Händen ziehst.

Halte den Druck und Zug jeweils für 5 Sekunden und wechsele dann die Zone. Arbeite so 1/2/3/2/1.

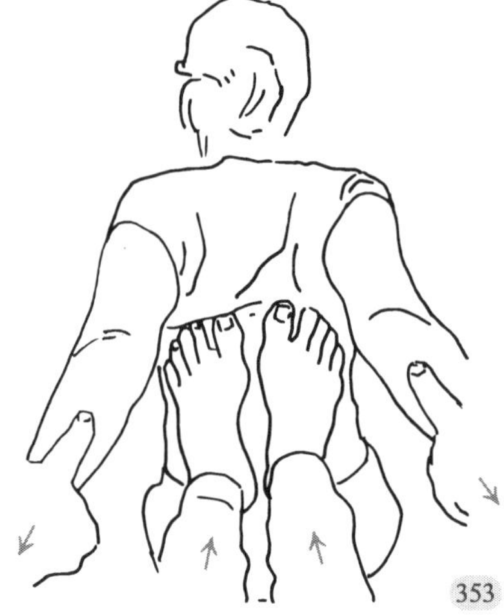
353

Versuche wieder Druck und Zug während der Ausatmung (K) auszuüben.

Es besteht auch die Möglichkeit, dass der Klient bei dieser Technik den Meditiationssitz einnimmt.

Umarmung

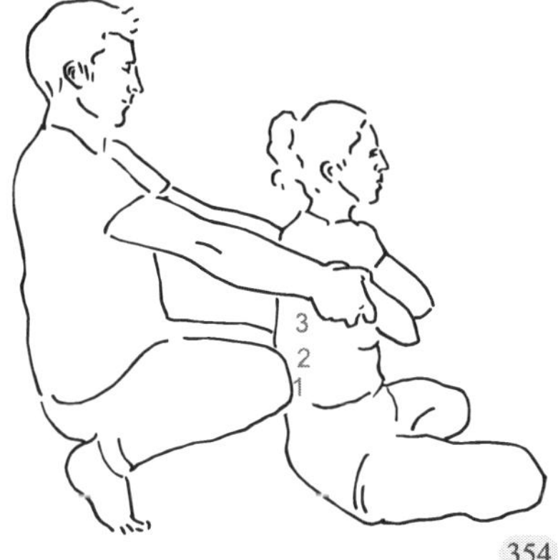

354

Der Klient befindet sich im Meditationssitz, du hockst dich wieder hinter den Rücken (K), ähnlich der Position, die du in der Technik „Thai Toilette“ (100) eingenommen hattest.

Teile den Rücken (K) in 3 Zonen ein, wobei sich diese auf beiden Rückenstreckern (K) befinden. Zone 1 liegt kurz über dem Kreuzbein (K), 2 ein Stück höher Richtung Mitte des Rückens (K) und Zone 3 kurz unterhalb der Schulterblattunterkanten (K).

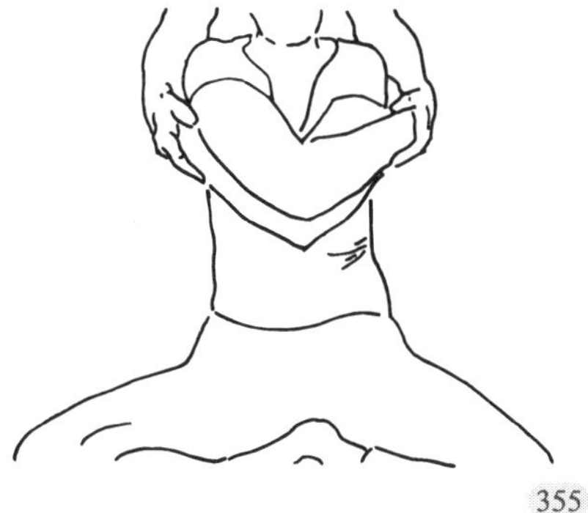

355

Deine Knie sind auf gleicher Höhe an die Rückenstrecker (K) in Zone 1 gelehnt.

Bitte den Klienten seine Arme vor seiner Brust zu kreuzen und greife mit deinen Händen die Handgelenke (K) *[354]*.

Lehne jetzt deinen Oberkörper nach hinten und übe so Zug an den Armen (K) aus, deine Knie pressen dabei in Zone 1 auf die Rückenstrecker (K). Der Oberkörper (K) wird hierbei nach hinten geführt, es kann dabei durchaus passieren, dass das Gesäß (K) leicht vom Boden abhebt *[356]*.

Versuche den Druck/Zug während der Ausatmung (K) auszuüben und halte diesen für ca. 5 Sekunden.

Wechsele dann die Zone. Arbeite so 1/2/3/2/1.

Beachte: Auf diese Technik sollest du verzichten, wenn der Klient unter Osteoporose leidet.

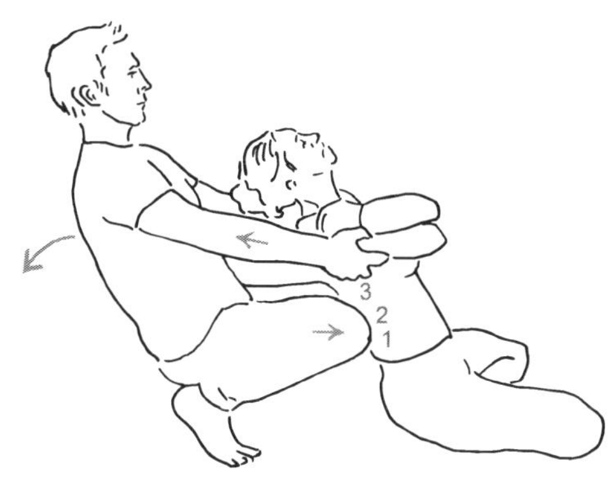

356

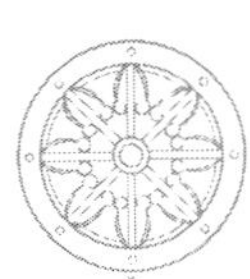

Dehnen und Hacken (103)

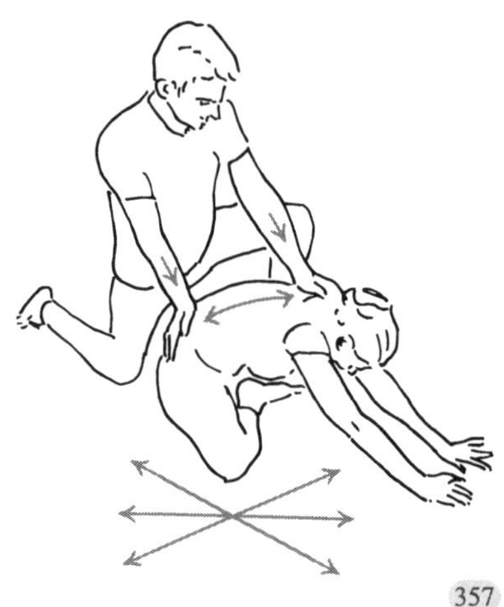

357

Der Klient sitzt im Meditationssitz und lässt seinen Oberkörper, soweit es ihm möglich ist, nach vorn sinken, seine Arme sind ebenfalls locker nach vorn abgelegt.

Du befindest dich im Halbkniestand hinter seinem Rücken [(K)].

Dehne diesen ähnlich der Technik „Rücken strecken“ (87). Dabei fassen deine Handflächen die eine Seite des unteren Rückens [(K)] mit dem Kreuzbein [(K)] und die gegenüberliegende Seite des oberen Rückens [(K)] mit dem Schulterblatt [(K)] *[357]*. Beginne diagonal, dehne lang, kurz, lang. Wiederhole dies danach auf der anderen „Rückendiagonale“.

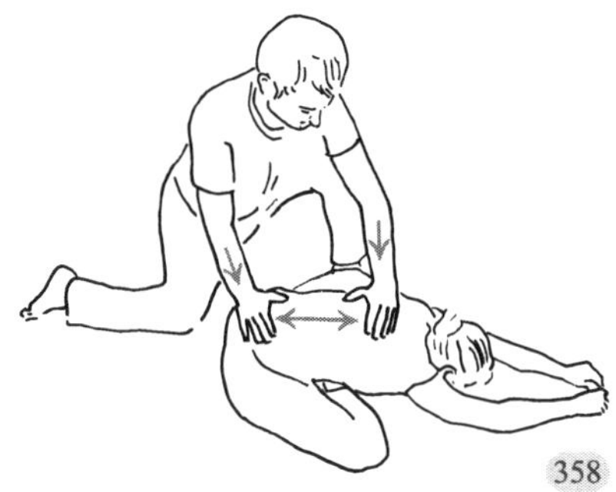

358

Es folgt die Längsdehnung. Dazu fassen deine Handflächen den unteren Rücken [(K)] mit dem Kreuzbein [(K)] und den oberen zwischen den Schulterblättern [(K)] *[358]*. Wölbe dabei deine Handflächen ein wenig, um nicht direkt auf den Knochen der Wirbelsäule [(K)] zu arbeiten. Dehne wieder lang, kurz, lang.

Anschließend befindest du dich entweder im aufgerichteten japanischen Sitz oder im Halbkniestand hinter dem Rücken [(K)].

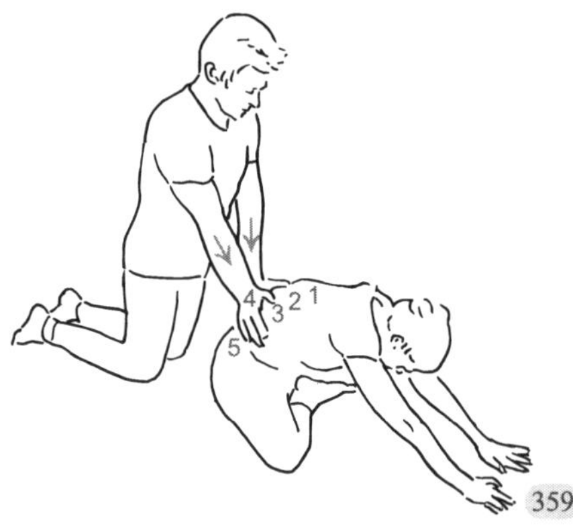

359

Teile diesen in 5 Zonen ein, wobei sich Zone 1 kurz unter den Schulterblattunterkanten [(K)] auf den Rückenstreckern [(K)] befindet. Zone 4 liegt ebenfalls auf den Rückenstreckern [(K)], und zwar kurz oberhalb des Kreuzbeins [(K)]. 2 und 3 werden von dir in gleichen Abständen zwischen den Zonen 1 und 4 festgelegt. Die Zone 5 liegt beidseitig neben dem Kreuzbein [(K)] auf den Gesäßhälften [(K)].

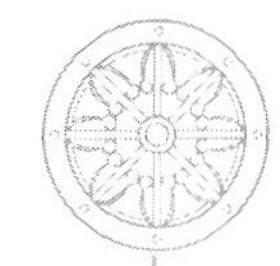

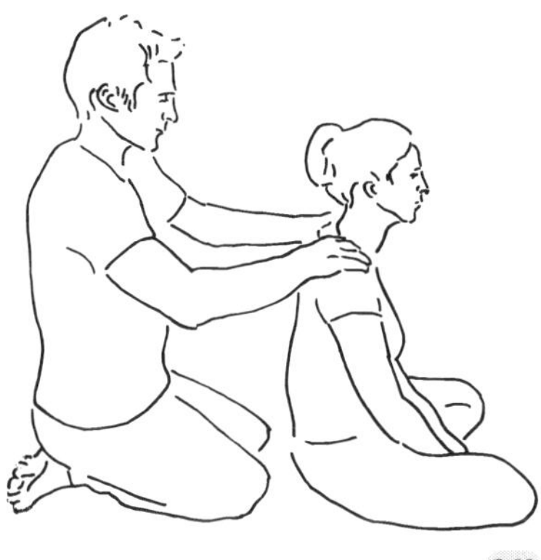

360

Verlagere jetzt dein Körpergewicht nach vorn in deine Hände, die sich in der Schmetterlingsposition auf den Rückenstreckern (K) befinden, und drücke den Oberkörper (K) Richtung Boden *[359]*. Arbeite so 1/2/3/4/5. Halte den Druck pro Zone für ca. 5 Sekunden. Bei Zone 5 presst du das Gesäß (K) Richtung Boden.

Wandere dann mit einem Handballenlauf die Rückenstrecker (K) nach oben zu den Schulterblattunterkanten (K). Gleite mit deinen Handflächen über die Schultern (K) und führe, indem du den Kapuzenmuskel (K) auf beiden Körperseiten (K) greifst, den Klienten in die Sitzposition.

Dann setzt du dich im japanischen Sitz hinter den Rücken (K) und knetest den Kapuzenmuskel (K) beidseitig für ca. 30 Sekunden *[360]*.

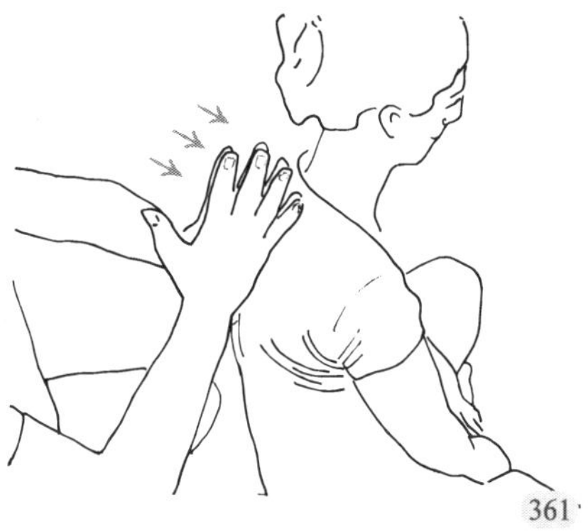

361

Zum Abschluss „hackst" du den oberen Rücken (K) *[361]*. Arbeite zuerst auf der einen Körperseite (K) und „hacke" hier vom Halsansatz (K) nach außen zur Schulterkugel (K) und wieder zurück. Nun „hackst" du etwas sanfter den entsprechenden Muskelstrang im Nacken (K) hoch Richtung Hinterhauptsbein (K) und ebenfalls wieder zurück. Dann, wieder mit mehr Intensität, den entsprechenden Rückenstrecker (K) nach unten bis zur Höhe des mittleren Rückens (K) und wieder hinauf zum Ausgangspunkt *[362]*.

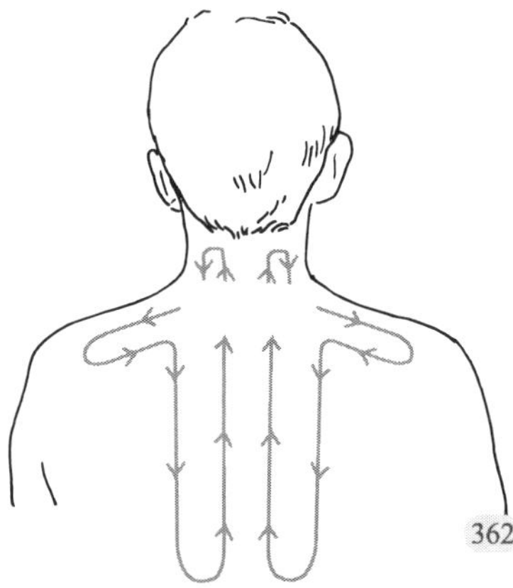

362

Anschließend bearbeitest du in derselben Abfolge die andere Körperseite (K).

Zum Abschluss streichst du sanft mit deinen Handflächen von der Rückenmitte (K) über die Schultern (K) die Arme(K) hinab.

Streiche so 3- mal.

Zusatztechniken

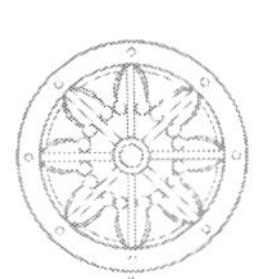

Armknacker

(104)

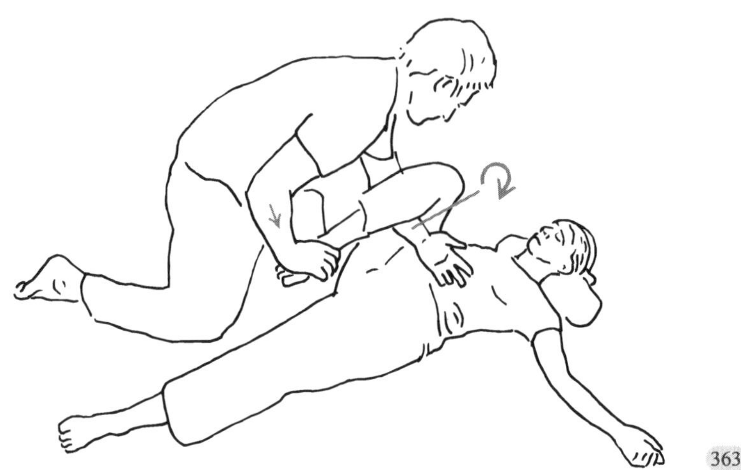

363

Der „Armknacker“ dient der Pressur der Waden- und hinteren Oberschenkelmuskulatur [K].

Zur Umsetzung dieser führst du deinen Unterarm zwischen die Rückseite von Ober- und Unterschenkel [K] und drückst dann den Unterschenkel [K] zum Oberschenkel [K]. Um den Druck zu verstärken, kannst du deinen eingeklemmten Unterarm während der Pressur drehen.

Der „Armknacker“ kann sowohl in der Rücken- *[363]* als auch in der Bauchlage[K] *[364]* angewendet werden. Arbeite bei beiden Varianten auf der ganzen Länge der Wade [K], aber nie direkt in der Kniekehle [K].

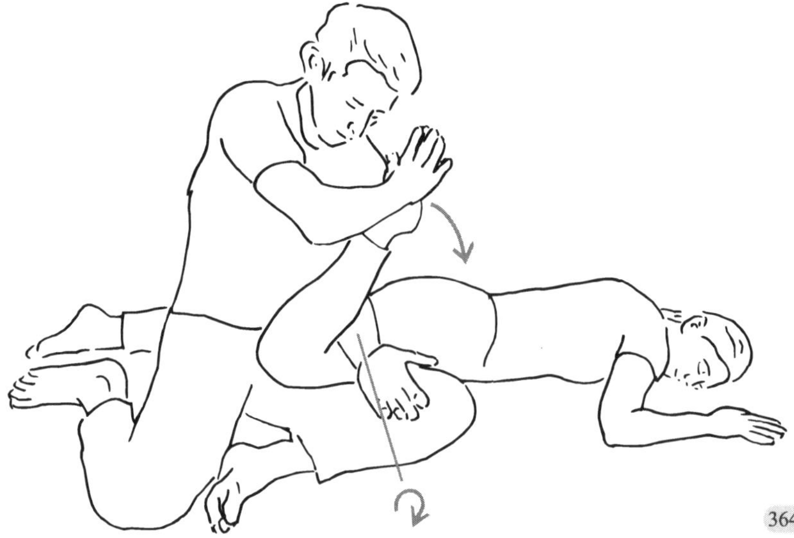

364

Fußknacker

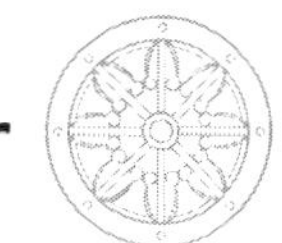

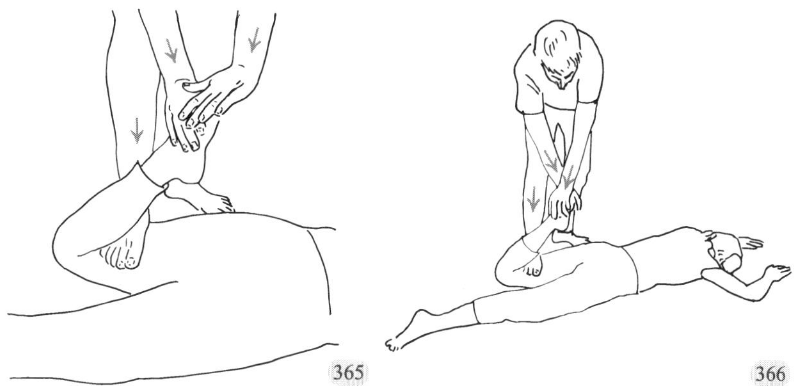

365 366

Diese Technik lässt sich ebenfalls sehr gut für die Pressur der Waden- und hinteren Oberschenkelmuskulatur einsetzen.

Stelle dazu deinen Fuß auf den hinteren Oberschenkel (K) und lege einen Teil deines Körpergewichtes in diesen. Drücke dann mit deinen Händen den Fuß (K) in Richtung Gesäß (K). Du kannst hierbei wieder auf der ganzen Länge der Wade (K) arbeiten.

Achte darauf, dass der Außenrist deines pressierenden Fußes zur Kniekehle (K) zeigt. Arbeite auch hierbei nie direkt in der Kniekehle (K).

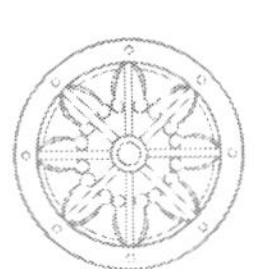

Rückenbogen (106)

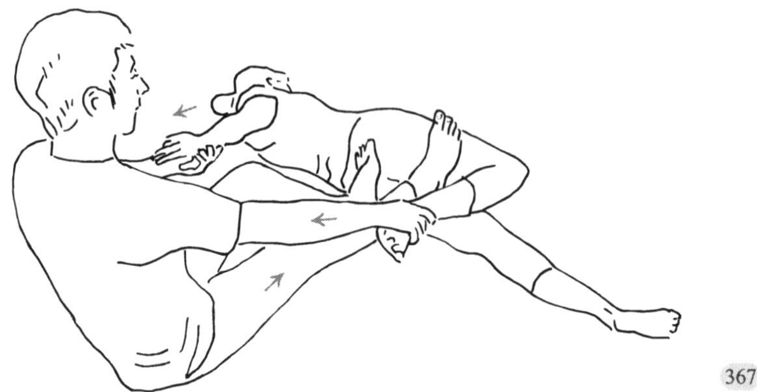

367

Der „Rückenbogen“ kann zur Behandlung des Klienten in der Seitenlage angewendet werden.

Dazu greifst du mit deiner oberen Hand den näher zum Himmel liegenden Arm(K) und mit der unteren das näher zum Himmel liegende Bein (K). Für die Behandlung stehen dir jetzt zwei Möglichkeiten zur Verfügung:

1.Wenn du mit dem Fuß deines oberen Beins das Kreuzbein (K) fixierst, kannst du mit dem Fuß deines unteren Beins den hinteren Oberschenkel (K) pressieren *[367]*.

2.Wenn du mit dem Fuß deines unteren Beins das Kreuzbein (K) fixierst, ist es dir möglich, mit dem Fußballen deines oberen Beins den näher zum Himmel liegenden Rückenstrecker (K) bis hoch zur Schulterblattunterkante zu behandeln *[368]*.

Übe bei beiden Varianten relativ wenig Zug am Arm (K) aus.

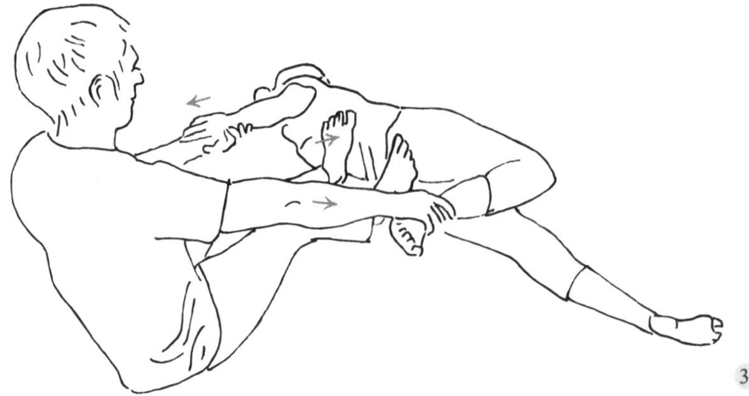

368

Rückenkeil

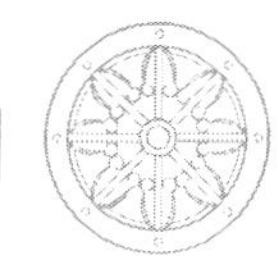

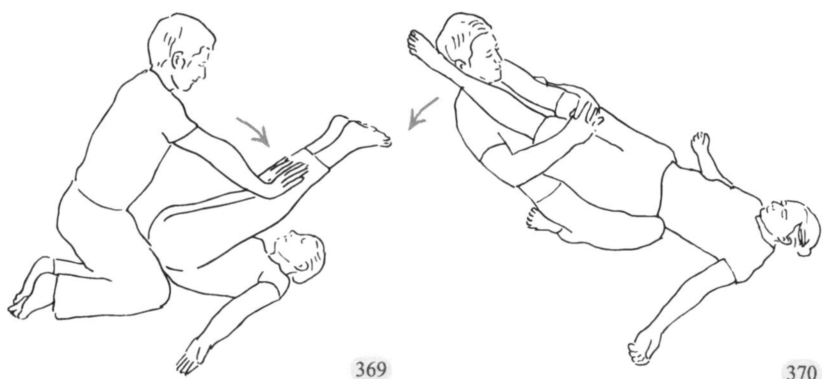

Der „Rückenkeil“ dient der sanften und doch sehr wirkungsvollen Öffnung des unteren Rückens (K).

Führe die Beine (K) so weit über den Kopf (K), dass du mit deinen Knien unter den unteren Rücken (K) rutschen kannst *[369]*.

Lege diese dann so zurück, dass sich dein Kopf zwischen den Unterschenkeln (K) befindet. Umgreife nun mit deinen Händen die Oberschenkel (K) kurz oberhalb der Knie (K). Verschränke dabei deine Finger.

Halte die Beine (K) in dieser Position fest und lehne deinen Oberkörper langsam nach hinten Richtung Boden *[370]*.

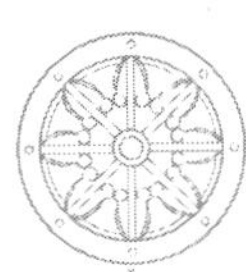

Zehenpressur **(108)**

Der Einsatz dieser Technik dient der Öffnung der Muskulatur im unteren Rücken (K).

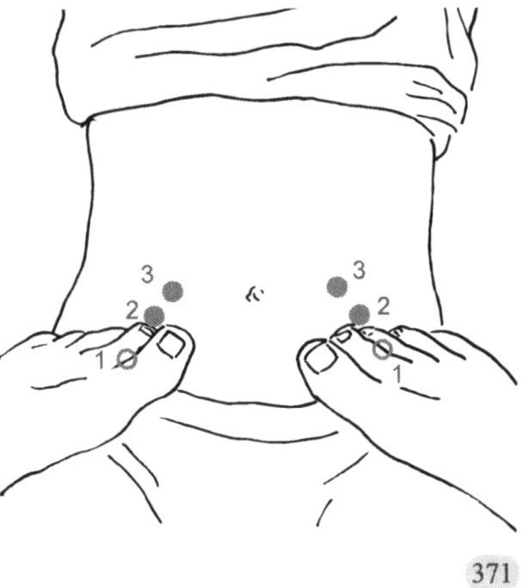

371

Der Klient sitzt im Langsitz mit leicht geöffneten Beinen. Du setzt dich ebenfalls in diese Position, sodass deine Füße auf den oberen Oberschenkeln (K) zu liegen kommen. Drehe deine Füße nach innen, sodass die Zehen den Bauchraum (K) berühren *[371]*. Greife die Unterarme (K) und lasse gleichzeitig deine vom Klienten umfassen. Lehne dann deinen Oberkörper langsam zurück Richtung Boden *[372]*.

Deine Zehen pressen jetzt durch den Bauchraum (K) hindurch die unteren tiefen Rückenmuskeln (K). Halte den Druck und Zug für ca. 5 Sekunden und löse ihn dann auf.

Verändere jetzt die Position deiner Zehen *[371]*. Arbeite so 1/2/3/2/1.

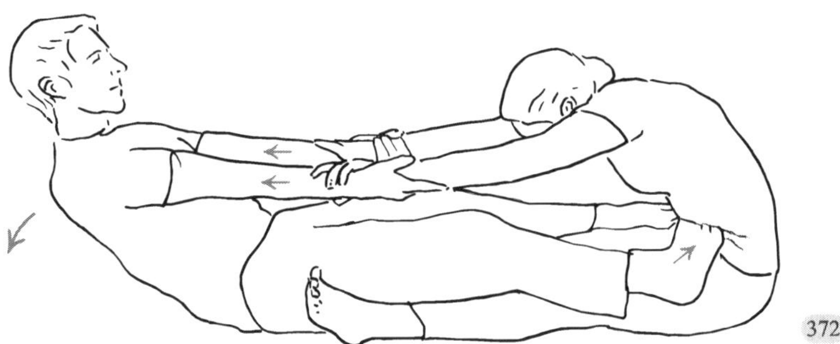
372

Je näher die Zehen deiner Füße an den unteren Rippenbögen (K) kommen, desto weiter rücken sie zusammen.

Beachte: Da der Druck, den du ausübst, durch den Bauchraum (K) geht, sollte der Klient nicht kurz zuvor gegessen haben.

Waagerechte Beindehnung

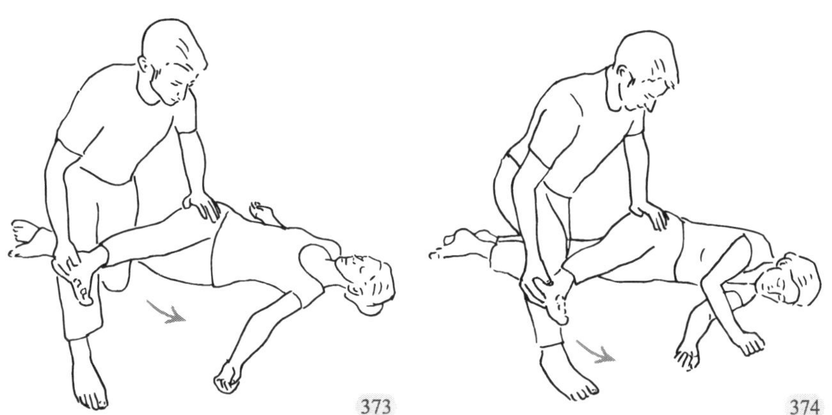

373

374

Diese Technik kannst du sowohl in der Rückenlage (K) *[373]* als auch in der Seitenlage (K) *[374]* ausführen.

Dazu befindest du dich im Halbkniestand und blockierst mit deinem knienden Bein das am Boden liegende Bein (K) oberhalb des Knies (K). Dadurch verhinderst du, dass sich das am Boden liegende Bein (K) mitbewegt. Das angehobene Bein (K) wird dann von dir langsam parallel zum Boden nach oben geführt.

Dehne so 3-mal mit Steigerung und achte auf die Reaktion des Klienten. Sei jederzeit bereit die Intensität der Dehnung zu verringern.

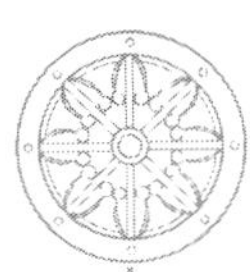

Schulter treten **(110)**

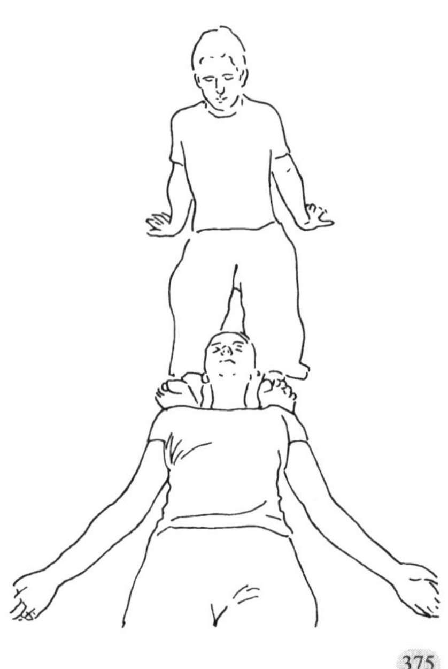

375

Um Verspannungen der Muskulatur im Schulter- und Nackenbereich (K) zu lösen, ist diese Technik ideal. Du benötigst dazu allerdings relativ viel Platz auf deiner Arbeitsfläche.

Der Klient befindet sich dabei in Rückenlage. Setze dich im Langsitz oberhalb des Kopfes (K). Platziere den weichen Bereich deiner Fußsohlen (zwischen Ferse und Ballen) beidseitig auf dem Schulter-Nacken-Grat (K) neben dem Kopf (K).

Trete nun abwechselnd und mit leicht steigerndem Druck die Schultern (K) nach unten. Der Kopf (K) bewegt sich hierbei mit.

Diese Technik lässt sich am effektivsten ausführen, wenn der Klient ohne Kopfkissen auf dem Boden liegen kann.

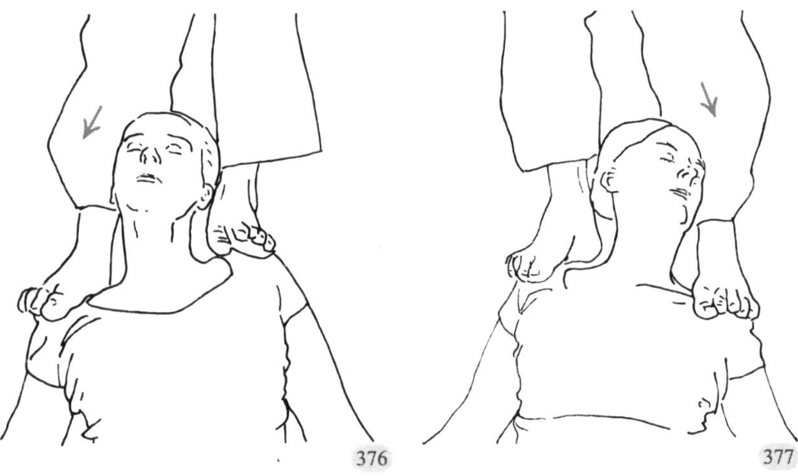

376 377

Schmetterling

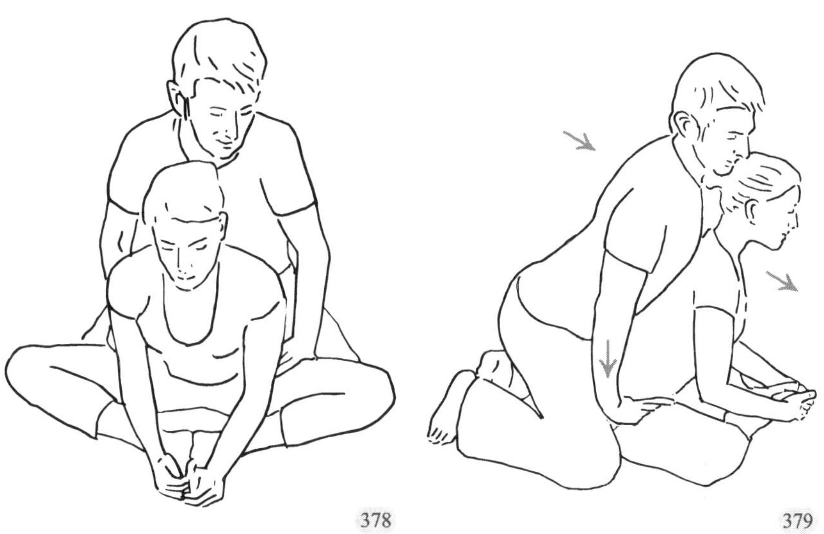

378 379

Der Einsatz dieser Technik dient der Dehnung der Hüfte (K). Der Klient sitzt mit geradem Rücken so, dass sich seine Fußsohlen vor ihm berühren. Er umgreift seine Zehen.

Du setzt dich im aufgerichteten japanischen Sitz mit weit geöffneten Knien hinter den Rücken (K) und greifst mit deinen Händen so in die Leisten (K), dass die Daumen nach hinten zu dir zeigen. Deine Hände fixieren den Klienten mit Druck am Boden.

Gleichzeitig bewegst du deinen Oberkörper nach vorn und presst so mit dem Bauch den Oberkörper (K) nach vorn. Die Hüfte (K) erfährt hierbei eine intensive Dehnung.

Es ist für den Masseur hierbei nicht immer leicht zu merken, wann das Optimum dieser erreicht ist. Arbeite langsam und vorsichtig. Bitte den Klienten um ein deutliches Zeichen, sollte die Dehnung für ihn zu stark werden.

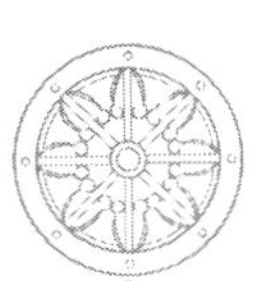

Ellenbogenduo (112)

Der Klient befindet sich in der Bauchlage, seine Arme sind nach unten gerichtet neben dem Oberkörper abgelegt. Du kniest mit vorgebeugtem Oberkörper oberhalb des Kopfes (K).

Bearbeite mit deinen Ellenbogen gleichzeitig die Muskulatur zwischen der Wirbelsäule (K) und den Schulterblättern (K).

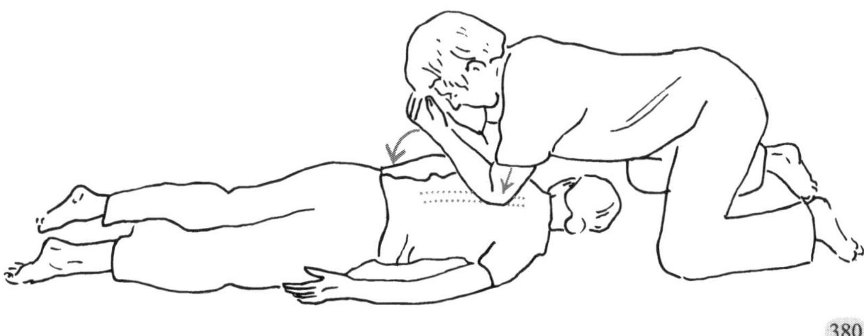

380

Diese sollten immer auf gleicher Höhe beidseitig neben der Wirbelsäule (K) tätig sein. Um Druck auszuüben, verlagere das Gewicht deines Oberkörpers in deine Ellenbogen und rolle dann die Unterarme Richtung Gesäß (K) hin ab. Folge so den Rückenstreckern (K) hinab Richtung Kreuzbein (K).

Beachte: Der oberer Bereich des Rückens (K), der sich nahe der Halswirbelsäule(K) befindet, wird hierbei nicht bearbeitet.

Knie-Waden-Pressur

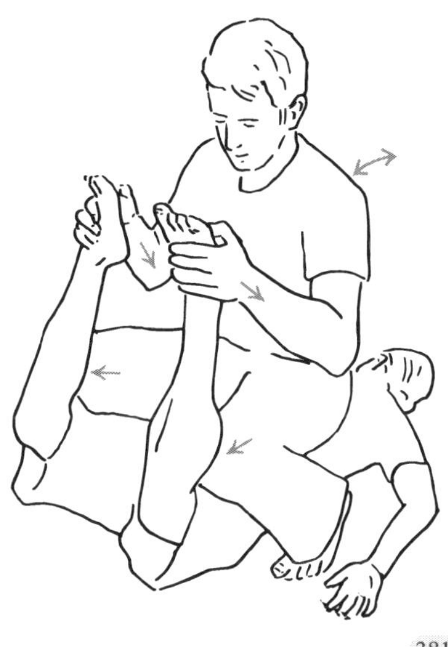

381

Der Klient befindet sich in der Bauchlage.

Du setzt dich auf den Bereich des unteren Rückens/Kreuzbein (K). Deine Körpervorderseite ist dabei zu den Füßen (K) gerichtet. Halte den Großteil deines Gewichtes mit den Beinen, gebe mit dem Gesäß nur wenig Gewicht an den unteren Rücken (K) weiter.

Greife mit deinen Händen die Füße (K) und klappe die Unterschenkel (K) so Richtung Himmel, dass deine Knie die Waden (K) berühren. Hebe dabei die Beine (K) leicht an, sodass die Oberschenkel (K) vom Boden abheben.

Verlagere jetzt dein Körpergewicht langsam schaukelnd vor und zurück und pressiere so mit deinen Knien die Waden (K). Beim Zurücklehnen ziehst du die Waden (K) an deine Knie heran.

Wechsele beim Vor- und Zurückschaukeln immer ein wenig die Position deiner Knie, indem du die Beine (K) mehr anhebst oder senkst. So kannst du auf der ganzen Länge der Waden (K) arbeiten.

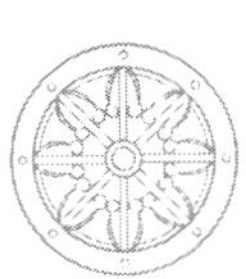

Seitlicher Armhebel (114)

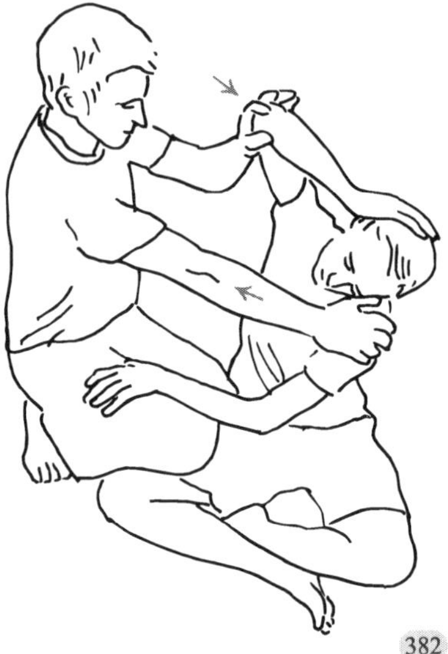

382

Eine effektive Variante zur Dehnung der seitlichen Rumpfmuskulatur (K) ist der „Seitliche Armhebel".

Der Klient befindet sich hierbei im Meditationssitz, du hockst seitlich zu ihm. Er legt die Hand seines dir näher befindenden Arms auf sein Ohr, seine Finger zeigen dabei Richtung Himmel. Die andere Hand (K) legst du auf deinem Oberschenkel ab. Dein eines Bein ist so angestellt, dass du damit das dir näher liegende Bein (K) auf dem Boden fixierst.

Du greifst jetzt den Ellenbogen (K), der sich näher zu dir befindet, und die weiter von dir entfernte Schulter (K). Dann drückst du gleichzeitig den Ellenbogen(K) in Richtung Himmel und die Schulter (K) schräg nach unten in Richtung des diagonal zu dir liegenden Oberschenkels (K).

Beachte dabei, dass der Klient gerade sitzt und auch seinen Kopf gerade hält. Verteile den Druck und Zug gleichmäßig.

Vertikaler Armhebel

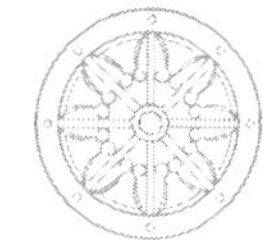

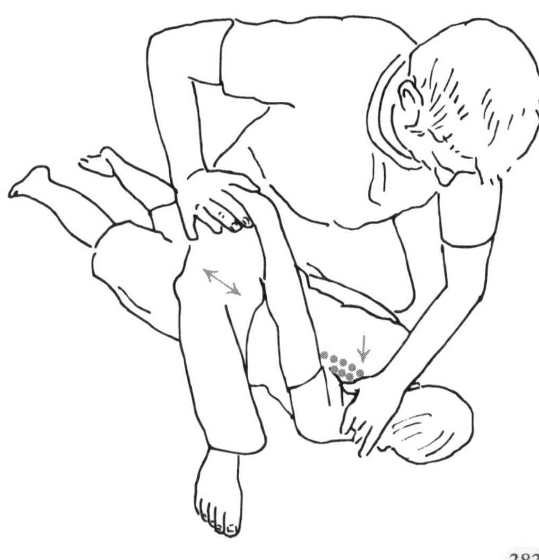

383

Diese Technik ist sehr gut geeignet für eine Pressur der Muskulatur zwischen den Schulterblättern (K) und der Wirbelsäule (K) sowie den dort verlaufenden Energielinien.

Bei der Behandlung befindest du dich im Halbkniestand über dem auf dem Bauch liegenden Klienten.

Die Hand (K) wird mit der Handinnenfläche auf dem Oberschenkel deines aufgestellten Beins abgelegt und fixiert.

Verlagere dein Körpergewicht nach vorn in dein aufgestelltes Bein, dabei wird auch der Arm (K) weiter in diese Richtung bewegt.

Gleichzeitig pressierst du mit deinem Daumen die Muskulatur zwischen Wirbelsäule (K) und Schulterblatt (K). Dann verlagerst du dein Körpergewicht wieder zurück und löst den Daumendruck.

Arbeite so mehrmals mit einer schaukelnden Bewegung.

Beachte: Der Klient sollte seinen Kopf von der zu bearbeitenden Seite abwenden.

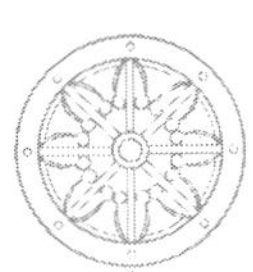

Fußhaken

(116)

Diese Technik ist einsetzbar bei der Pressur der Rückenstrecker. Hierbei befindet sich der Klient in der Bauchlage, seine Arme sind neben seinem Kopf angewinkelt abgelegt.

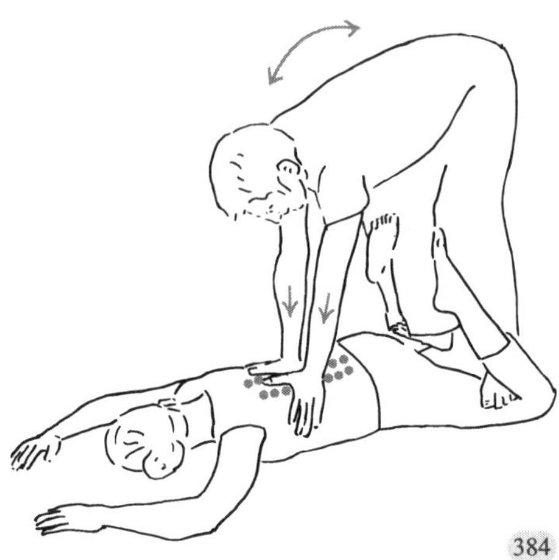

384

Du stehst mit deinen Füßen auf den hinteren unteren Oberschenkeln (K). Die Füße (K) werden vor deinen Unterschenkeln verhakt.

Aus dieser Position heraus kannst du die Rückenstrecker (K) gut mit dem Schmetterlingsgriff pressieren. Schaukele mit deinem Gewicht langsam vor und zurück. Beim Schaukeln nach vorn pressen deine Handballen in die Rückenstrecker (K) kurz über dem Kreuzbein (K), der Klient sollte dabei ausatmen. Löse den Druck beim Zurückschaukeln und versetze deine Handflächen, um so nach und nach den gesamten Bereich der Rückenstrecker (K) zu bearbeiten.

Der obere Bereich des Rückens (K) wird aus dieser Position zum Schutz der Halswirbelsäule (K) nicht bearbeitet.

Beachte: Stelle dich hierbei mit deinen Füßen nicht direkt in die Kniekehlen (K). Beim Auf- und Absteigen auf die hinteren Oberschenkel (K) solltest du auf dein Gleichgewicht achten.

Vertikale Beindehnung

Diese Technik verwendest du dann, wenn dein Klient unter Schmerzen im unteren Rücken, Ischiasproblemen oder Verspannungen in der Rückseite der Beine leidet.

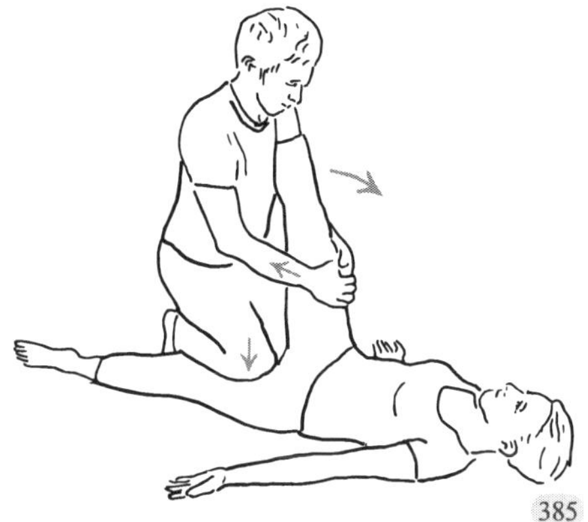

385

Dein inneres Knie positionierst du als Fixierung auf dem Oberschenkel (K) nahe der Leiste (K) des auf dem Boden liegenden Beins (K). Lege das andere über deine äußere Schulter und umgreife mit deinen Händen den dazugehörigen Oberschenkel (K) kurz oberhalb des Knies (K) *[385]*. Bewege dann deinen Oberkörper nach vorn. Dadurch, dass du das Bein (K) schon in der Streckung hältst, verstärkst du durch die Vorwärtsbewegung die Dehnung der Muskulatur auf der Rückseite des auf deiner Schulter liegenden Beins (K). Bei sehr flexiblen Klienten kannst du die Dehnung steigern, indem du mit deiner inneren Hand den Oberschenkel (K) festhältst und mit deiner äußeren den Fuß des angehobenen Beins (K) Richtung Boden drückst *[386]*.

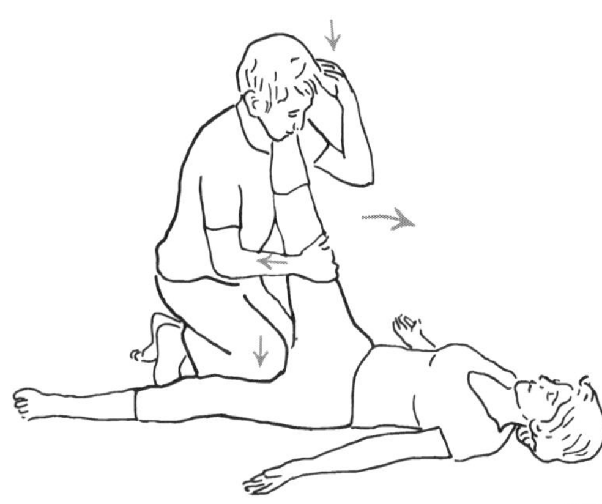

386

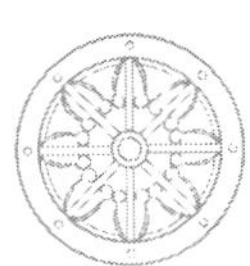

Niederlegung

(118)

Diese zur Partnerübung erarbeitete Version von „Supta-Virasana“ ist verbunden mit einer sehr intensiven Pressur der Oberschenkelmuskulatur (K).

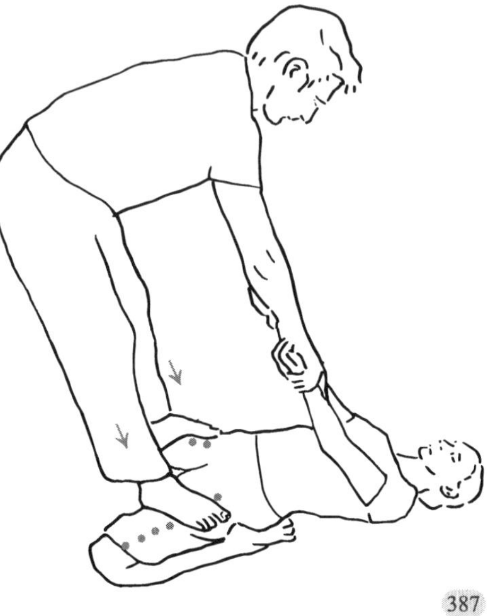

387

Der Klient sitzt mit dem Gesäß zwischen seinen Fersen und lässt dann den Oberkörper langsam nach hinten auf den Boden sinken. Sollte er Probleme haben, in diese Ausgangsstellung zu kommen, verzichte auf diese Technik.

Greife die Arme (K) und stelle dich mit deinen Füßen auf die unteren Oberschenkel (K). Laufe dann mehrmals langsam mit den Füßen diese hoch und wieder runter. Achte dabei genau auf die Reaktion des Klienten. Sollte dieser dabei zu starke Schmerzen empfinden, breche diese Übung ab.

Erfahrungen zeigen, dass der Schmerz stärker wird, je höher du auf den Oberschenkeln (K) Richtung Leiste (K) wanderst.

Sollte dein Klient unter Beinschmerzen leiden, die durch langes Gehen oder Stehen verursacht wurden, wird er durch Anwendung dieser Technik Erleichterung verspüren.

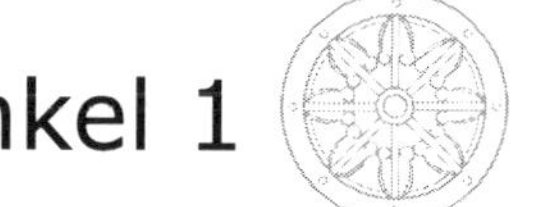

(119) Kniedruck Oberschenkel 1

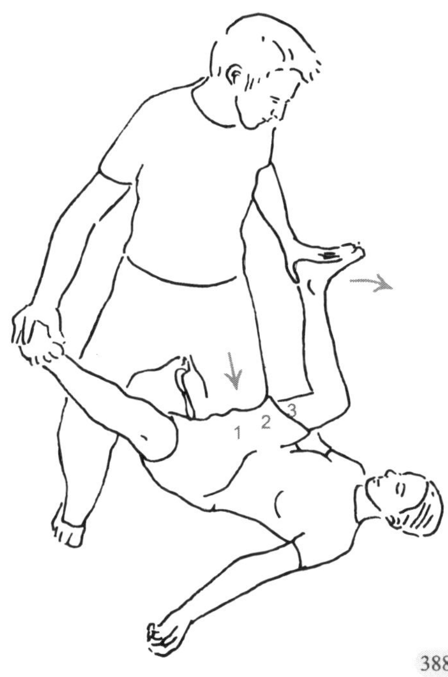

388

Diese Technik ist eine hervorragende Übung, um die hintere Oberschenkelmuskulatur[K] zu pressieren. Du kannst sie auch anwenden, wenn dein Klient unter Ischiasschmerzen leiden sollte.

Halte das eine Bein[K] locker ausgestreckt und winkle das andere so an, dass du mit deinem Knie die Rückseite des Oberschenkels[K] pressieren kannst.

Halte den Druck deines Knies und führe dann den Unterschenkel[K] nach vorn. Bleibe kurz in dieser Dehnung, löse dann den Druck und führe den Unterschenkel[K] zurück.

Bearbeite so die Rückseite des Oberschenkels[K] 1/2/3/2/1. Beobachte die Reaktionen des Klienten genau und verringere die Intensität, wenn nötig.

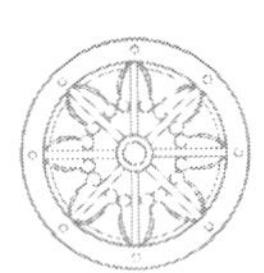

Kniedruck Oberschenkel 2 (120)

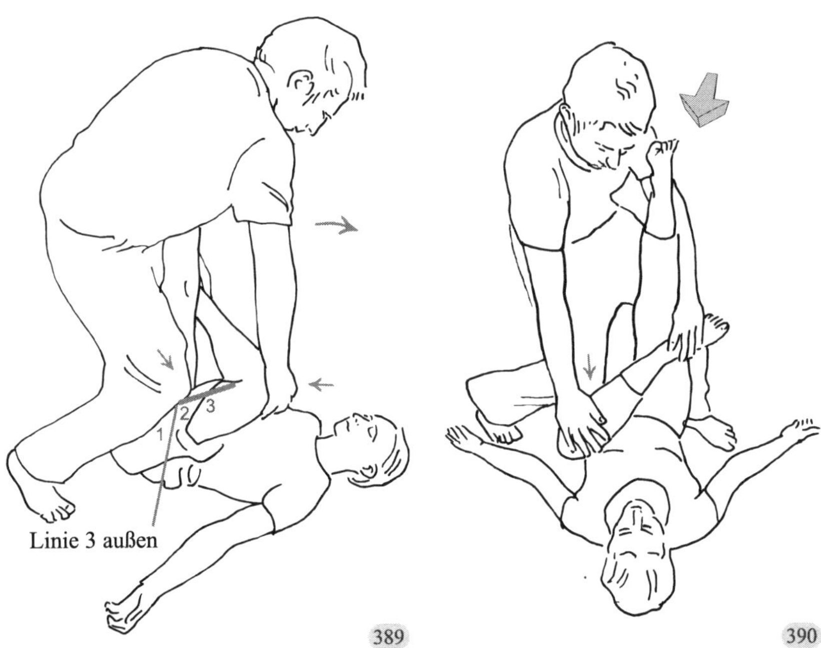

Diese Technik ist eine gute Pressur für die dritte Energielinie an der Außenseite des Oberschenkels (K).

Achte bei der Ausübung darauf, dass du dich leicht seitlich zum Klienten stellst. Das gestreckte Bein (K) ist in deine Armbeuge gelegt. Durch Verlagerung deines Körpergewichtes bewegst du dieses nach oben Richtung Kopf (K) und pressierst mit deinem Knie gleichzeitig die äußere Linie 3 auf dem angewinkelten Oberschenkel (K).

Arbeite so mit schaukelnder Bewegung auf der ganzen Länge des seitlichen hinteren Oberschenkels (K) 1/2/3/2/1.

Zur Erhöhung der Druckstärke kannst du zusätzlich das Knie des angewinkelten Beins (K) zu dir heranziehen.

Tuchdehnung Nacken

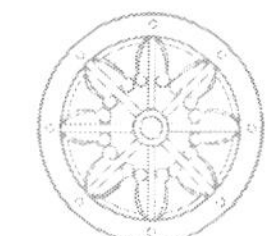

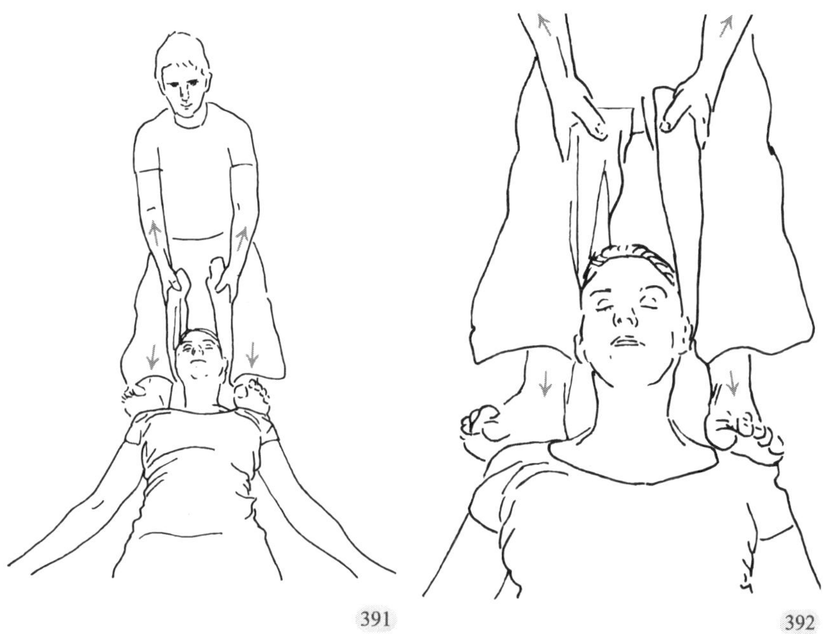

391 392

Die beiden folgenden Techniken können bei Verspannungen im Bereich des Nackens ausgeübt werden.

Als Hilfsmittel benötigst du für die Ausübung dieser Technik ein Tuch. Schlage dieses so ein, dass es ungefähr die Breite von 10 cm bekommt.

Du sitzt im Langsitz oberhalb des Kopfes des auf dem Rücken liegenden Klienten. Deine Füße fixieren die Schultern (K).

Das Tuch legst du unter dem Nacken (K) hindurch und greifst es dann mit deinen Händen. Ziehe dieses vorsichtig in deine Richtung, bis es direkt am Hinterhauptsbein (K) liegt. Deine Füße blockieren hierbei die Schultern (K).

Du kannst diese Technik erweitern, indem du den leichten Zug mit dem Tuch beibehältst und zusätzlich bei der Ausatmung (K) mit einem deiner Füße eine Schulter (K) nach unten drückst. Bei der Einatmung (K) löst du den Druck. Wechsele dann die Schulter (K).

Arbeite so mehrmals.

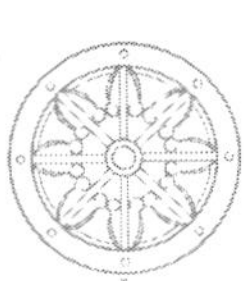

Tuchdrehung Nacken (122)

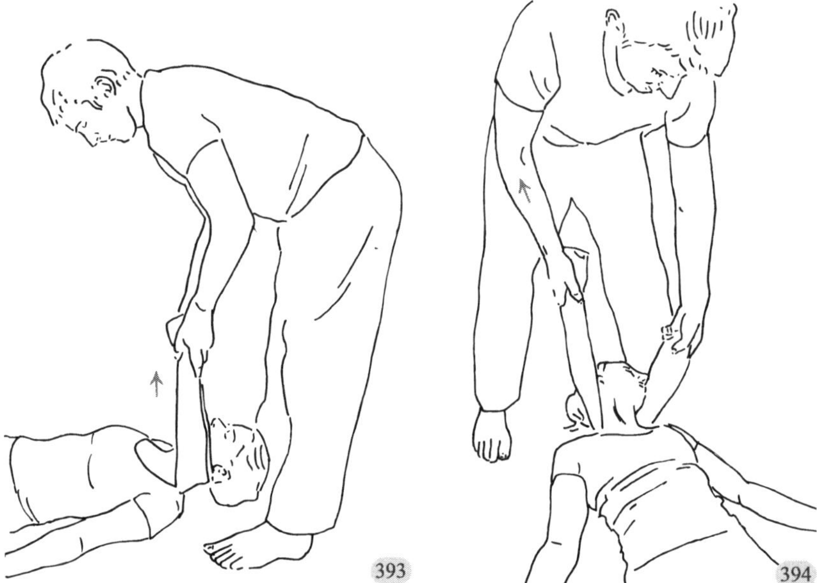

393

394

Das Tuch wird hierbei wieder unter dem Nacken (K) hindurchgezogen.

Du stehst kurz oberhalb des Kopfes (K). Greife mit deinen Händen die Enden des Tuches. Halte dieses so, dass es straff ist. Der Kopf (K) sollte sich hierbei nicht vom Boden lösen.

Ziehe dann während der Ausatmung (K) abwechselnd an einem Ende des Tuches. Der Kopf (K) dreht hierbei ganz locker und natürlich zur anderen Seite.

Arbeite so langsam und vorsichtig mehrmals hintereinander.

Wasser pumpen 2

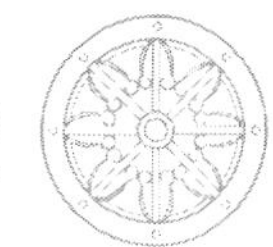

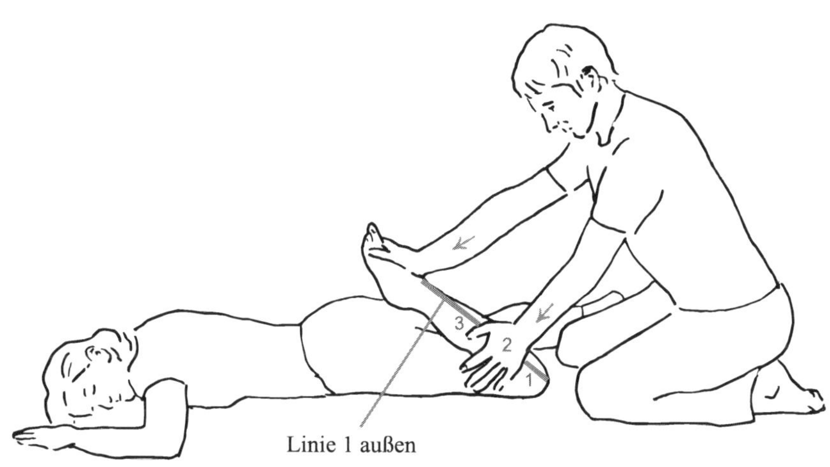

395

Diese Technik kann zum Bearbeiten des äußeren Muskelstrangs am Unterschenkel (K) eingesetzt werden. Durch diesen zieht sich der Verlauf der äußeren Energielinie 1.

Greife mit der Hand deines inneren Arms den Fuß (K) und drücke ihn Richtung Gesäß (K). Mit dem Handballen deines äußeren Arms pressierst du gleichzeitig den Muskelstrang (K), der sich außen neben dem Schienenbein (K) befindet.

Bearbeite so mit einer schaukelnden Bewegung den gesamten Muskelstrang am Unterschenkel (K) 1/2/3/2/1.

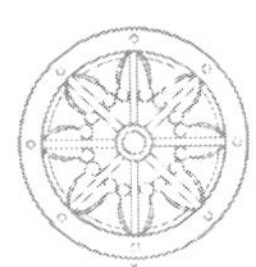

Spannsitz

(124)

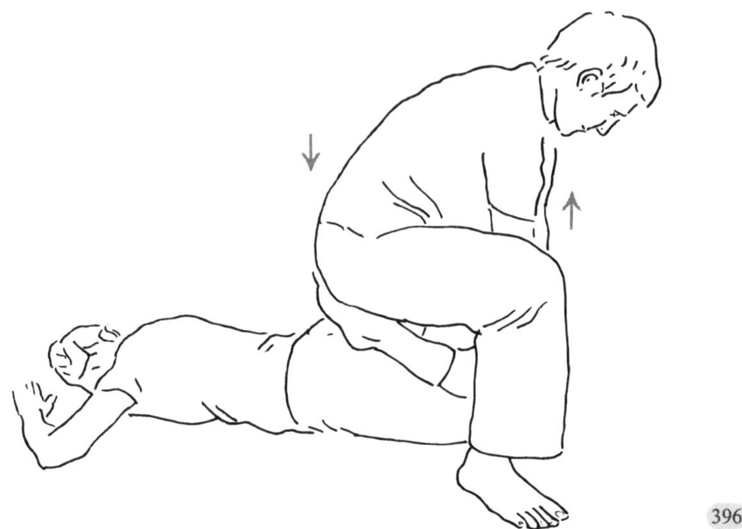

396

Diese Technik dient der Dehnung der Muskulatur im vorderen Bereich der Oberschenkel (K).

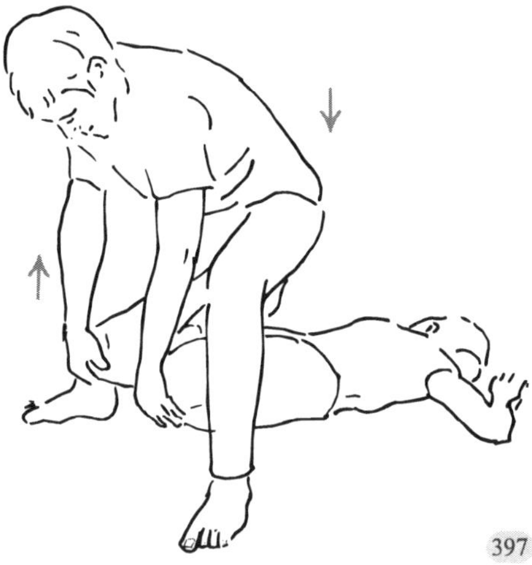

397

Der Klient befindet sich in der Bauchlage, seine Arme sind angewinkelt neben seinem Kopf abgelegt. Führe die Füße (K) Richtung Gesäß (K) und setze dich vorsichtig mit deinem Gesäß auf die Fußspanne (K). Deine Füße stehen hierbei außen neben den Knien (K).

Wenn der Klient schon jetzt eine starke Dehnung verspürt, belasse es hierbei. Falls du weitergehen willst, greifst du mit deinen Händen beide Knie (K) und hebst sie zum Himmel hin an, dein Gesäß drückt hierbei die Füße (K) zum Gesäß (K).

Führe diese Dehnung während der Ausatmung (K) durch. Arbeite so mehrmals.

Bitte den Klienten um ein deutliches Zeichen, sollte die Dehnung für ihn zu stark werden.

Trizeps rollen

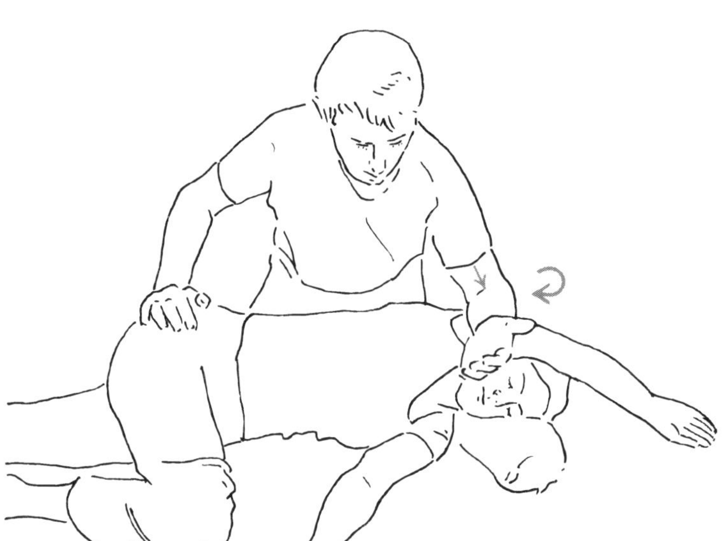

398

Der Klient befindet sich in der Seitenlage, sein Kopf ist mit einem Kissen etc. unterfüttert. Du befindest dich im japanischen Sitz hinter dem Rücken (K).

Der dem Himmel näher liegende Arm (K) wird von dir nach oben über den Kopf (K) hin ausgelegt. In diese Ausgangsstellung sollte sich dieser ohne größere Spannungen führen lassen. Ist dieses bei deinem Klienten nicht möglich, musst du auf diese Technik verzichten.

Rolle dann mit deinem oberen Unterarm über den Trizeps (K). Dein Unterarm dreht dabei nach außen.

Arbeite so mehrmals.

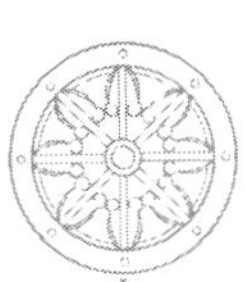

Halbe Heuschrecke 3 **(126)**

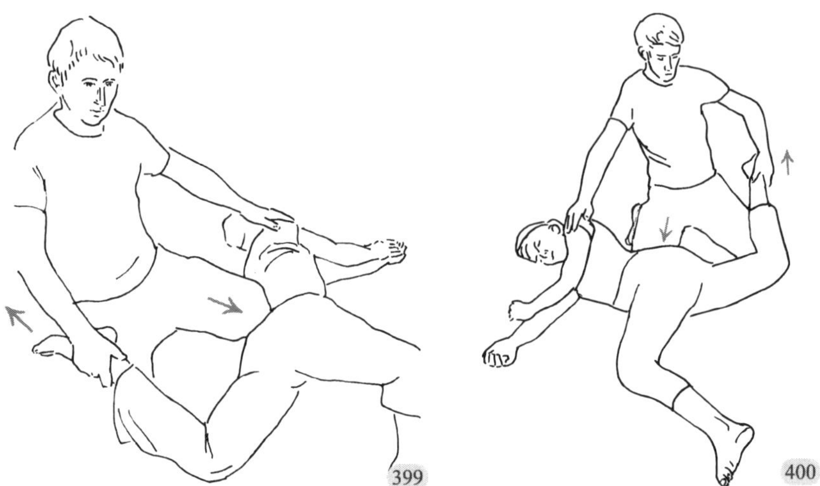

Diese Übung ist eine Erweiterung der Technik 70 in der Seitenlage.

Du beabsichtigst das auf dem Boden gestreckt liegende Bein (K) nach hinten zu ziehen. Greife dafür den Fußspann dieses Beins (K) und ziehe es sanft nach hinten, lehne deinen Oberkörper zurück. Dein oberes Knie pressiert dabei gleichzeitig die Kreuzbeinzonen (K) *[244]* auf dem der Erde näher liegenden Rückenstrecker (K).

Halte den Druck und Zug für ca. 5 Sekunden und wechsele dann die Zone.

Arbeite so 1/2/1. Übe Druck und Zug während der Ausatmung (K) aus.

(127)

Koffer packen

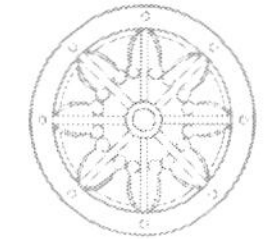

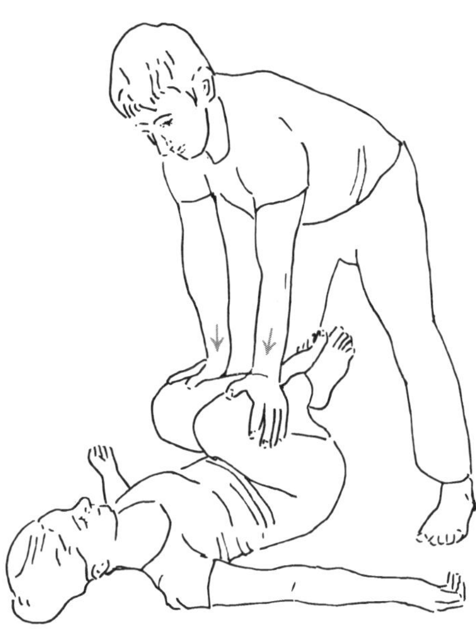

401

Diese Technik eignet sich besonders gut, um Spannungen im Bereich des unteren Rückens (K) zu lösen.

Der Klient liegt auf dem Rücken, seine Beine sind zur Brust (K) hin angewinkelt. Stelle dich mit geöffneten Beinen von außen neben das Gesäß (K) und greife dabei mit deinen Händen die Unterschenkel (K) kurz unterhalb der Knie (K).

Verlagere dein Körpergewicht in deine Hände und übe so Druck Richtung Boden aus.

Halte diese Dehnung für ca. 15 Sekunden.

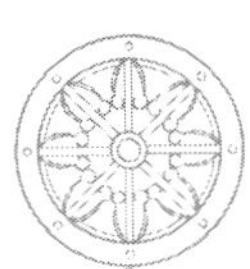

Kreuzbein mitteln **(128)**

Mit dieser Übung wird das Kreuzbein (K) ausgerichtet. Der Klient befindet sich hierbei in der Rückenlage.

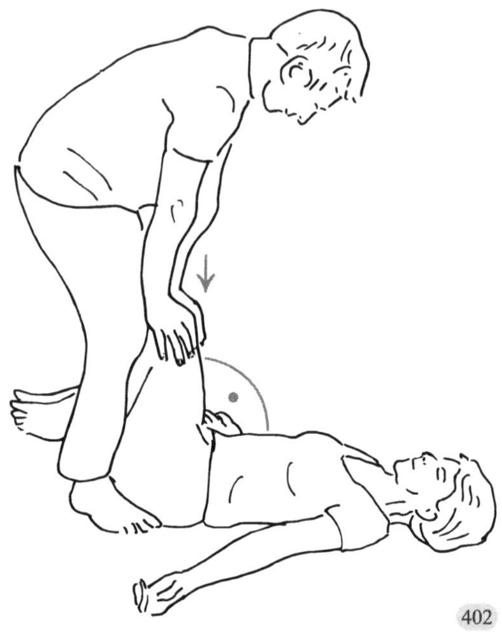

402

Die Beine (K) werden von dir so angewinkelt, dass die Oberschenkel (K) im 90° Winkel Richtung Himmel ragen. Die Knie (K) sind aneinandergelegt. Du befindest dich im Stand,deine Füße lagern außen neben dem Gesäß (K).

Lege dann deine Handteller auf beide Knie (K) und verlagere dein Körpergewicht in deine Hände. Presse so das Kreuzbein (K) auf den Boden. Halte den Druck für ca. 5 Sekunden.

Danach spielst du ein wenig mit dem Druck. Verlagere dein Gewicht zuerst in deine linke Hand und danach in deine rechte. Wechsele den Druck mehrmals und halte ihn dabei jeweils für ca. 5 Sekunden.

Wichtig ist, dass du zum Abschluss dieser Übung wiederholt beide Knie (K) gleichzeitig Richtung Boden presst.

Armzug Twist

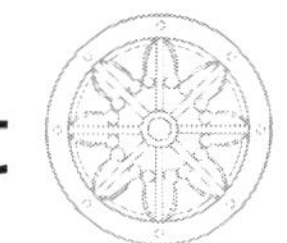

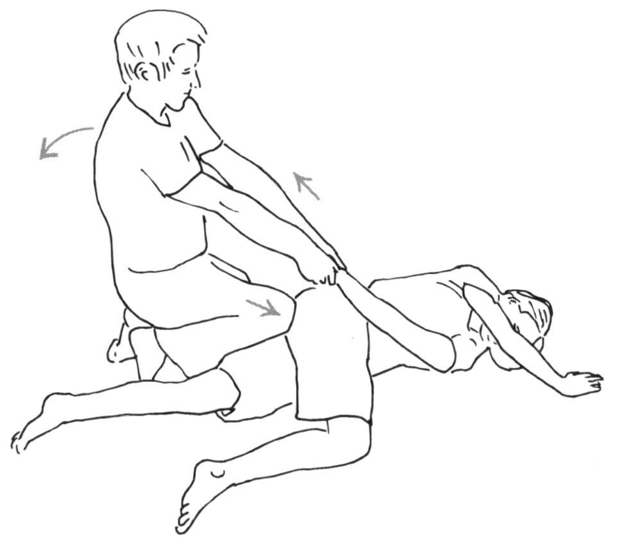

403

Diese Technik ermöglicht eine sanfte Wirbelsäulendrehung (K) in der Seitenlage.

Beachte hierbei, dass der am Boden liegende Arm (K) immer unter dem dem Himmel näher liegenden Arm (K) durchgesteckt wird und nicht umgekehrt. Greife die Hand des am Boden liegenden Arms (K) mit deinen Händen und stelle dein inneres Knie an den weichen Muskelbereich der näher zum Himmel liegenden Gesäßhälfte (K).

Halte die Hand (K) fest und lehne deinen Oberkörper allmählich nach hinten. Die Wirbelsäule (K) wird so sanft in eine Verdrehung geführt.

Beachte: Diese Technik sollte nicht ausgeführt werden bei Verletzungen der Wirbelsäule (K), wie z. B. Bandscheibenvorfall, und auch nicht nach kürzlichen Operationen an der Wirbelsäule (K), Lumbalpunktion etc..

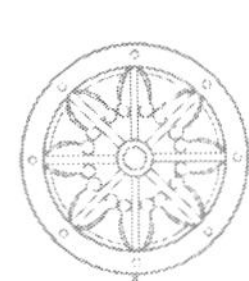

Pfeil und Bogen (130)

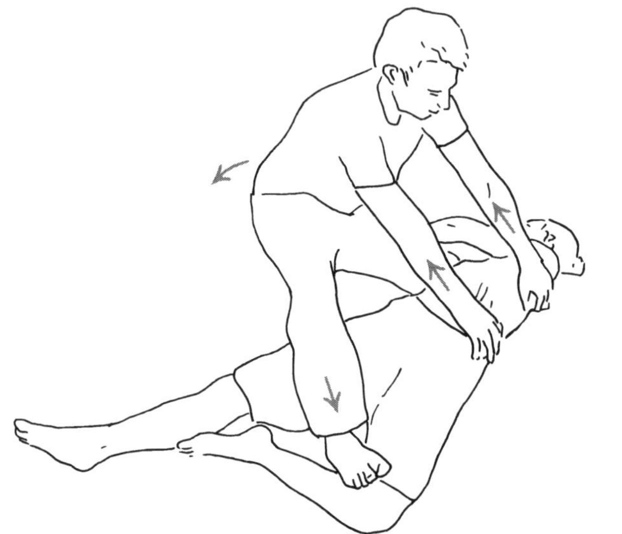

404

Diese Technik gehört zu den Wirbelsäulendrehungen.

Winkele das weiter von dir entfernt liegende Bein (K) so an, dass dessen Ferse auf Kniehöhe des gestreckten Beins (K) zu liegen kommt. Fixiere mit dem Fuß deines unteren Beins das angewinkelte Bein (K) in der Kniekehle. Lege beide Arme (K) im Winkel von 90° zu der Seite, auf der du dich befindest.

Mit der Hand deines oberen Arms fasst du unter die weiter von dir entfernt liegende Schulter (K) und ziehst sie in deine Richtung.

Mit der Hand deines unteren Arms greifst du gleichzeitig den weiter von dir entfernt liegenden Rückenstrecker (K) und ziehst ihn von der Wirbelsäule (K) weg, indem du dein Gewicht nach hinten verlagerst. Der Oberkörper (K) dreht sich dabei in deine Richtung.

Arbeite mit einer langsamen schaukelnden Bewegung und wechsele dabei die Position deiner unteren Hand. Bearbeite so den für dich erreichbaren Teil des Rückenstreckers (K).

Beachte: Diese Technik sollte nicht ausgeführt werden bei Verletzungen der Wirbelsäule (K), wie z. B. Bandscheibenvorfall, und auch nicht nach kürzlichen Operationen an der Wirbelsäule (K), Lumbalpunktion etc..

(131) Seitenöffner Oberkörper

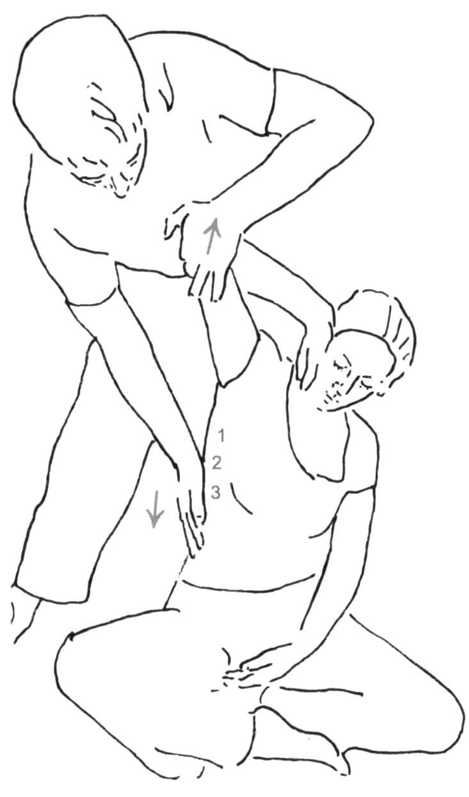

405

Diese Technik ist sehr gut einsetzbar für die Öffnung des seitlichen Bereichs des Brustkorbes [K]. Sie ist besonders bei weniger flexibelen Klienten zu empfehlen.

Der Klient befindet sich hierbei im Meditationssitz und legt die eine Handfläche auf seinem Ohr ab.

Du stehst leicht versetzt hinter dem Rücken [K] und ziehst mit deiner einen Hand den Ellenbogen [K] Richtung Himmel und mit der anderen Handfläche drückst du am seitlichen Brustkorb [K] Richtung Boden.

Halte den Druck/Zug für ca. 5 Sekunden und arbeite so am seitlichen Brustkorb [K] nach unten und wieder nach oben 1/2/3/2/1.

Führe diese Dehnung jeweils während der Ausatmung [K] durch.

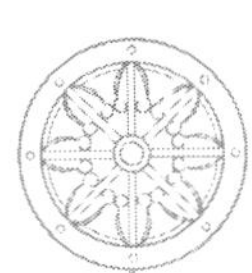

Rückgratschraube (132)

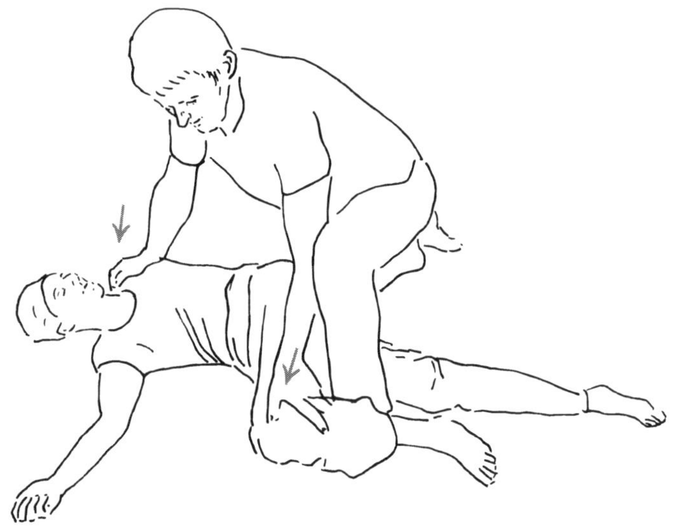

406

Der Klient liegt auf dem Rücken, du befindest dich seitlich zu ihm im Halbkniestand. Winkele das dir näher liegende Bein (K) zum Himmel hin an und stelle den Fuß deines aufgestellten unteren Beins über das gestreckte Bein (K) hinweg auf dem Boden ab.

Fasse mit deiner unteren Hand den Oberschenkel des angewinkelten Beins (K) kurz oberhalb des Knies (K) und bewege ihn Richtung Boden über das gestreckte Bein (K) hinweg. Deine obere Hand drückt dabei gleichzeitig die diagonal zum gestreckten Bein (K) liegende Schulter (K) Richtung Boden.

Führe diese Verdrehung während der Ausatmung (K) durch. Arbeite hier sehr gefühlvoll mit gleichmäßigem Druck.

Sollte es zum bekannten „Knacken" kommen, steigere die Dehnung nicht mehr.

Beachte: Diese Technik ist eine Verdrehung der Wirbelsäule (K). Diese solltest du nicht ausführen, wenn dein Klient einen Bandscheibenvorfall oder andere Verletzungen an seiner Wirbelsäule hatte (kürzliche Operation an der Wirbelsäule, Lumbalpunktion etc.).

Twistpressur

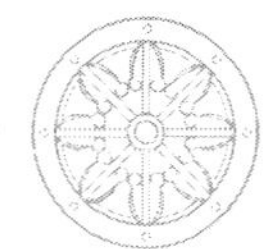

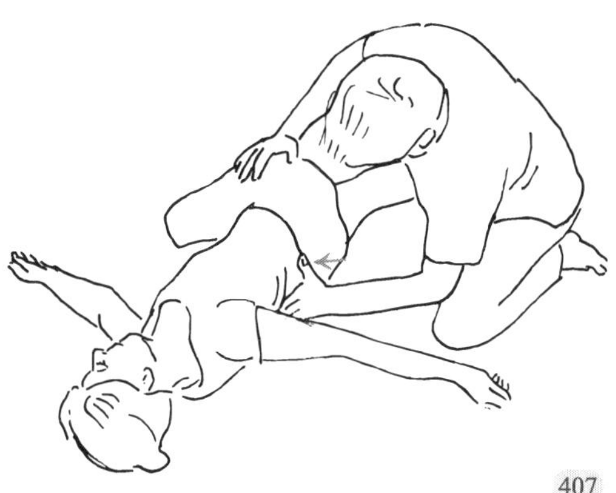

407

Der Klient liegt hierbei in einer Position zwischen Rücken- und Seitenlage. Sein angewinkeltes Bein hat er im 90° Winkel über das gestreckte geschlagen. Der sich diagonal zum gestreckten Bein [(K)] befindende Arm[(K)] „schwebt" seitlich in der Luft, bei sehr flexiblen Klienten bleibt er meist am Boden.

Du befindest dich anfangs im Halbkniestand, dein aufgestelltes unteres Bein steht mit dem Fuß zwischen den Beinen [(K)]. Aus dieser Ausgangsstellung heraus setzt du dich mit deinem Gesäß auf die Ferse deines oberen Beins.

Deine untere Hand fixiert die näher zum Himmel liegende Gesäßhälfte [(K)] und hält den Klienten dadurch in der Verdrehung.

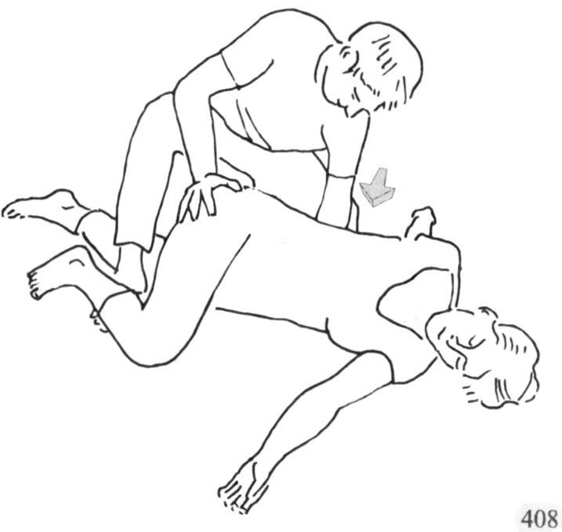

408

Führe leicht schaukelnde Bewegungen aus und bearbeite dabei mit dem Daumen deiner oberen Hand den näher zum Himmel liegenden Rückenstrecker [(K)]. Setze deinen Daumen dabei in die Vertiefung zwischen Wirbelsäule [(K)] und Rückenstrecker [(K)] und schiebe den Rückenstrecker [(K)] von der Wirbelsäule [(K)] weg.

Bearbeite so den gesamten unteren Bereich des Rückenstreckers [(K)].

Beachte: Diese Technik ist eine Verdrehung der Wirbelsäule [(K)], die nicht anzuwenden ist bei Verletzung an der Wirbelsäule [(K)], Bandscheibenvorfall [(K)] oder kürzlichen Operationen an der Wirbelsäule [(K)].

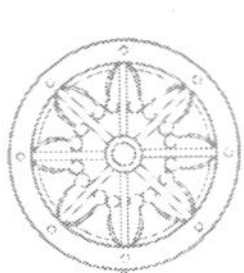

Kniekehlenhaken (134)

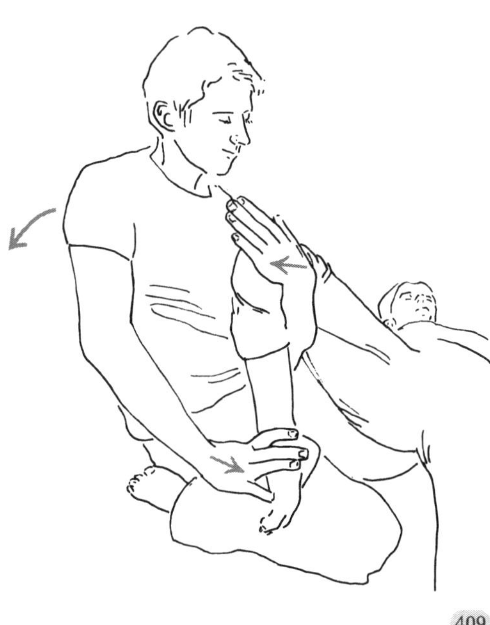

409

Die Ausgangsstellung hierfür ist die Lage des Klienten bei Abschluss von Technik 133. Dieser befindet sich noch in der Verdrehung, sein angewinkeltes Bein ist im 90° Winkel über das gestreckte Bein (K) geschlagen.

Setze dich im japanischen Sitz hinter das Gesäß (K) und positioniere dabei das Knie deines oberen Beins ca. 10 cm vom Gesäß (K) entfernt.

Verhake dich jetzt mit deinem oberen Arm in der Kniekehle(K) des angewinkelten Beins (K) und lasse deinen Oberkörper nach hinten Richtung Boden sinken.

Die näher zum Himmel liegende Gesäßhälfte (K) wird hierbei schwunghaft auf deinen oberen Oberschenkel gezogen.

Halte diesen Zug für ca. 5 Sekunden.

Hüftschaukel

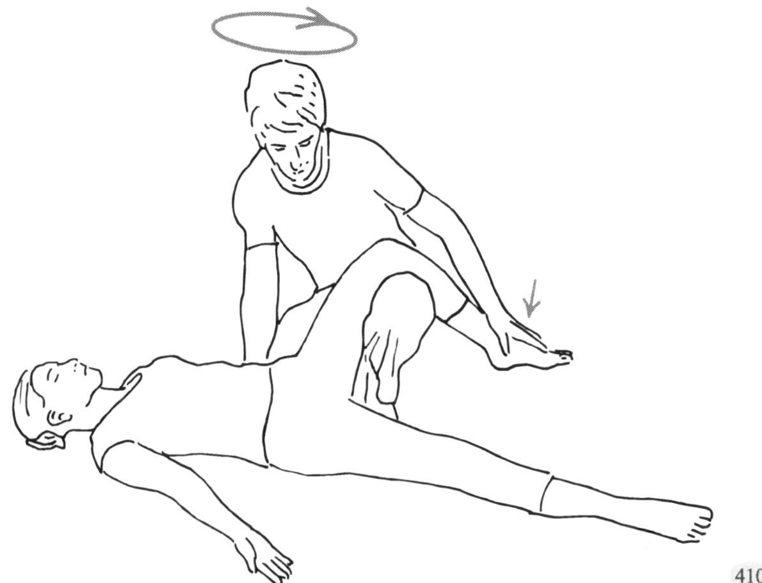

410

Die „Hüftschaukel“ eignet sich hervorragend zum Abbau von Spannungen im Bereich des unteren Rückens (K) und der Hüfte (K).

Der Klient befindet sich in der Rückenlage. Du hockst ungefähr auf Höhe des Oberschenkels (K) neben diesem. Der Fuß deines unteren Beins ist dabei so aufgestellt, dass nur die Zehen und der Ballen den Boden berühren. Deine Oberschenkel befinden sich zueinander im 90° Winkel.

Das näher zu dir liegende Bein (K) wird mit der Kniekehle über den Oberschenkel deines unteren Beins nahe deiner Leiste gelegt. Fixiere mit deiner unteren Hand den Spann des hochgelegten Beins (K). Deine obere greift an den unteren näher zu dir liegenden Rückenstrecker (K).

Führe jetzt durch Verlagerung des Gewichtes deines Oberkörpers langsame kreisförmige Bewegungen in der dargestellten Richtung aus. Gleichzeitig versuchst du mit den Fingern deiner oberen Hand den unteren Rückenstrecker (K) zu pressieren und von der Wirbelsäule (K) seitlich wegzuziehen.

Arbeite so ca. 30-60 Sekunden.

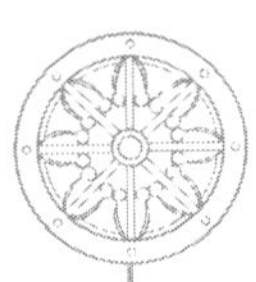

Pressur in Kindhaltung (136)

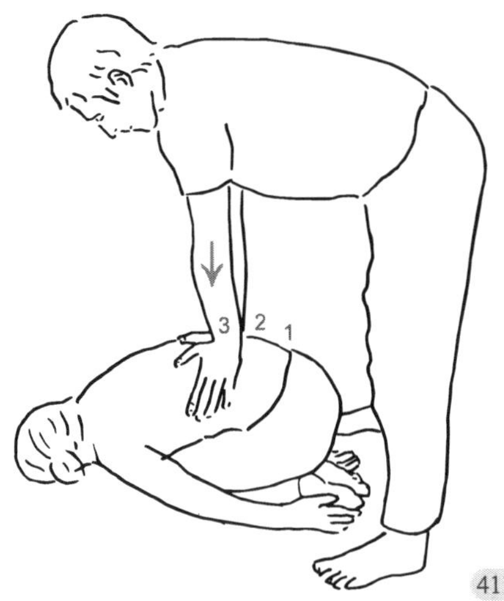

411

Diese Technik sollte angewendet werden, wenn dein Klient unter Schmerzen im unteren Rückenbereich leidet.

Stelle dich hinter das Gesäß des Klienten, welcher sich hierbei in der „Kindhaltung“ befindet, und übe mit deinen Handballen Druck auf die unteren Rückenstrecker [K] Richtung Boden aus *[411]*. Achte darauf, dass deine Arme gestreckt sind und die Handballen auf gleicher Höhe arbeiten. Presse so 1/2/3/2/1.

Danach begibst du dich in den Halbkniestand. Übe jetzt mit einem deiner Ellenbogen Druck auf der Mittellinie des einen Rückenstreckers [K] aus *[412]*. Bearbeite diesen vom Kreuzbein [K] bis hin zum Anfang der hinteren unteren Rippen [K]. Halte den Druck für ca. 5 Sekunden und rolle dann deinen Unterarm mit Kraft nach vorn ab. Beachte, dass du mit dem Ellenbogen nicht zur Wirbelsäule [K] hin abrutscht.

Arbeite so 1/2/3/2/1 und wechsele dann die Körperseite [K].

Wiederhole danach den zu Beginn ausgeübten Handballendruck.

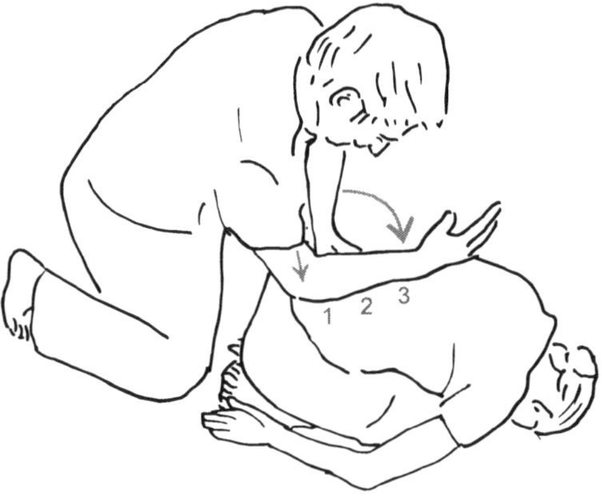

412

Nackendehnung

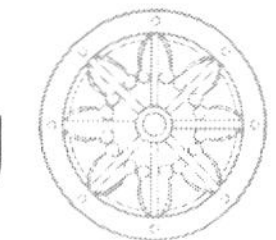

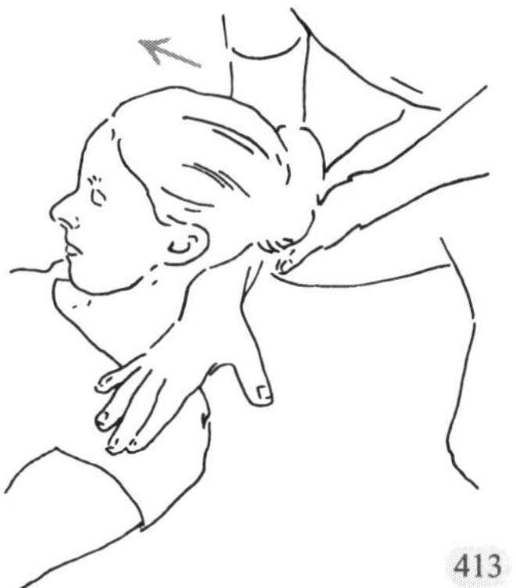

413

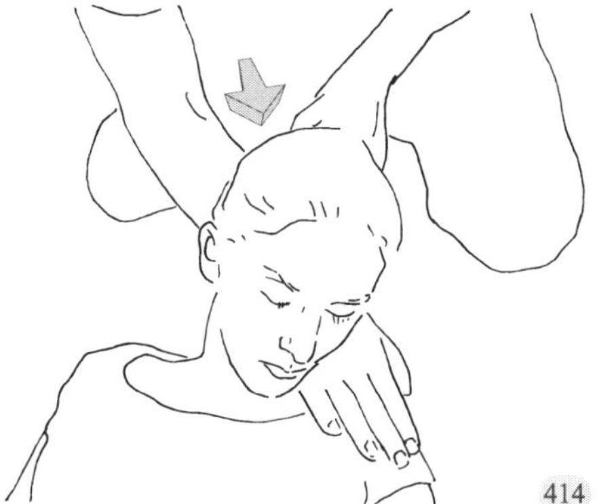

414

Der Klient befindet sich hierbei in der Rückenlage. Du sitzt im japanischen Sitz ein Stück oberhalb des Kopfes (K), die Knie sind geöffnet. Hebe mit deiner einen Hand den Kopf (K) ein wenig an und greife mit der anderen unter dem Nacken (K) hindurch, sodass diese auf der gegenüberliegenden Schulter (K) zu liegen kommt. Wenn du deinen Oberkörper jetzt ein wenig nach vorn bewegst, dehnst du den Nacken (K) *[413]*.

Diese Dehnung erfolgt auch, wenn du, bevor du deinen Oberkörper nach vorn bewegst, den Kopf (K) nach links oder rechts drehst *[414]*. Dabei wird der hintere seitliche Nackenbereich (K) geöffnet.

Diese Technik kann auch durchgeführt werden, indem die Schultern (K) mit überkreuzten Händen gefasst werden *[415]*.

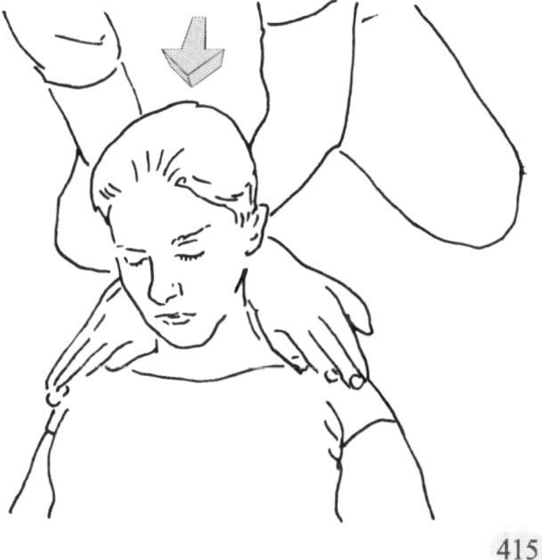

415

Führe alle Varianten der Nackendehnung besonders vorsichtig aus, setze nicht zu viel Kraft ein.

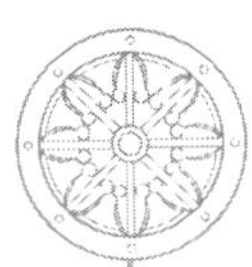

Tigermaul

(138)

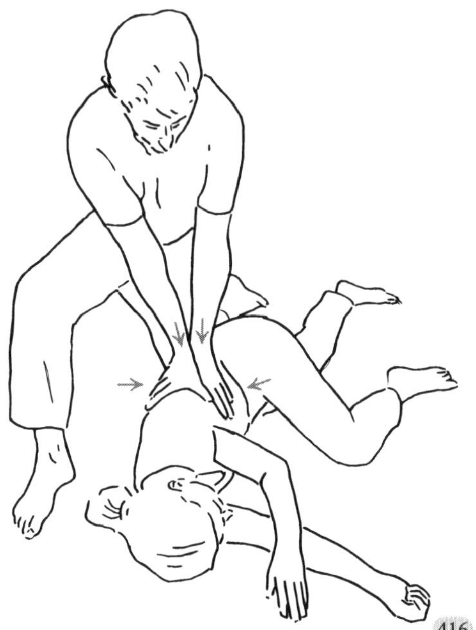
416

Diese Technik stammt aus dem Shiatsu.

Der Klient liegt in der Seitenlage, du befindest dich im Halbkniestand hinter seinem Rücken [(K)].

Lege deine Hände in der abgebildeten Haltung auf den seitlichen Brustkorb [(K)]. Verlagere ein Teil des Körpergewichtes in diese und pressiere so den seitlichen Brustkorb [(K)]. Deine Finger und Daumen können hierbei auch leicht nach innen pressen, sodass eine „Klammer“ um den seitlichen Brustkorb [(K)] entsteht.

Halte den Druck nur kurz und wechsele dann die Zone.

Arbeite so am seitlichen Oberkörper [(K)] von der Achsel [(K)] zur Hüfte [(K)] und wieder zurück.

Fuß-Achsel-Dehnung

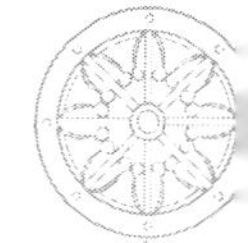

Diese Art der Dehnung eignet sich besonders gut dazu, Spannungen im Bereich der Schultermuskulatur (K) abzubauen.

Variante A *[417]*

Der Arm des Klienten liegt im 45° Winkel vom Körper (K) weg gerichtet. Stelle den Fuß deines inneren Beins als Fixierung in die Achsel (K). Dieser sollte so ausgerichtet sein, dass die Zehen leichten Druck auf die Achsel (K) ausüben.

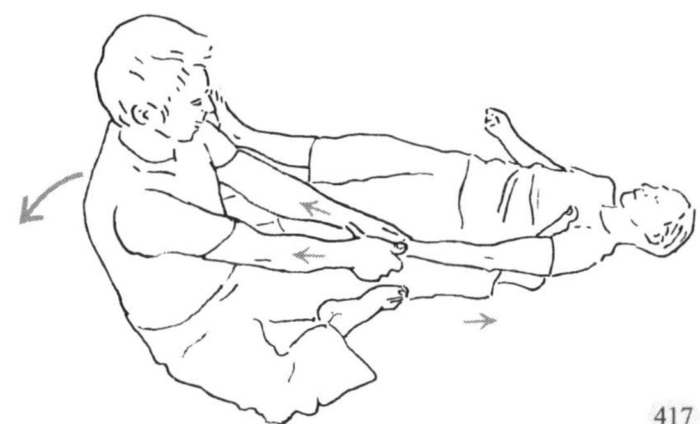

417

Greife mit beiden Händen den Arm (K) und lehne dann deinen Oberkörper zurück.

Variante B *[418]*

Bei dieser Dehnung liegt der Arm (K) im 90° Winkel. Du stellst den Fuß deines unteren Beins als Fixierung etwas unterhalb der Achsel (K) an den seitlichen Brustkorb (K).

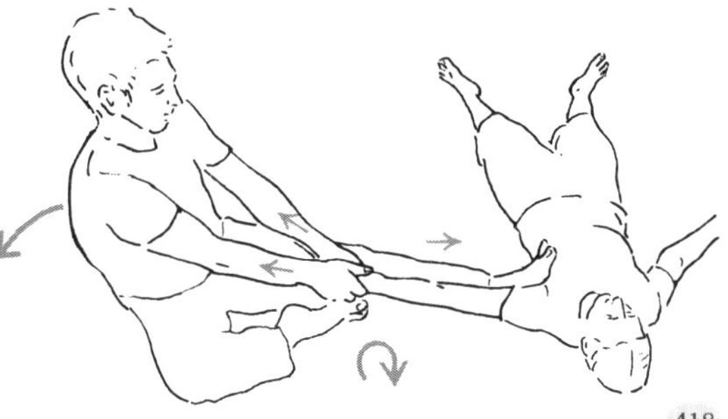

418

Greife wieder den Arm (K) und lehne deinen Oberkörper langsam nach hinten. Während du diese Dehnung hälst, kannst du den Arm (K) ein wenig nach oben verdrehen. Dadurch entsteht eine zusätzliche Dehnung in der Schultermuskulatur (K).

Welche Form du auch wählst, wiederhole die Dehnung mal etwas stärker, dann schwächer und wieder stärker. Halte den Druck/Zug jeweils für ca. 5 Sekunden.

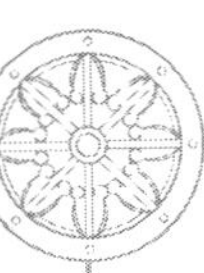

Halbe Brücke

(140)

Die „Halbe Brücke“ wirkt gut gegen Schmerzzustände im Bereich des unteren Rückens [(K)].

Stelle deine Füße etwa schulterbreit auseinander. Führe die Knie [(K)] zur Brust [(K)] und lege die Füße [(K)] mit den Fersen auf deinen Knien ab. Umgreife mit den Händen sicher die unteren Oberschenkel [(K)]. Verschränke dabei deine Finger *[419]*.

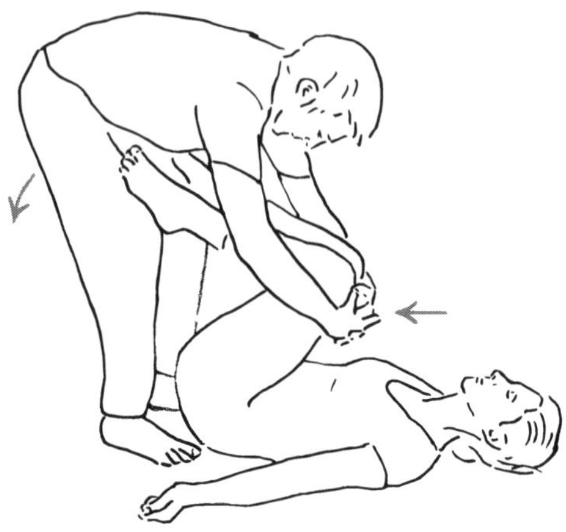

419

Verlagere dann dein Gewicht nach hinten und komme so in die Hocke. Der Körper [(K)] hebt sich hierbei automatisch an *[420]*. Halte die Position für ca. 20 Sekunden und führe den Klienten zurück in die Rückenlage.

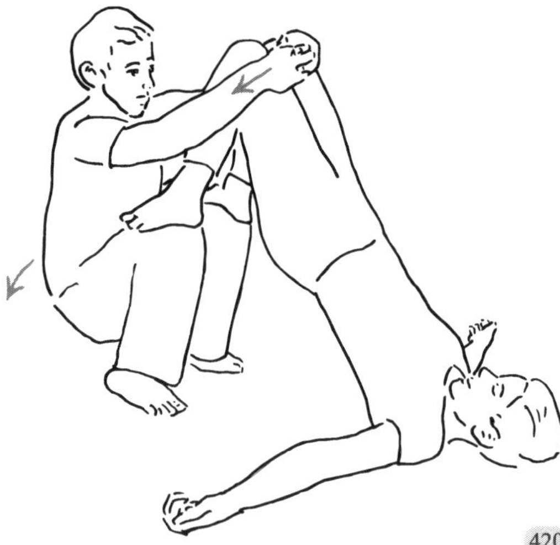

420

Zu empfehlen ist, dass du beim Ausführen dieser Technik deine Füße etwa schulterbreit auseinanderstellst und deine Knie nah zusammenführst. Somit hast du eine/n sichere/n Stand/Hocke und kannst nicht seitlich wegkippen.

Der Klient bekommt beim Ausführen dieser Technik ein „wacheres Gefühl“, da der Blutfluss zum Kopf [(K)] gesteigert wird.

Beachte: Die „Halbe Brücke“ sollte nicht angewendet werden, wenn der Klient zu hohen Blutdruck oder andere Blutkreislaufprobleme hat.

Hängepartie

Bei der „Hängepartie“ befindet sich der obere Teil des Körpers (K) komplett in der Luft. Er kann hierbei einmal völlig „aushängen“.

Führe die Knie (K) Richtung Brust (K). Drücke sie noch ein wenig mehr in Richtung Kopf (K), sodass das Gesäß(K) vom Boden abhebt. Dazu presst du deine Knie von schräg außen/hinten in den weichen Muskelbereich des Gesäßes (K) *[421]*. Deine Füße sind hierbei wieder schulterbreit auseinandergestellt.

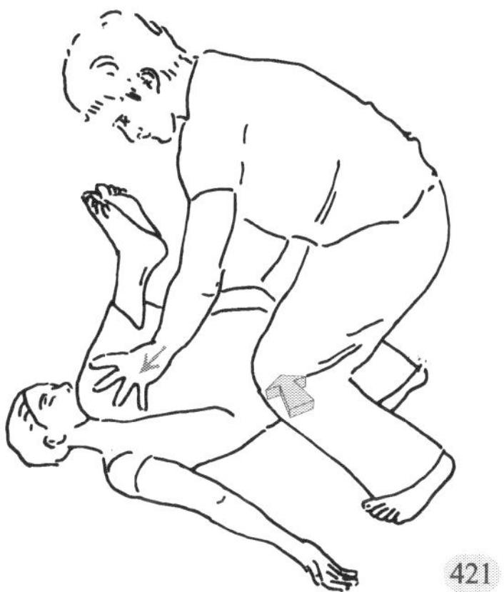

421

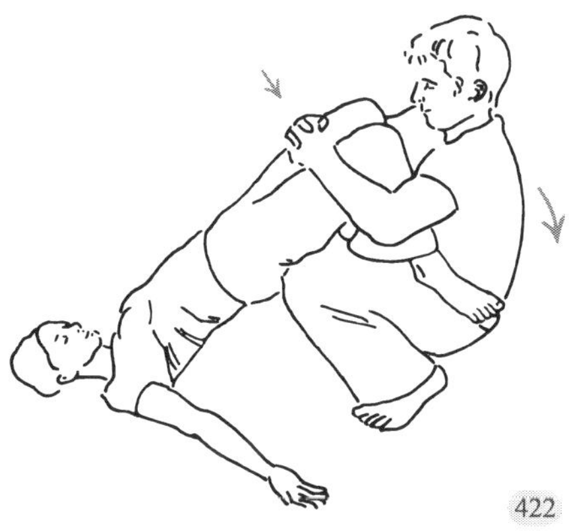

422

Die Füße (K) positionierst du in deiner Leiste. Umgreife die unteren Oberschenkel (K) mit einem festen Griff. Deine Finger sind dabei verschränkt *[422]*.

Verlagere nun dein Gewicht nach hinten in Richtung Boden. Der Körper (K) dient dir hierbei als Gegengewicht. Der Klient liegt dann vollständig auf deinen Knien und der Kopf (K) hängt in der Luft *[423]*.

Halte diese Stellung für ca. 20 Sekunden und löse sie dann auf, indem du den Griff an den Oberschenkeln (K) langsam löst und den Oberkörper (K) vorsichtig zu Boden gleiten lässt.

Der Blutfluss zum Kopf (K) wird auch hier, ähnlich wie bei der „Halben Brücke“, gesteigert, der Klient bekommt dadurch ein „wacheres Gefühl“.

Beachte: Diese Technik sollte nicht angewendet werden, wenn der Klient zu hohen Blutdruck oder andere Blutkreislaufprobleme hat.

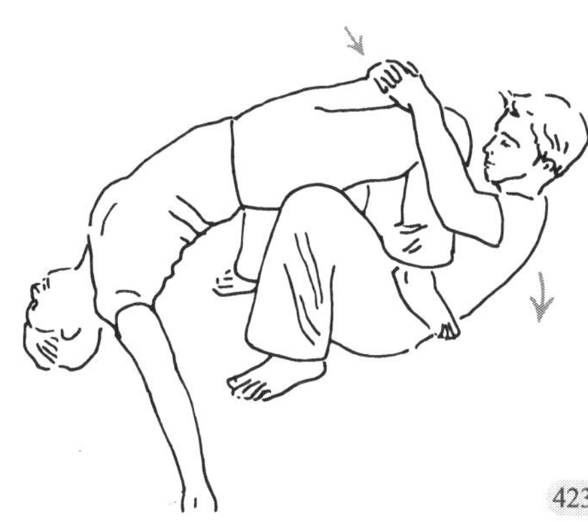

423

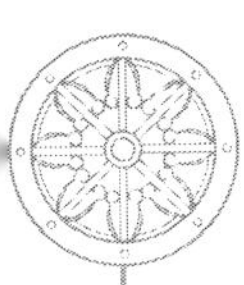

Drehsitz (142)

Der „Drehsitz“ eignet sich zur Linderung von Verspannungszuständen im Bereich des unteren Rückens [(K)].

Die Ausgangsstellung des Klienten ist der Langsitz.

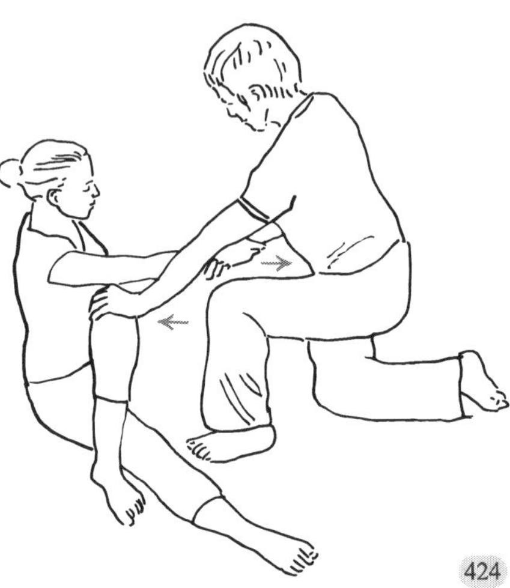

424

Bitte ihn seinen linken Fuß von außen neben seinem rechten Knie zu positionieren. Der linke Arm [(K)] sollte gerade hinter dem Rücken[(K)] mit der Hand [(K)] auf dem Boden stehen. Du befindest dich im Halbkniestand schräg vor dem Klienten.

Greife mit deiner rechten Hand den rechten Arm [(K)] und bitte den Klienten dich ebenso zu fassen. Mit der linken Hand fixierst du das linke Knie [(K)] von außen. Deine rechte Hand zieht nun vorsichtig und die linke drückt gegen das Knie. So führst du den Oberkörper [(K)] in die Verdrehung, halte diese für ca. 20 Sekunden. Wiederhole danach diese Technik seitenverkehrt.

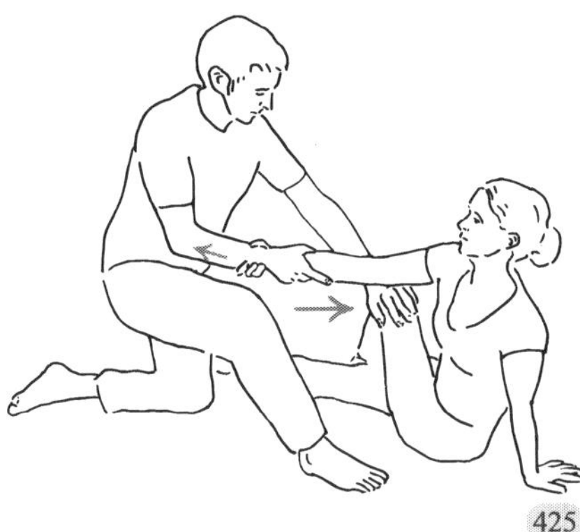

425

Beachte: Diese Technik ist eine Verdrehung der Wirbelsäule [(K)], sie ist nicht anzuwenden bei Verletzungen an der Wirbelsäule [(K)], Bandscheibenvorfall oder kürzlichen Operationen an der Wirbelsäule [(K)].

Rückgrattwist verhakt

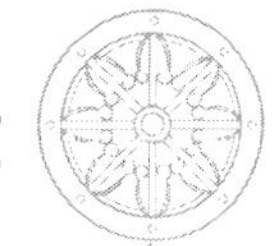

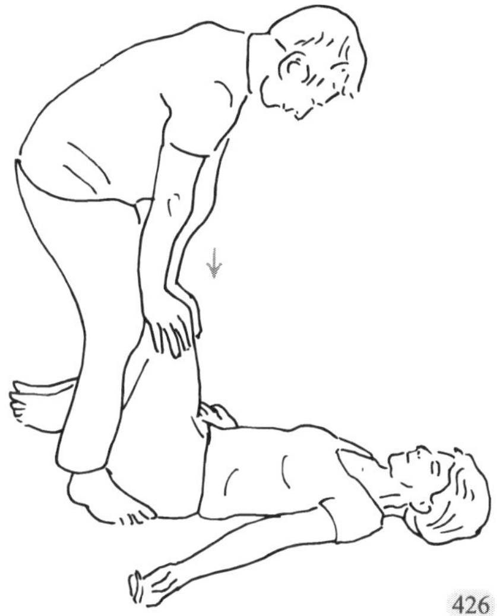

426

Der Klient befindet sich in der Rückenlage, seine Beine sind so angewinkelt, dass die Oberschenkel (K) im 90° Winkel zum Himmel gerichtet sind.

Du befindest dich im Stand kurz unterhalb des Gesäßes (K). Deine Füße sind schulterbreit auseinandergestellt *[426]*.

Bitte den Klienten tief einzuatmen. Während der Ausatmung (K) führst du mit deiner einen Hand die Knie (K) auf der einen Seite zum Boden und drückst gleichzeitig mit der anderen die dazu diagonal liegende Schulter (K) Richtung Boden *[427]*. Die Füße (K) verhaken sich hierbei in deiner Kniekehle oder an deinem inneren Unterschenkel.

Halte diese Verdrehung so lange, bis die Ausatmung (K) komplett abgeschlossen ist. Wiederhole danach diese Technik seitenverkehrt.

Beachte: Diese Technik ist eine Verdrehung der Wirbelsäule (K), sie ist nicht anzuwenden bei Verletzungen an der Wirbelsäule (K), Bandscheibenvorfall oder kürzlichen Operationen an der Wirbelsäule(K).

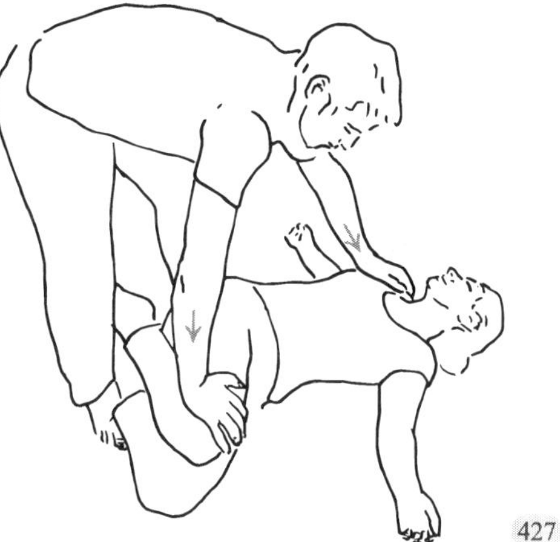

427

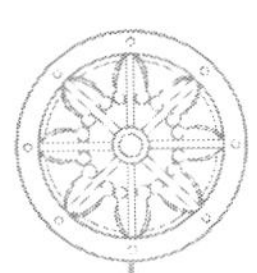

Hüftwippe (144)

Du befindest dich leicht schräg im Halbkniestand neben dem auf dem Rücken liegenden Klienten.

Stelle das näher zu dir liegende Bein (K) so auf, dass der Fuß (K) außen, nahe dem Gesäß (K) positioniert ist.

Die Hand deines inneren Arms fasst an das Knie des angewinkelten Beins (K) und die Hand deines äußeren Arms greift an den unteren, näher zu dir liegenden Rückenstrecker (K). Drücke nun gleichzeitig das Knie (K) zum Boden und hebe den unteren Rückenstrecker (K) Richtung Himmel. Du kannst dabei auch den Rückenstrecker (K) von der Wirbelsäule (K) wegziehen.

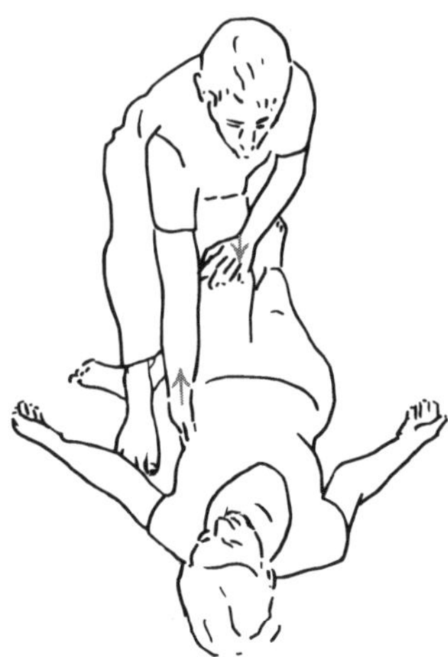

428

Löse den Druck nach wenigen Sekunden.

Arbeite so mehrmals spielerisch und „wippe“ mit der Hüfte (K).

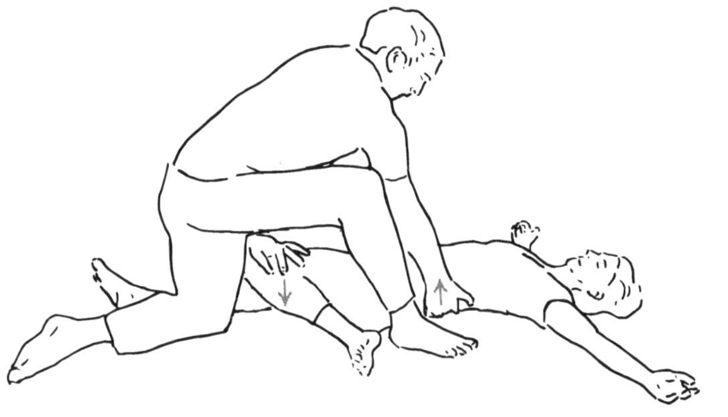

429

(145) Sitzende Vorbeuge 1

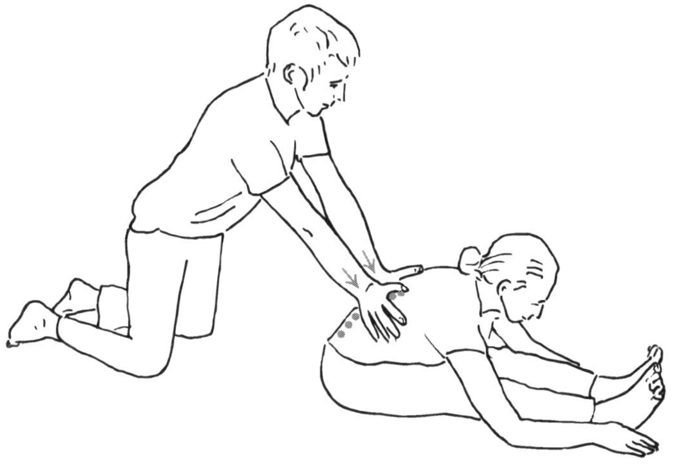

430

Diese Technik verbessert die Flexibilität der Wirbelsäule (K) in der Vorwärtsbewegung und dehnt die Muskulatur der Körperrückseite (K).

Der Klient sitzt im Langsitz, du befindest dich im aufgerichteten japanischen Sitz hinter dem Rücken (K). Deine Arme sind gestreckt und die Hände liegen im Schmetterlingsgriff auf den Rückenstreckern (K). Der Klient sollte die Beine gestreckt halten.

Verlagere dann dein Körpergewicht langsam nach vorn und bearbeite so die Rückenstrecker (K) mit einem parallelen Druck deiner Handballen oder mit einem Handballenlauf.

Übe hier keinen Druck auf die Zonen oberhalb der Schulterblattunterkanten (K) aus.

Beachte: Sollte dein Klient unter einem Bandscheibenvorfall leiden oder erst kürzlich eine Operation an der Wirbelsäule gehabt haben, ist diese Technik nicht auszuführen.

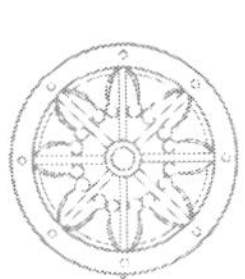

Sitzende Vorbeuge 2 (146)

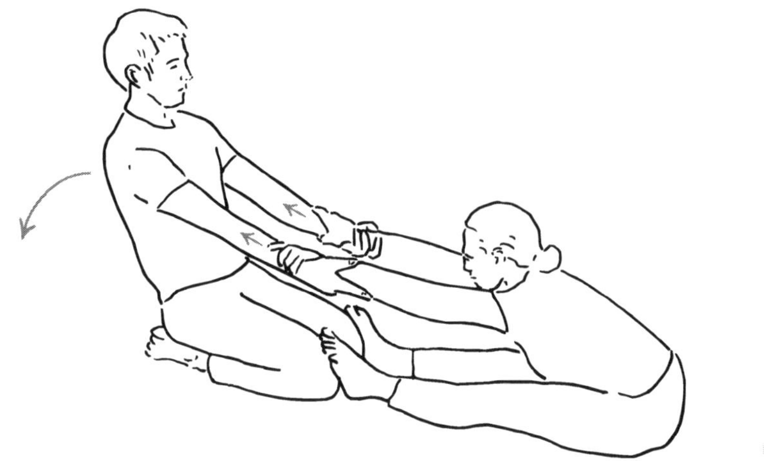

431

Der Klient setzt sich hierbei in den Langsitz.

Du befindest dich im japanischen Sitz so vor dem Klienten, dass deine Knie die Füße (K) an der Unterseite blockieren. Greife die Arme (K) und lasse dich so ebenfalls greifen. Bitte ihn auf die Streckung seiner Beine und seines Rückens zu achten und lehne deinen Oberkörper langsam nach hinten Richtung Boden.

Übe so vorsichtig Zug aus. Sei jederzeit bereit die Intensität zu verringern, eventuell bittest du den Klienten „Stopp" zu sagen, sollte die Dehnung für ihn zu stark werden.

Halte diese für ca. 20 Sekunden.

Beachte: Die Technik ist zu unterlassen bei einem Bandscheibenvorfall (K) oder einer kürzlich zurückliegenden Operation an der Wirbelsäule (K).

Sitzende Vorbeuge 3

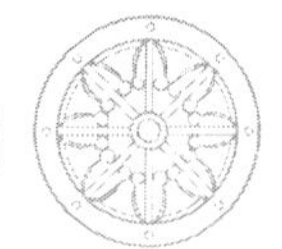

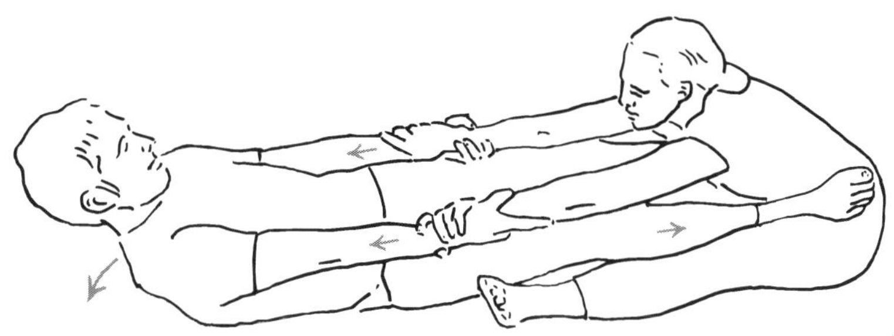

432

Diese Technik wirkt effektiv gut gegen Verspannungen der Muskulatur im unteren Rücken [(K)].

Der Klient befindet sich hierbei im Langsitz, seine Füße sind ungefähr schulterbreit voneinander entfernt.

Du setzt dich ebenfalls in diese Position zwischen die Beine [(K)] und positionierst deine Fußsohlen in den Leisten [(K)]. Greife die Arme [(K)] und lasse dich so ebenfalls fassen.

Senke deinen Oberkörper langsam nach hinten Richtung Boden und übe dabei gleichzeitig leichten Druck mit deinen Füßen aus. Ziehe so den Oberkörper [(K)] in deine Richtung.

Halte die Dehnung für ca. 20 Sekunden.

Beachte: Sollte dein Klient einen Bandscheibenvorfall gehabt haben oder ähnliche Verletzungen an der Wirbelsäule, ist diese Technik nicht auszuführen.

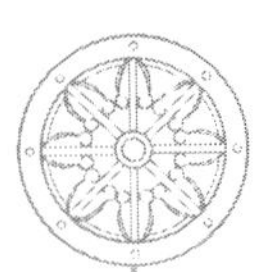

Sitzender Winkel 1 **(148)**

Der Klient befindet sich in der Sitzposition, die Beine sind weit geöffnet und die Hände nach vorn auf dem Boden abgestellt.

Du positionierst dich im aufgerichteten japanischen Sitz hinter dem Rücken [(K)]. Deine Hände sind im Schmetterlingsgriff auf den Rückenstreckern [(K)] abgestellt.

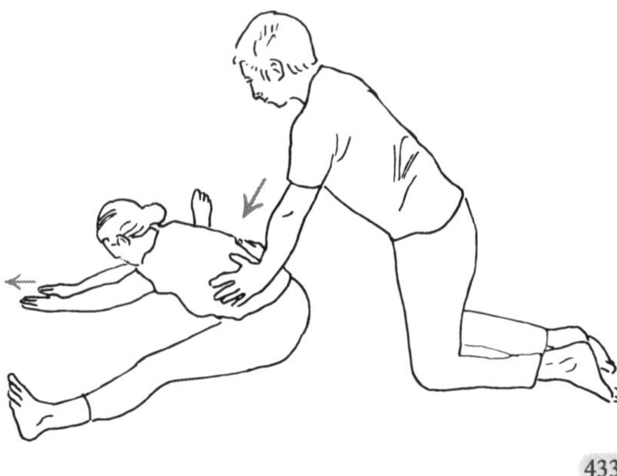

433

Verlagere dein Gewicht langsam in die Hände und drücke so den Oberkörper [(K)] nach vorn Richtung Boden. Die Hände [(K)] sollten hierbei locker über den Boden gleiten.

Du kannst so den Bereich der unteren Rückenstrecker [(K)] mit einem parallelen Druck deiner beiden Handballen oder auch mit einem Handballenlauf bearbeiten.

Beachte: Sollte dein Klient unter einem Bandscheibenvorfall leiden oder eine kürzliche Operation an der Wirbelsäule gehabt haben, ist diese Technik nicht anzuwenden.

Sitzender Winkel 2

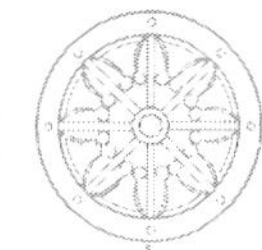

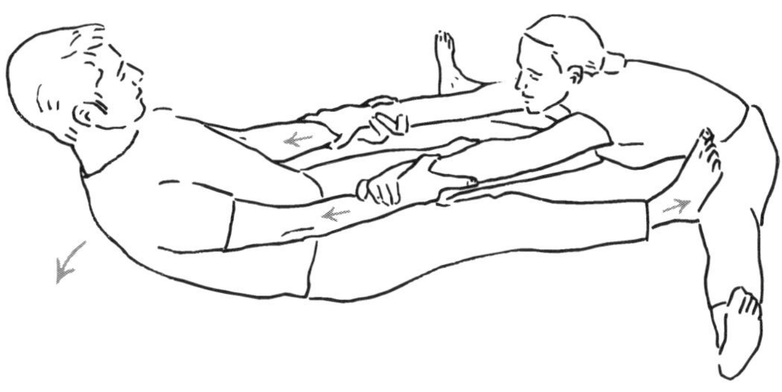

434

Der Klient sitzt mit weit geöffneten und gleichzeitig gestreckten Beinen. Du befindest dich ebenfalls in Sitzposition mit geöffneten Beinen, aber zum Klienten gewandt und platzierst deine Fußsohlen an seinen Beininnenseiten.

Du hast die Wahl, deine Füße als Fixierung an die oberen inneren Oberschenkel(K) zu stellen *[434]* oder diese kurz oberhalb der Knöchel (K) zu positionieren *[435]*. Bitte den Klienten seine Beine und den Rücken gerade zu halten. Du greifst die Arme (K) und lässt dich so ebenfalls vom Klienten fassen.

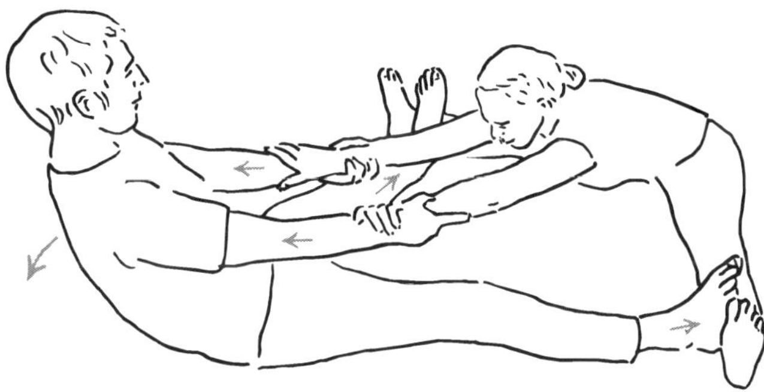

435

Lehne deinen Oberkörper langsam nach hinten Richtung Boden, somit ziehst du den des Klienten in deine Richtung.
Bitte den Klienten „Stopp" zu sagen, sollte die Dehnung für ihn zu intensiv werden.

Halte die Dehnung für ca. 20 Sekunden.

Beachte: Bei Bandscheibenvorfällen (K) oder Operationen an der Wirbelsäule (K) ist diese Technik nicht auszuführen.

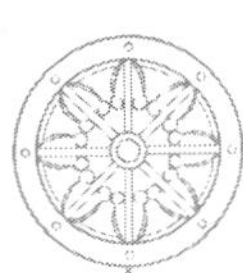

Sitzender Winkel 3 (150)

Der Klient befindet sich in der Sitzposition, seine Beine sind weit geöffnet.

Du beabsichtigst den Oberkörper (K) zur Seite zu dehnen. Dafür begibst du dich in den Halbkniestand hinter den Rücken (K). Du stellst jeweils das Bein auf, welches sich auf der Seite befindet, zu der der Oberkörper (K) gebeugt werden soll.

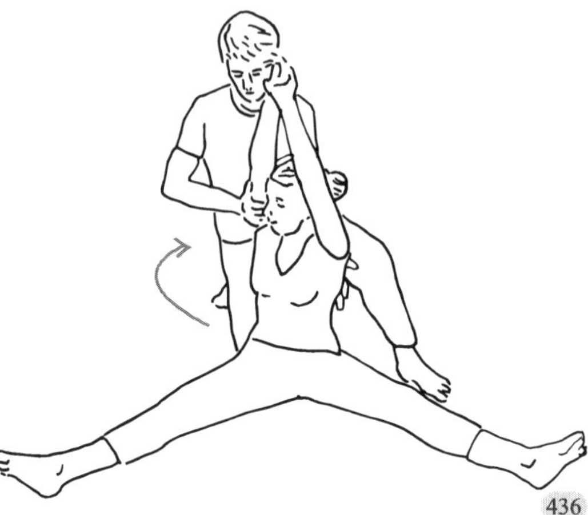

436

Bitte den Klienten zunächst die Arme Richtung Himmel zu heben, drehe dann den Oberkörper (K) von dem Bein (K) weg, zu dem der Oberkörper (K) geneigt werden soll *[436]*.

Fixiere mit deiner einen Hand die Leiste (K) am Boden.

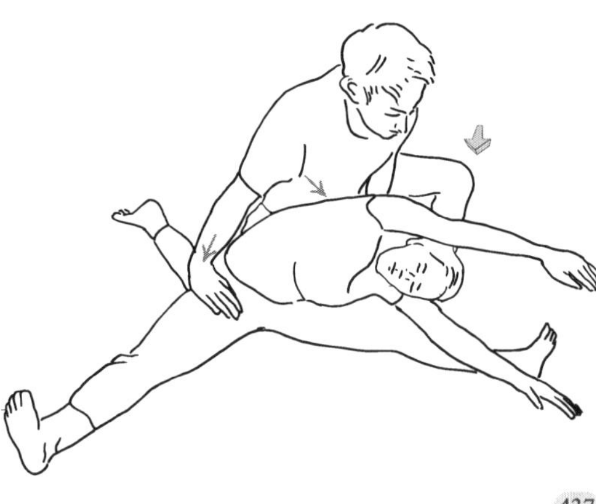

437

Mit deinem Oberkörper drückst du nun gegen den hinteren seitlichen Oberkörper (K) gerade in die Richtung des Beins (K), zu dem der Oberkörper (K) gebeugt werden soll *[437]*. Mit der anderen Hand drückst du die sich dem Boden näher befindende Schulter (K) so nach vorn, dass der Oberkörper (K) seitlich gerade ausgerichtet ist.

Halte diese Dehnung für ca. 20 Sekunden und wiederhole sie seitenverkehrt.

Beachte: Diese Technik ist nicht ausführbar, wenn dein Klient eine kürzliche Operation an der Wirbelsäule hatte oder an einem Bandscheibenvorfall leidet.

Positionswechsel

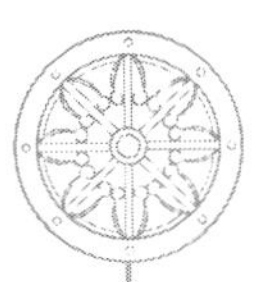

Von der Rücken- in die Bauchlage

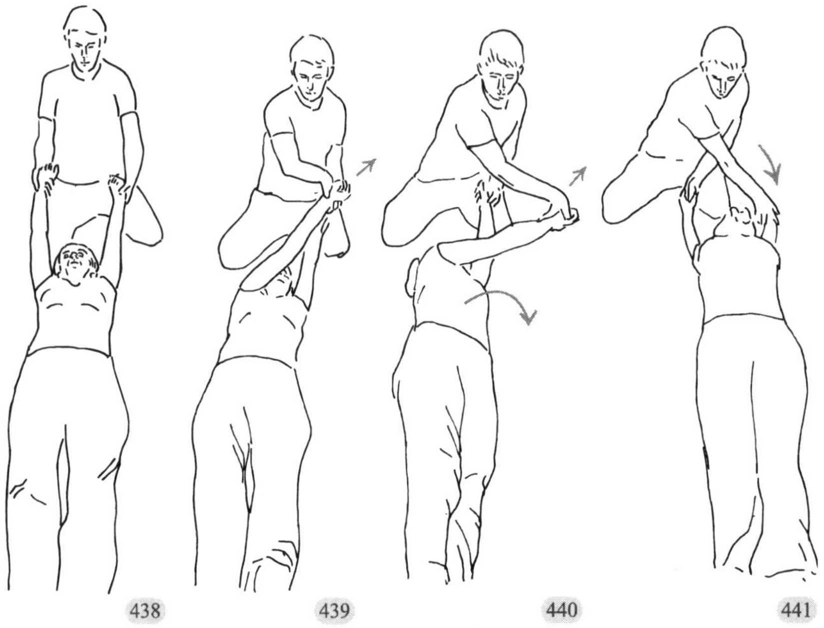

Variante A

Du sitzt oberhalb des Kopfes[K] und greifst den Klienten an seinen Armen. Führe den einen Arm[K] mit Zug zur anderen Seite über den anderen. Dabei folgt der restliche Körper[K] der Bewegung und der Klient dreht sich auf den Bauch.

Du kannst jetzt die Arme[K] leicht angewinkelt neben dem Kopf[K] oder nach unten gerichtet neben dem Oberkörper[K] ablegen, je nachdem mit welcher Technik du beabsichtigst weiterzuarbeiten.

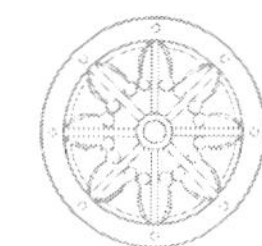

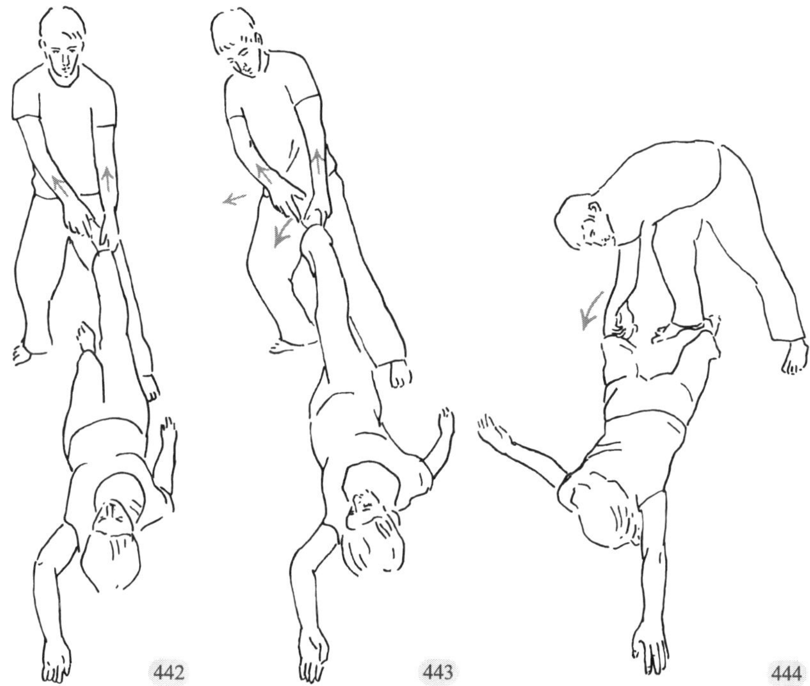

Variante B

Dieser Übergang erfolgt schwunghaft, er setzt eine gewisse Breite der Arbeitsfläche voraus.

Du legst auf der Körperseite, über die du den Klienten drehen willst, den Arm(K) gerade nach oben neben dem Kopf. Greife das zum hoch gelegten Arm (K) diagonal liegende Bein (K) am Fuß. Drehe dieses nach innen und halte ein gewisses Maß an Zug nach hinten.

Führe dann das angehobene Bein (K) mit Zug über das am Boden liegende. Dabei dreht sich der Körper (K) in die Bauchlage.

Lege dann die Arme (K) in die für die nächste Technik erforderliche Position.

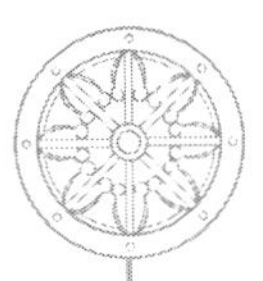

Von der Rücken- in die Seitenlage

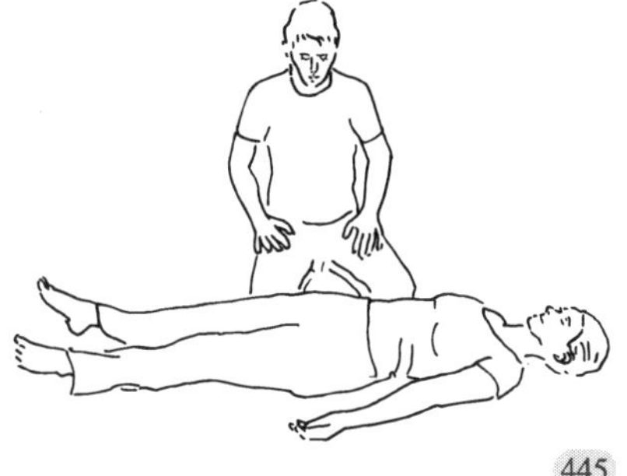

445

Du sitzt im japanischen Sitz auf Gesäßhöhe (K) neben dem auf dem Rücken liegenden Klienten. Mit der Hand deines unteren Arms greifst du unter das näher zu dir liegende Knie (K) und hebst es Richtung Himmel. Mit der deines oberen Arms fasst du gleichzeitig den näher zu dir liegenden Arm (K) und führst ihn ebenfalls in diese Richtung.

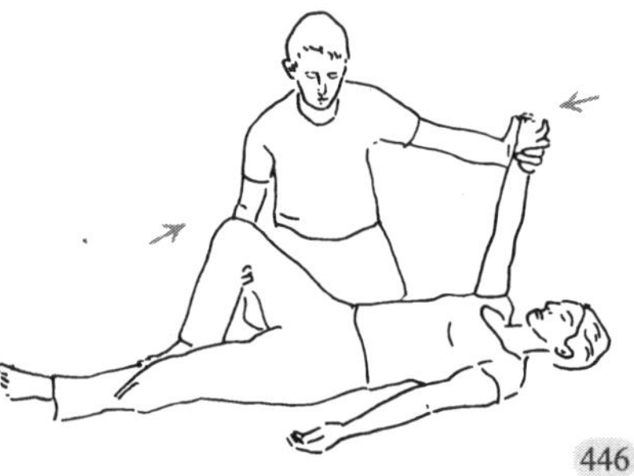

446

Bringe jetzt Knie (K) und Hand (K) so zusammen, dass du diese Position (K) allein mit der Hand deines unteren Arms halten kannst. Mit der deines oberen Arms legst du jetzt den weiter von dir entfernt liegenden Arm (K) in einen 90° Winkel zum Körper (K).

Führe dann das angewinkelte Bein (K) mit dem dazu gehörenden Arm (K) über den Körper (K) hinweg zum Boden.

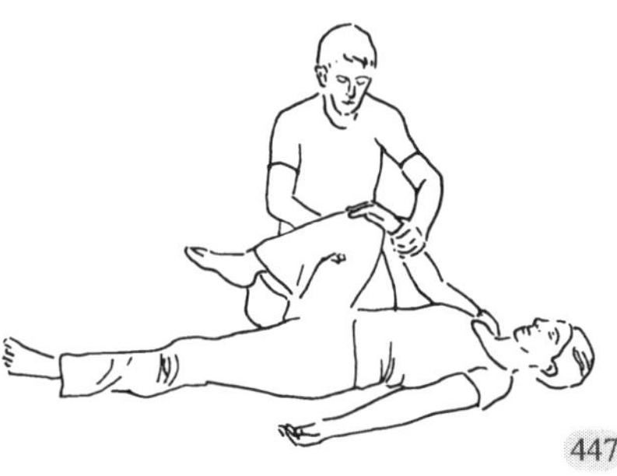

447

Lege die Arme (K) in die richtige Position und beginne mit der Bearbeitung (K) in der Seitenlage.

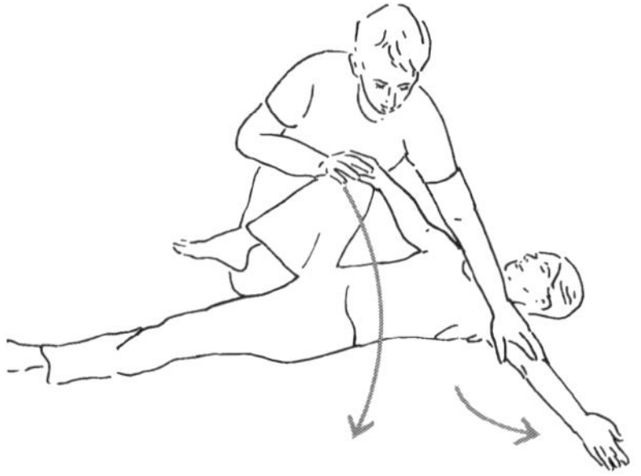

448

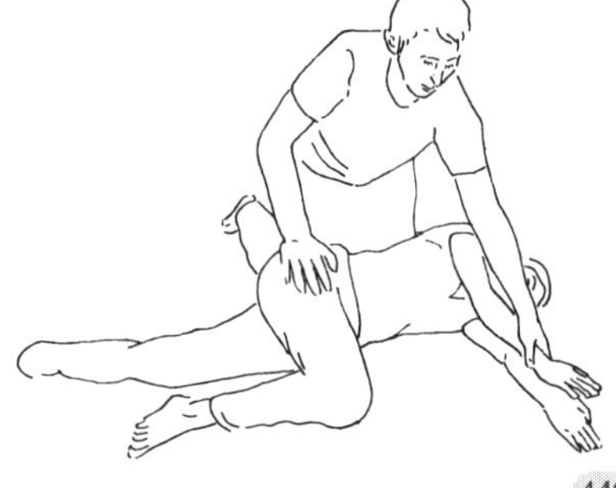

449

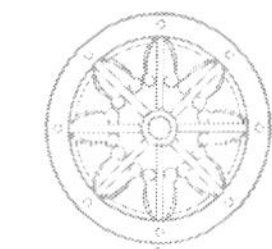

Von der Seiten- in die Rückenlage

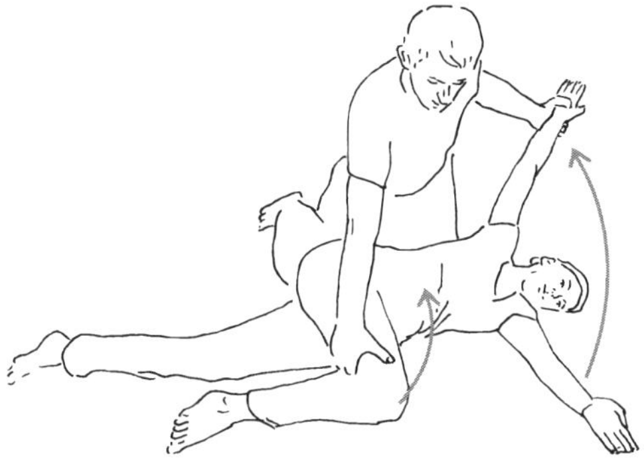

450

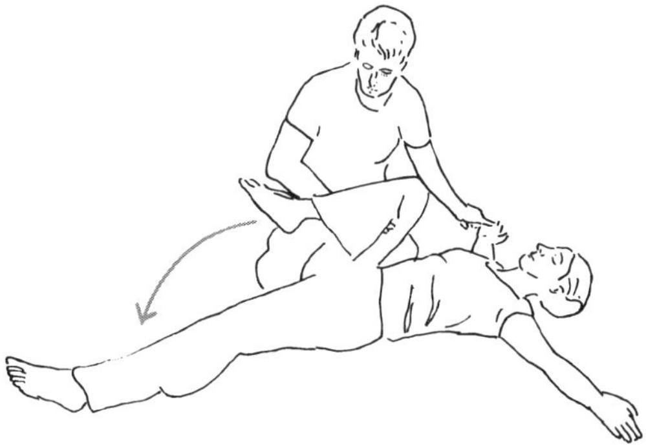

451

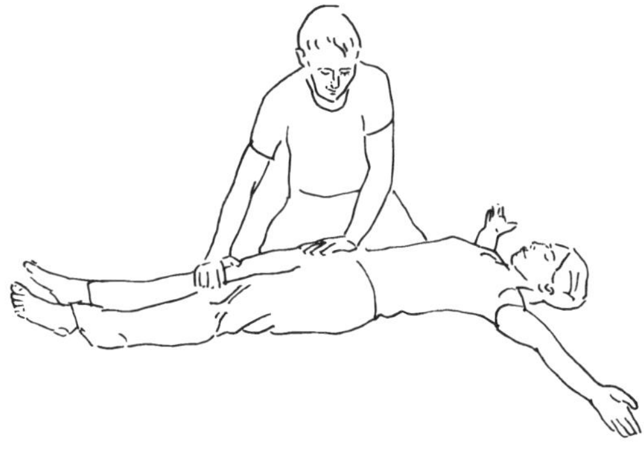

452

Du befindest dich im japanischen Sitz hinter dem Rücken des auf der Seite liegenden Klienten. Mit der Hand deines oberen Arms greifst du den sich näher zum Himmel befindenden Arm (K) und mit der deines unteren Arms das angewinkelt liegende Bein (K) in der Kniekehle.

Führe beide so zu dir, dass der Klient sich dabei in die Rückenlage dreht.

Lege dann den Arm (K) im gewünschten Winkel ab. Das Bein (K) hältst du erst zum Oberkörper (K) hin angewinkelt und legst es dann nach unten hin aus.

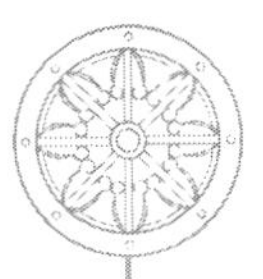

Von der Seiten- in die Bauchlage

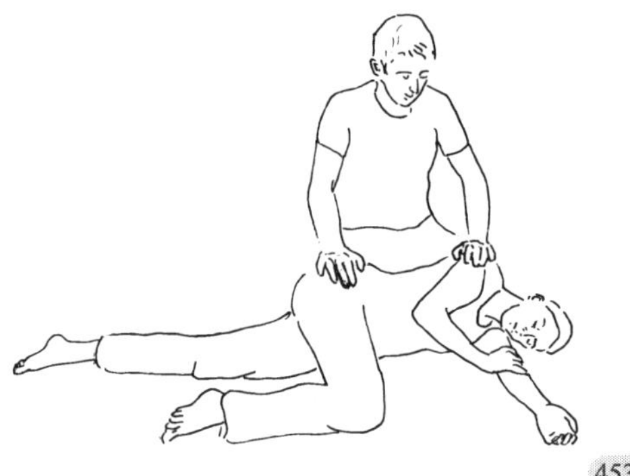

453

Du sitzt im japanischen Sitz hinter dem Rücken des auf der Seite liegenden Klienten. Lege mit der Hand deines oberen Arms den auf dem Boden liegenden Arm (K) nach oben hin aus.

Gleichzeitig drückst du mit der Hand deines unteren Arms von hinten gegen die näher zum Himmel liegende Gesäßhälfte (K), so rutscht der Klient in die Bauchlage.

Du musst jetzt nur noch das angewinkelte Bein (K) nach unten hin auslegen und die Arme (K) in die entsprechende Position für die folgende Technik bringen.

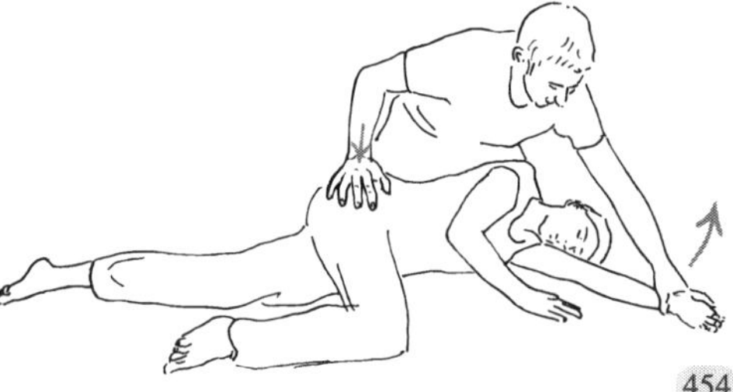

454

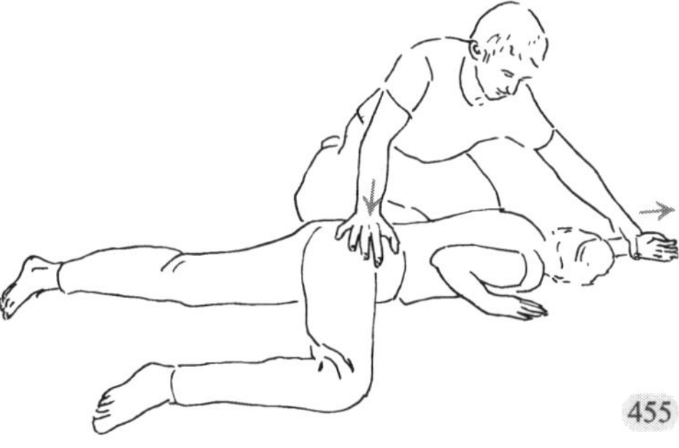

455

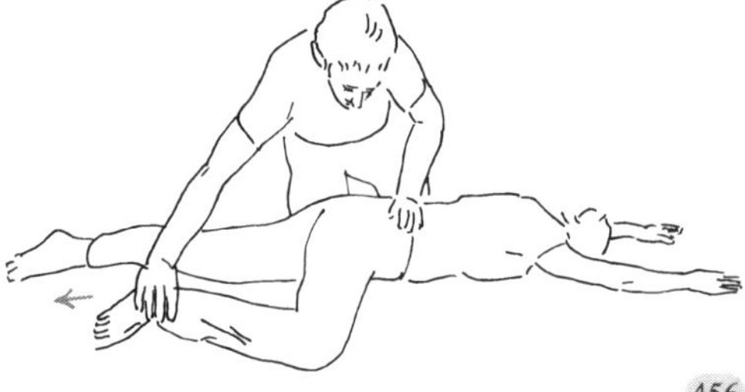

456

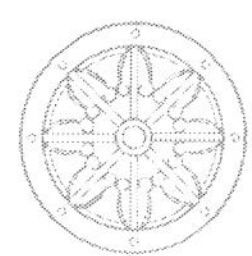

Von der Bauch- in die Seitenlage

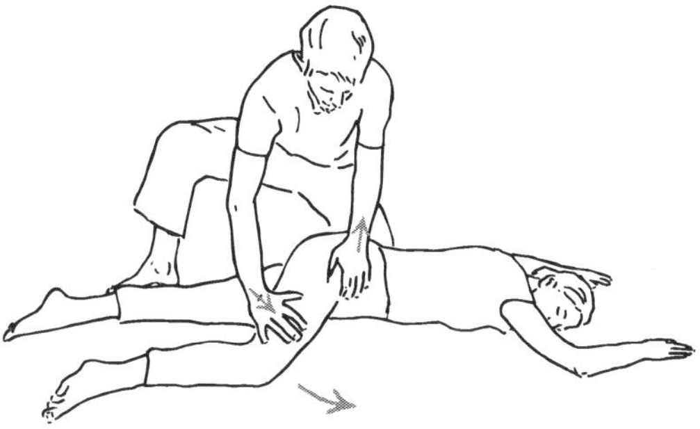

457

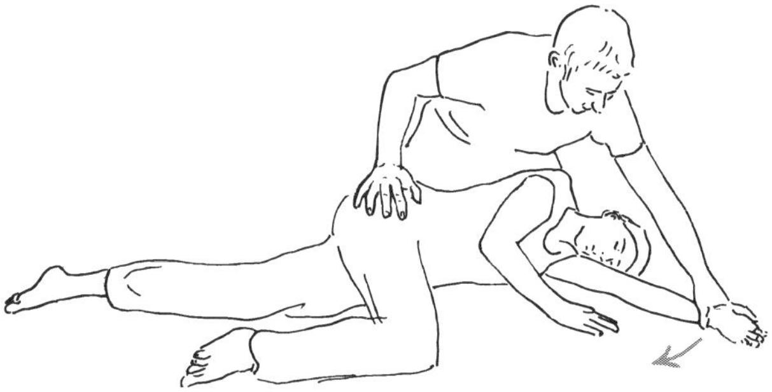

458

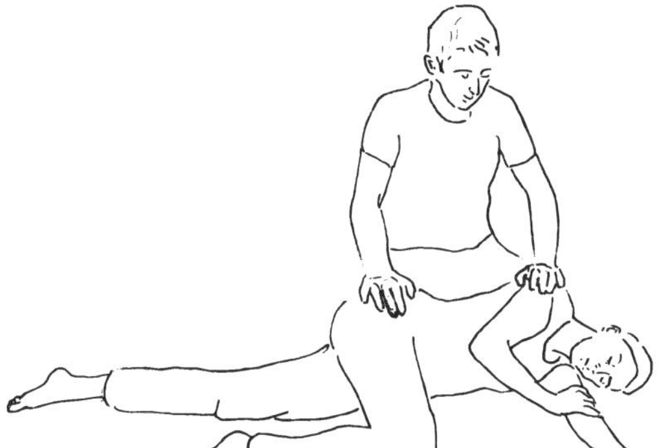

459

Hierbei befindest du dich im japanischen Sitz oder im Halbkniestand neben dem auf dem Bauch (K) liegenden Klienten. Lege zuerst die Arme (K) nach oben neben den Kopf (K).

Winkle dann das weiter von dir entfernt liegende Bein (K) an, greife den Klienten am Becken und drehe ihn in die Seitenlage.

Das angewinkelte Bein (K) und der am Boden liegende Arm (K) werden im 90° Winkel abgelegt.

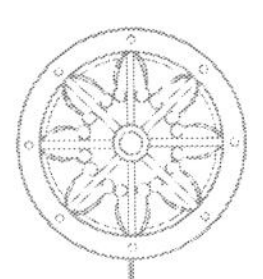

Von der Rückenlage in die Sitzposition

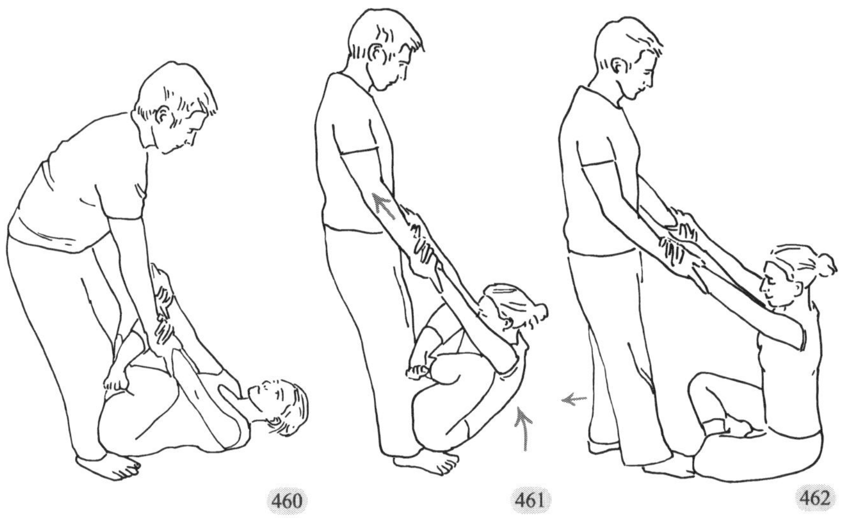

Greife aus der Standposition heraus die Beine (K) des auf dem Rücken liegenden Klienten und schlage sie so ein, als würde der Klient im Meditationssitz liegen. Die Füße (K) sollten dabei an deinen Unterschenkeln kurz unter den Knien zu liegen kommen.
Stelle dich mit deinen Füßen nahe an das Gesäß (K).

Greife die Arme (K) und lasse dich so ebenfalls vom Klienten fassen. Mit der Kraft deiner Beine hebst du den Oberkörper (K) an und hältst den Zug.

Laufe jetzt mit kleinen Tippelschritten nach hinten und führe den Klienten so in den Meditationssitz.

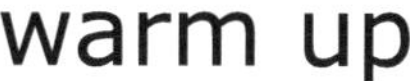
warm up

Um täglich gute Behandlungserfolge zu erzielen, ist es wichtig, dass sich der Masseur in einem guten körperlichen Zustand befindet und energetisch ausgeglichen ist. Hier sind einige Übungen zusammengestellt, deren tägliche oder zumindest mehrmals wöchentliche Ausführung es ermöglicht, diesen Anforderungen gerecht zu werden.

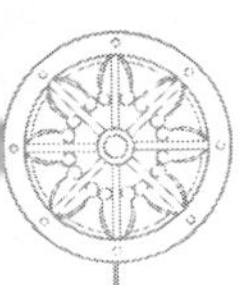

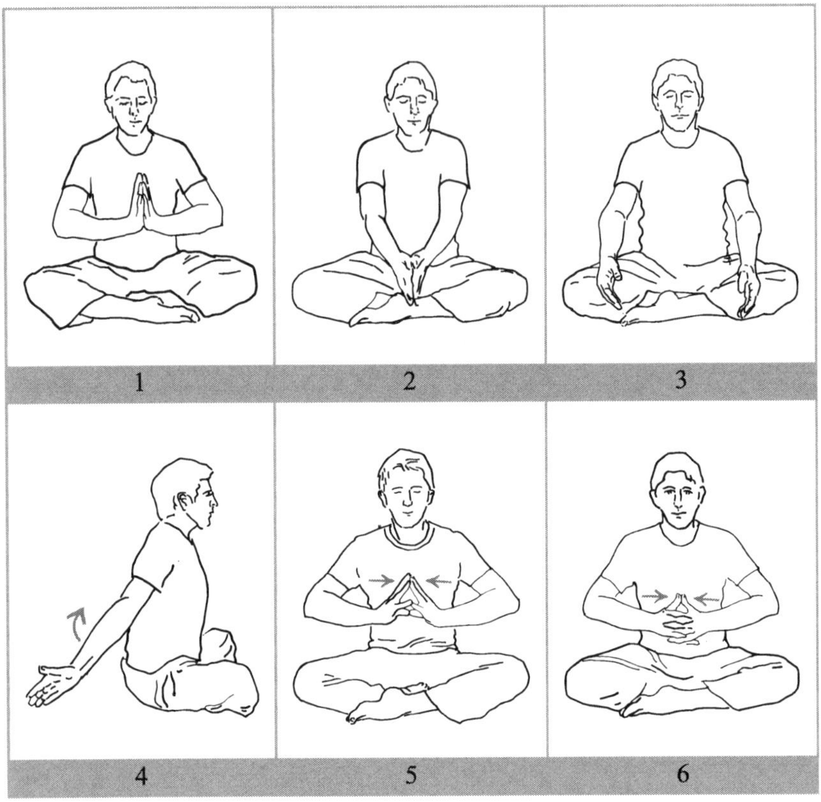

warm up

1	2	3
4	5	6

1 Gebetshaltung, das Mantra „Om Namo Shivago..." rezitieren

2 die geschlossenen Hände nach vorn führen

3 Öffnen der Hände

4 die Hände so weit wie möglich nach hinten führen, stretchen

5 Finger zusammenführen, 15 sec. pressen

6 Finger verschränken, Daumen zusammen, 15 sec. pressen

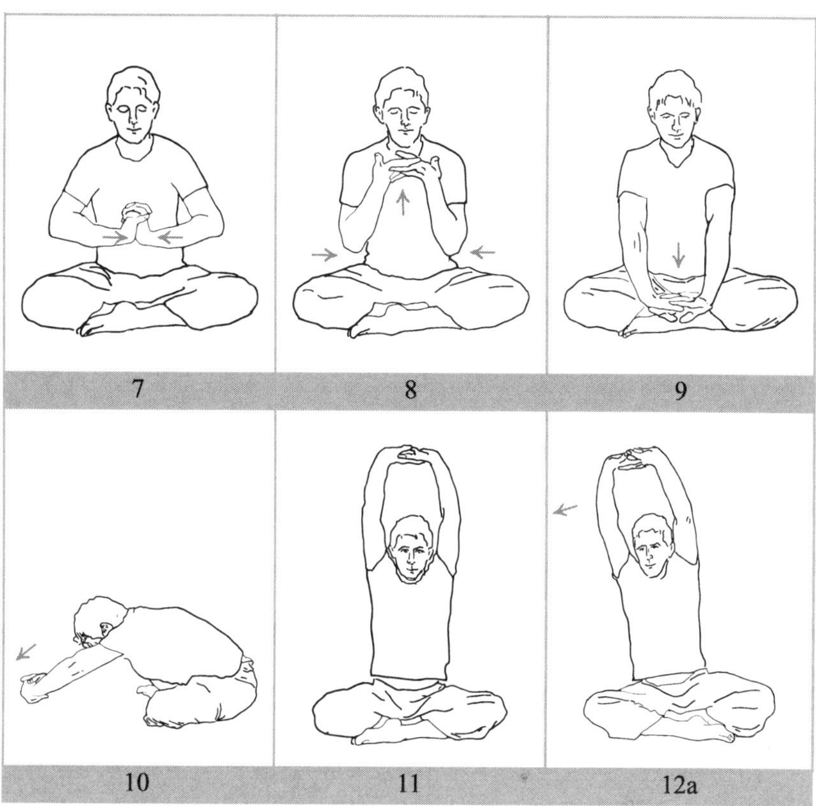

7	Finger verschränken, Handballen zusammen, 15 sec. pressen
8	mit verschränkten Fingern Hände nach oben dehnen
9	Hände mit verschränkten Fingern Richtung Boden führen
10	die verschränkten Hände kurz über dem Boden nach vorn führen
11	Arme mit verschränkten Händen nach oben zum Himmel führen, 10 sec. stretchen
12a	Oberkörper 10 sec. nach rechts lehnen

warm up

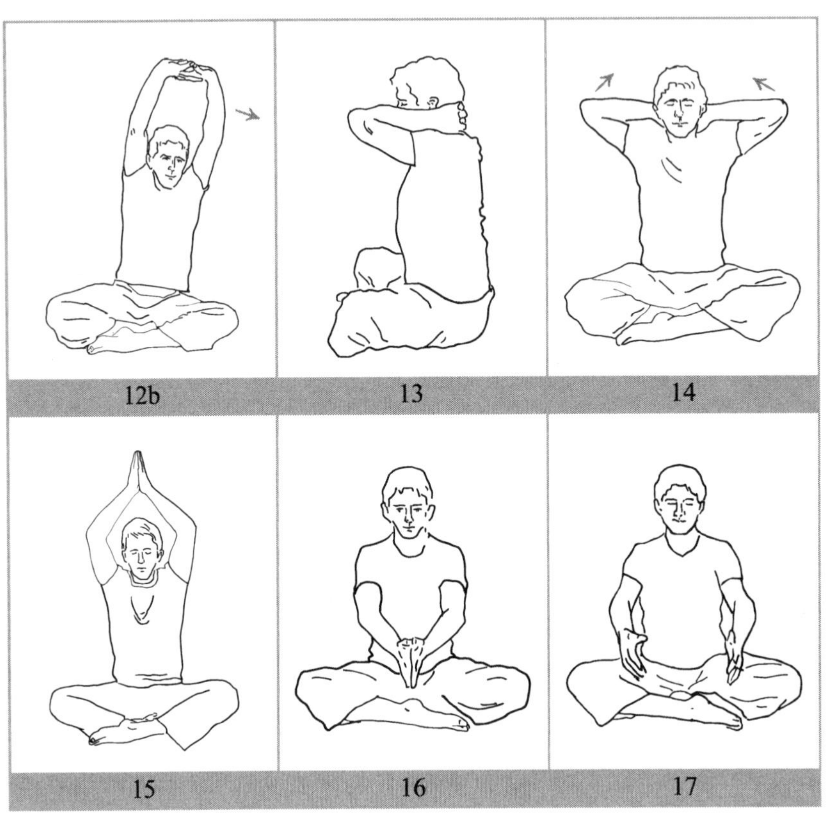

12b Oberkörper 10 sec. nach links lehnen

13 Hände im Nacken verschränken, Ellenbogen nach vorn bewegen

14 Ellenbogen nach hinten führen, 15 sec. stretchen

15 Handprayer über dem Kopf

16 Hände geschlossen nach vorn sinken lassen

17 Hände öffnen, Ausschütteln der Arme

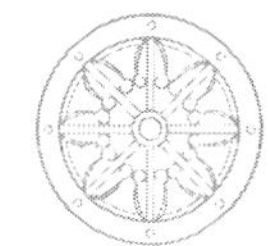

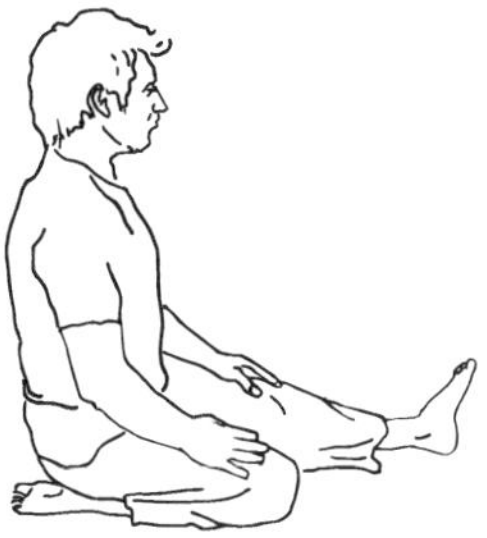

18	19	20
21	18|19|20|21 an der anderen Seite wiederholen	22

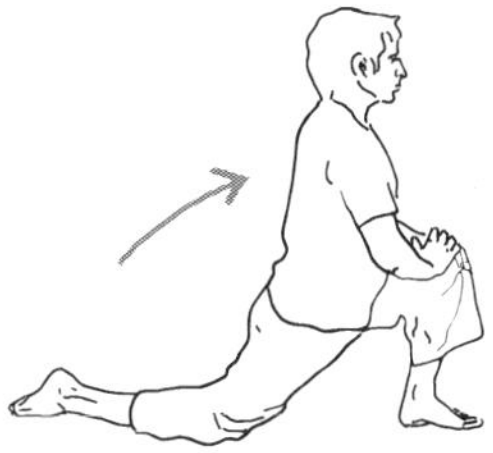

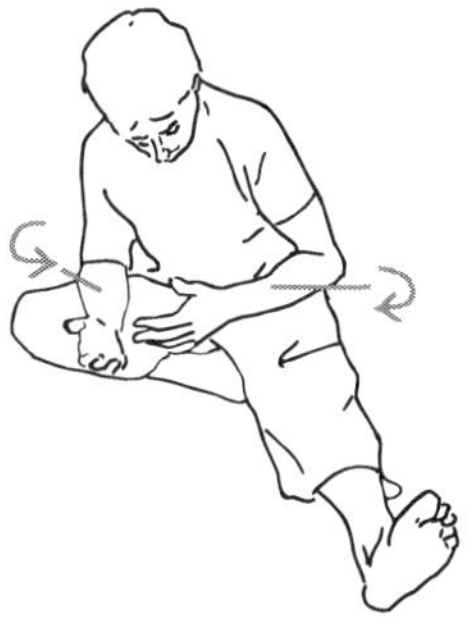

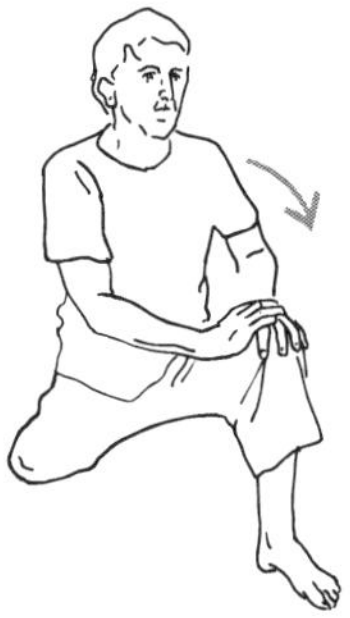

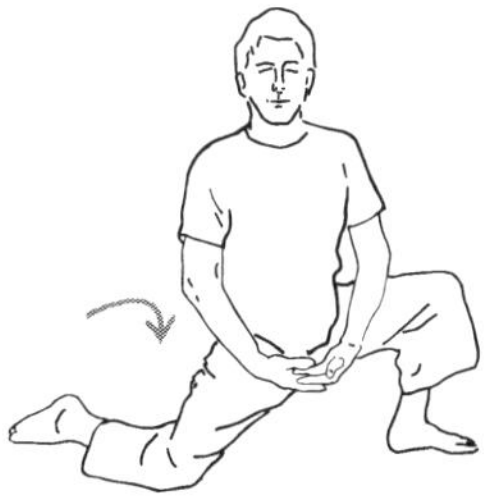

18 ein Bein strecken, auf der Ferse des anderen Beins sitzen

19 3-mal nach vorn aufrichten und für 10 sec. stretchen

20 aufgestelltes Bein weiter nach außen stellen,
3-mal aufrichten und für 10 sec. stretchen

21 Bein wieder zur Mitte führen, aufrichten und Hüftdrehung, 3- mal

22 Langsitz, ein Bein angelegt, mit Unterarmen Rock & Roll
auf beiden Oberschenkeln

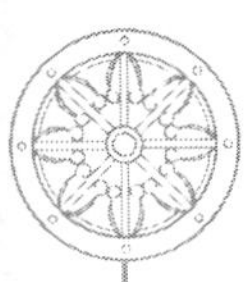

warm up

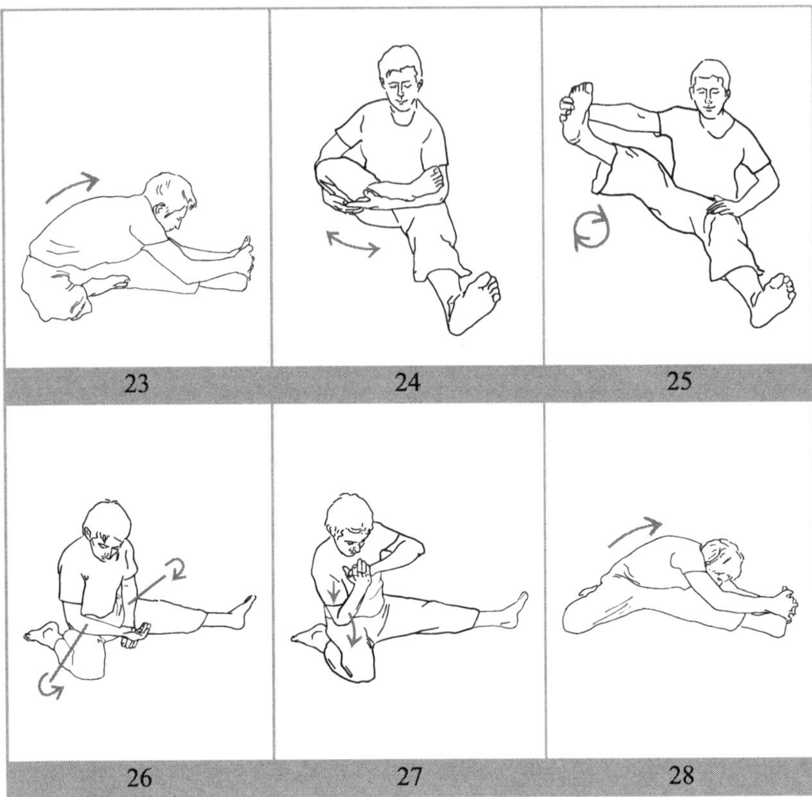

23 nach vorn zum gestreckten Bein dehnen

24 Bein angewinkelt anheben und stretchen,
Bein schaukeln („Baby schaukeln“)

25 gestrecktes Bein 5- mal nach rechts und 5- mal nach links kreisen

26 Bein nach außen angewinkelt ablegen,
Rock & Roll mit Unterarmen auf beiden Oberschenkeln

27 Ellenbogendruck auf dem angewinkelten Oberschenkel nahe der Leiste, 2 verschiedene Punkte pressen, Ellenbogen mit Kraft abrollen

28 zum gestreckten Bein dehnen

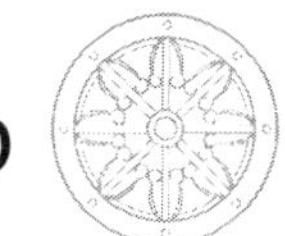

22|23|24|25|26|27|28 an der anderen Seite wiederholen		
	29	30a
30b	31	32

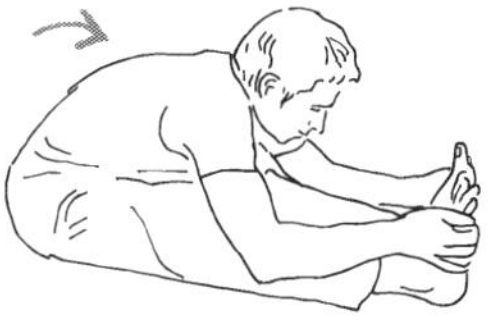

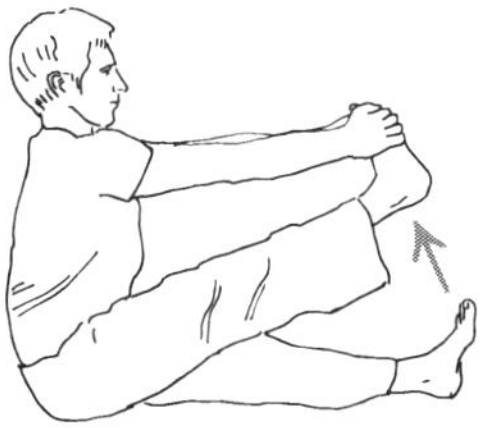

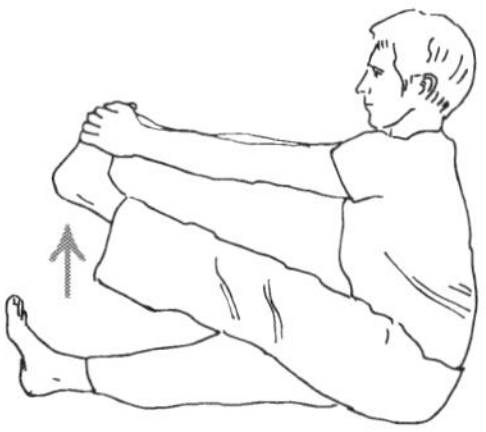

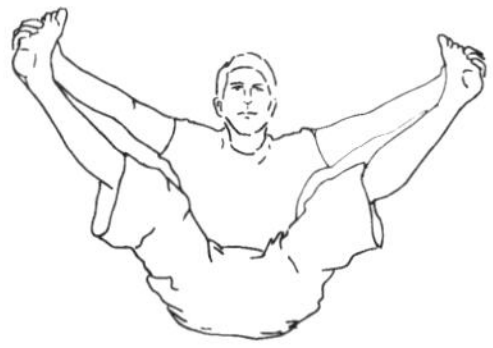

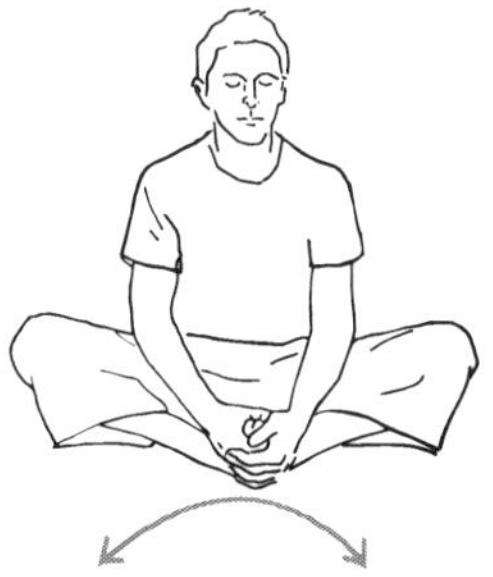

29 zu beiden Beinen nach vorn dehnen

30a rechtes Bein gestreckt anheben, 10 sec. halten

30b linkes Bein gestreckt anheben, 10 sec. halten

31 Beine nach vorn führen und strecken, Beine öffnen, Dehnung 10 sec. halten

32 Fußsohlen aneinander, schaukeln

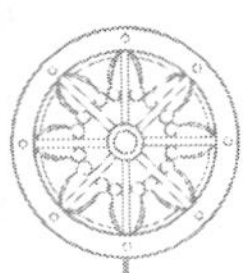

warm up

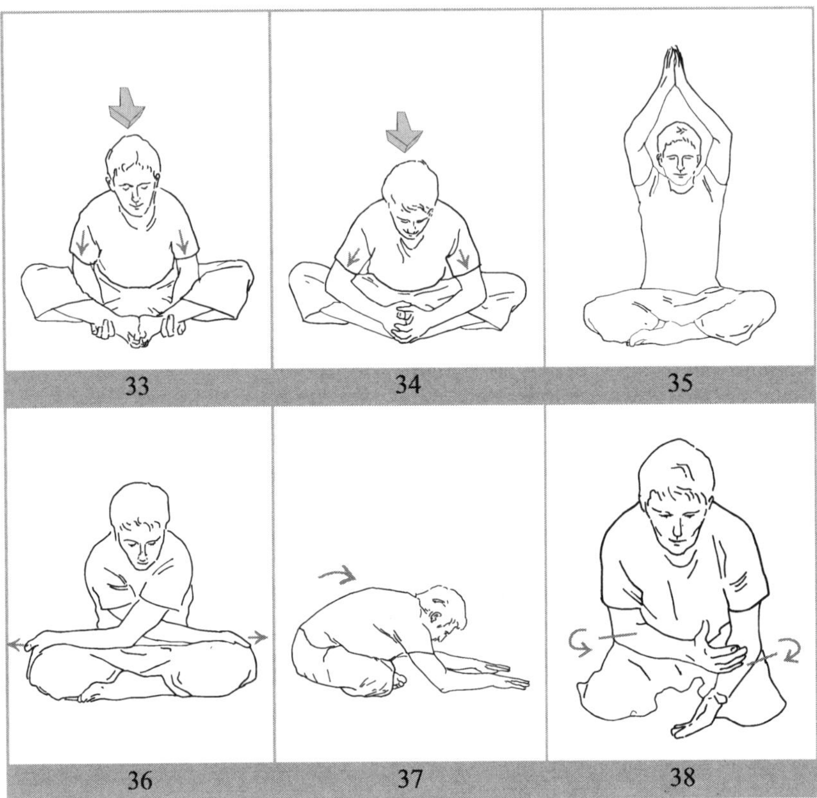

33 Fußknöchel umgreifen, Ellenbogen drücken in Oberschenkel, Rücken möglichst gerade halten, stretchen

34 Zehen umgreifen, Ellenbogen sind in der Kuhle neben den Schienenbeinen, Rücken möglichst gerade halten, stretchen

35 Handprayer über dem Kopf

36 Handflächen zeigen nach außen, stretchen

37 Meditationssitz, Oberkörper nach vorn senken, stretchen, Beine können gewechselt werden

38 im japanischen Sitz Rock & Roll auf den Oberschenkeln ausüben

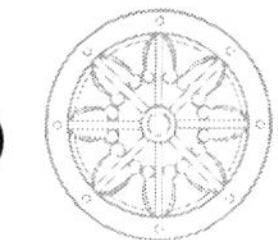

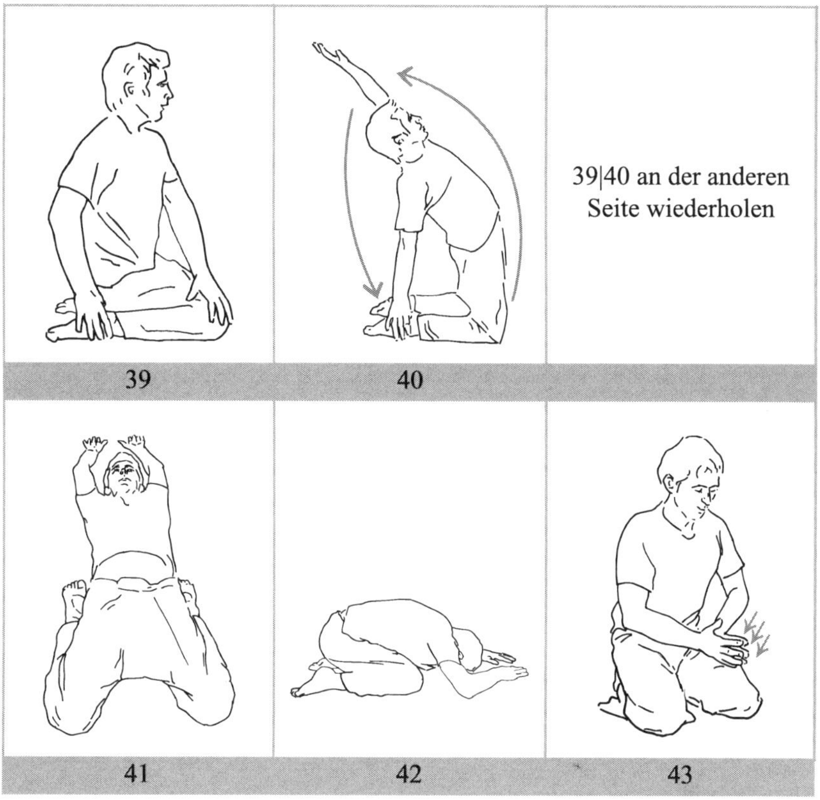

39	40	39|40 an der anderen Seite wiederholen
41	42	43

39 rechte Hand greift rechte Ferse,
linke Hand außen am rechten Knie positionieren

40 aufrichten, linke Hand beschreibt dabei einen großen Bogen und endet an der rechten Ferse

41 Gesäß zwischen den Fersen lagern, Oberkörper nach hinten ablegen

42 Kindhaltung

43 Hacken der Oberschenkel

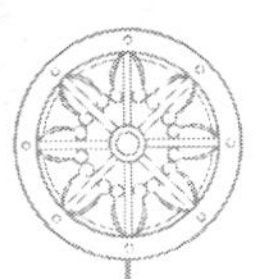

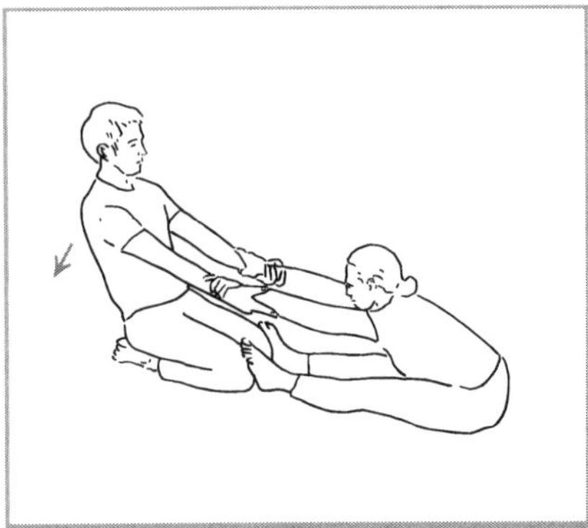

44	45
46	47

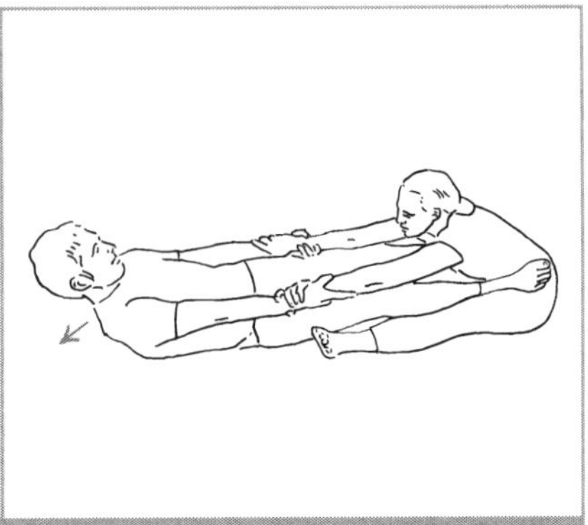

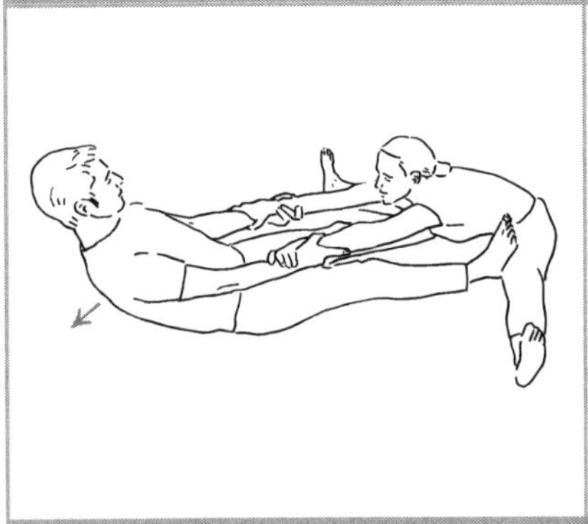

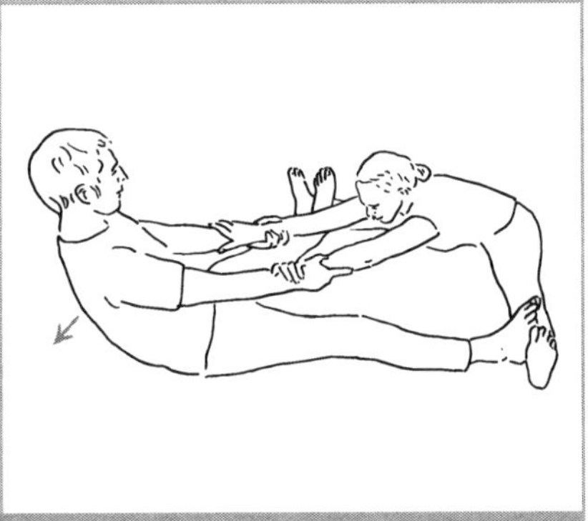

Es folgen Partnerübungen. Individuelles Üben weiter ab warm up 52.

44 Fußsohlen an die Knie führen,
Oberkörper nach hinten fallen lassen, stretchen

45 Füße in die oberen Leisten legen,
Oberkörper nach hinten lehnen, stretchen

46 Füße an die oberen inneren Oberschenkel führen,
Oberkörper nach hinten lehnen, stretchen

47 Füße an die unteren Unterschenkel stellen,
Oberkörper nach hinten lehnen, stretchen

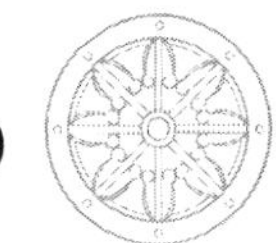

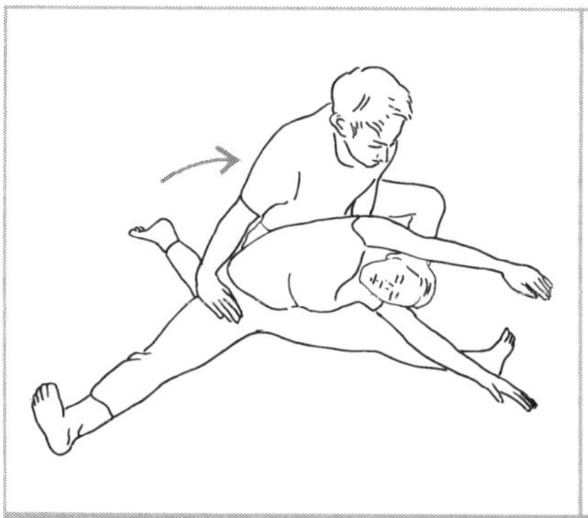

48a

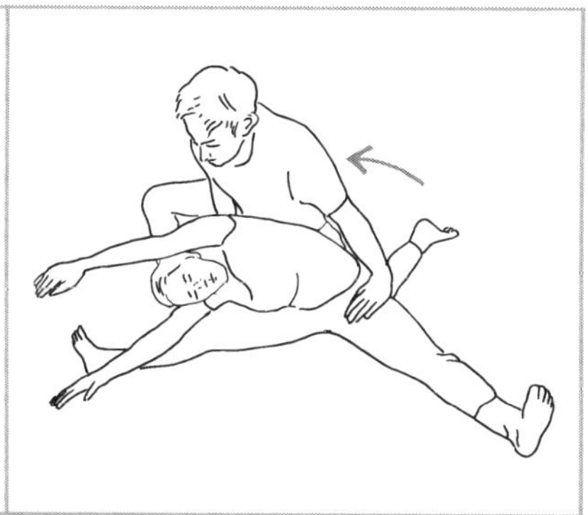

48b

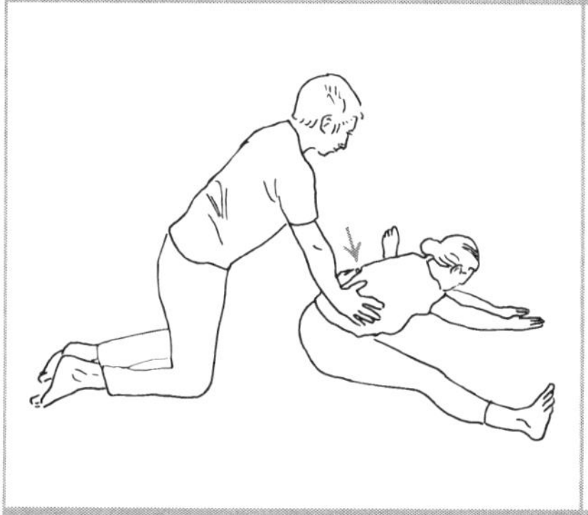

49

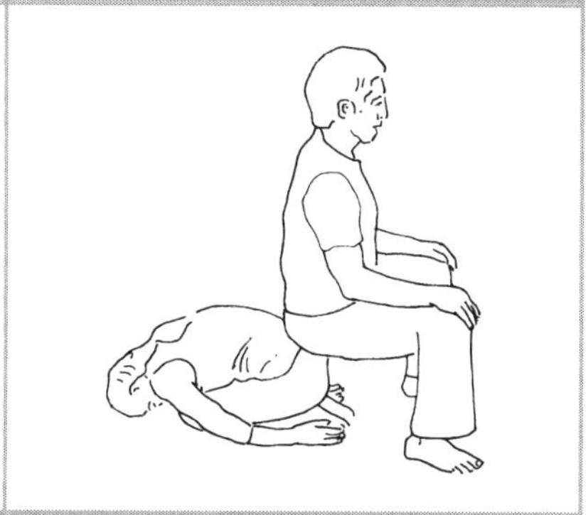

50

48a im Halbkniestand Oberkörper zur Seite dehnen

48b Wiederholung von 48a an der anderen Körperseite

49 Beine gestreckt und geöffnet,
mit Handflächen über den Rücken wandern

50 auf den unteren Rücken/Kreuzbein setzen

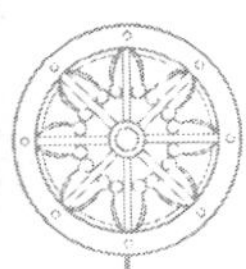

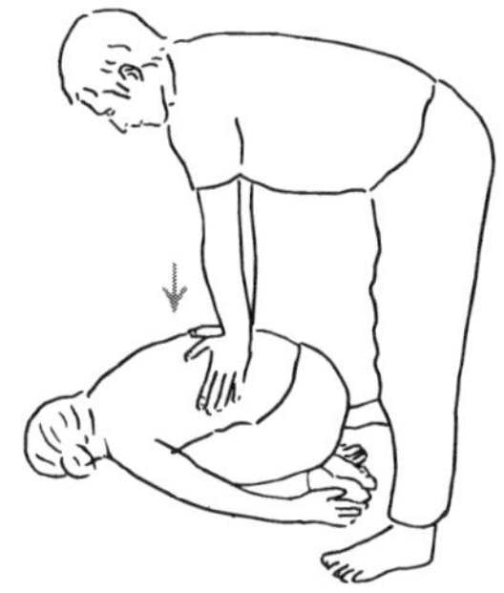

51	danach Partnerwechsel 44|45|46|47|48|49|50|51
52	53

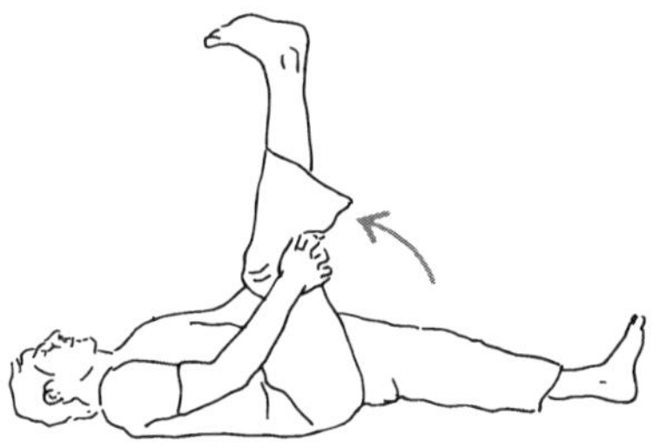

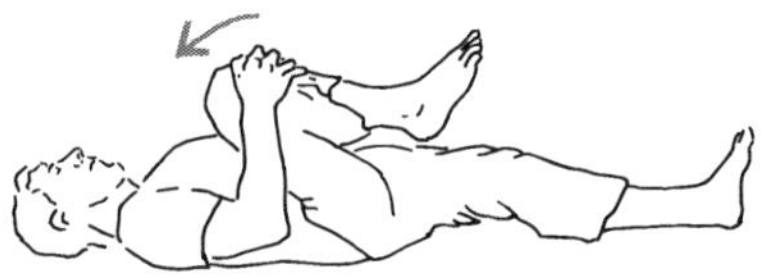

51 Kindhaltung, parallel Druck auf Rückenstrecker ausüben

52 Bein gestreckt anheben, hinteren Oberschenkel greifen, stretchen

53 Knie zur Brust führen, stretchen

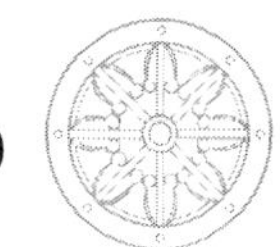

52|53 an der anderen Seite wiederholen

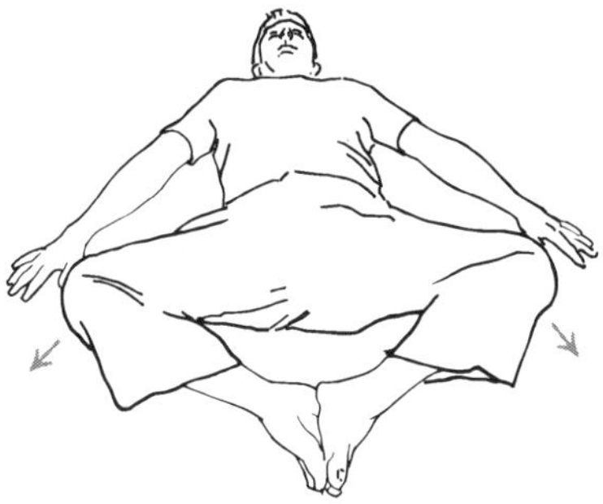

54

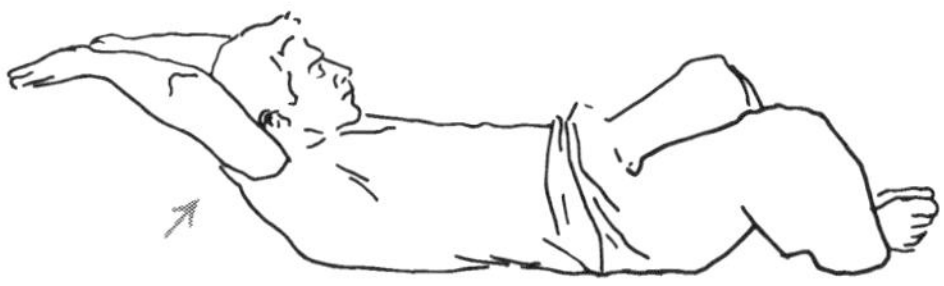

55

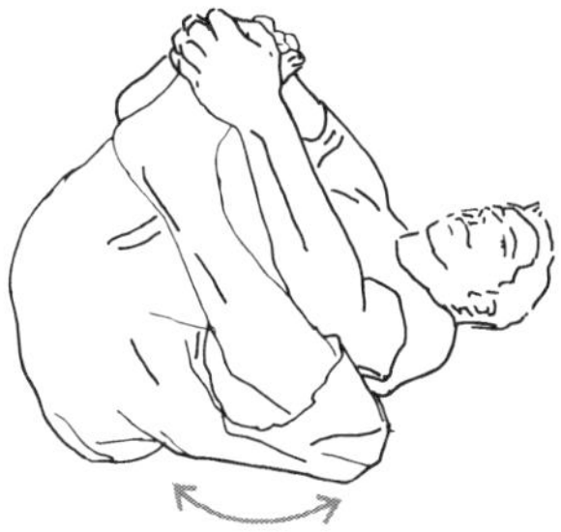

56

54 Knie nach außen fallen lassen, stretchen

55 Arme über den Kopf führen, Oberkörper anheben, Hebung 20 sec. halten

56 Fußsohlen zusammen, über den Rücken rollen/schaukeln

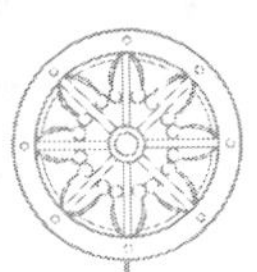

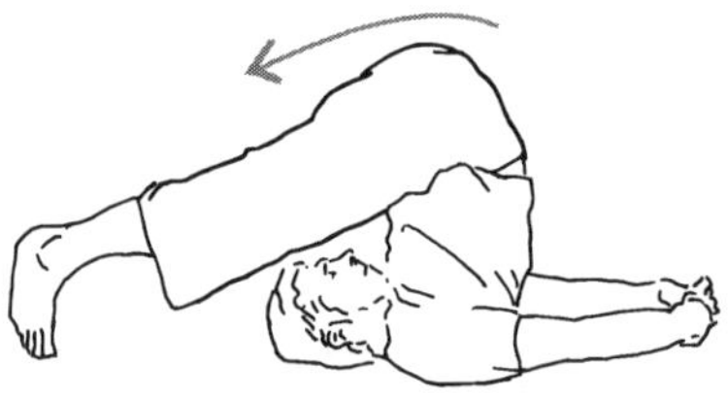

57	58
59	58|59 an der anderen Seite wiederholen

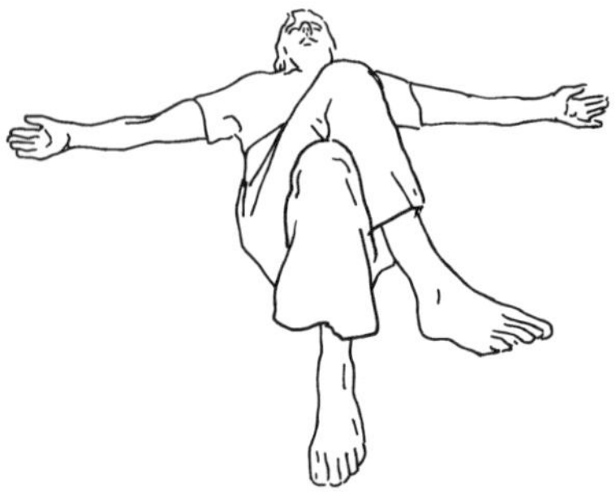

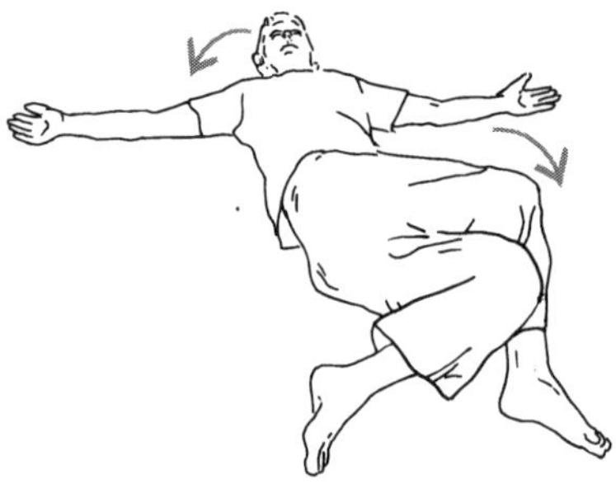

57 Pflug, Beine gestreckt oberhalb des Kopfes abstellen, Hände verschränken

58 rechtes Bein über linkes führen

59 Beine nach links fallen lassen, Kopf dreht nach rechts

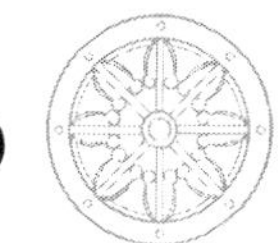

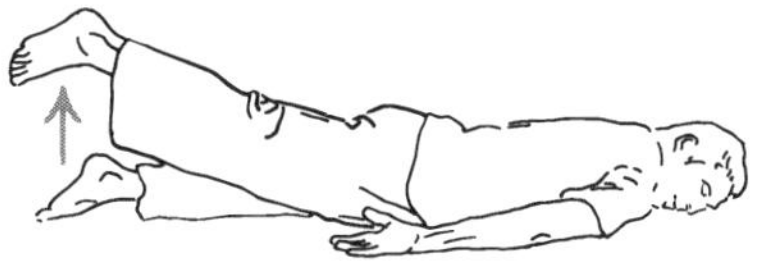

60	61
60|61 an der anderen Seite wiederholen	62
63	64

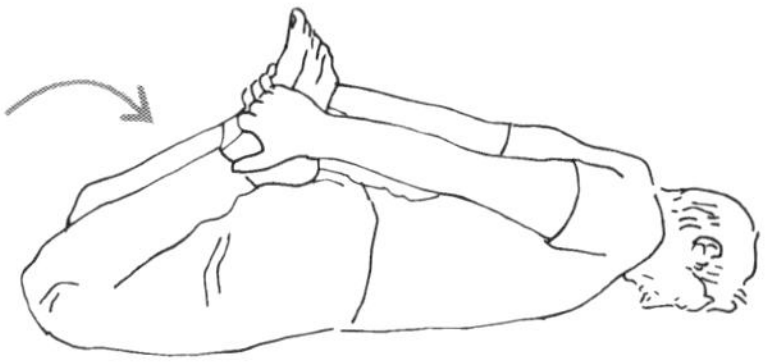

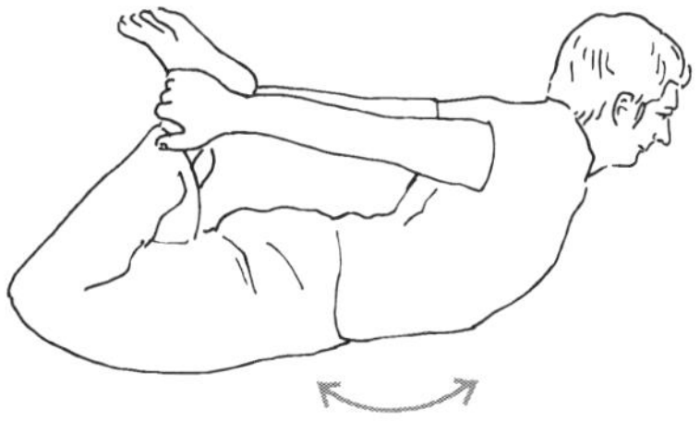

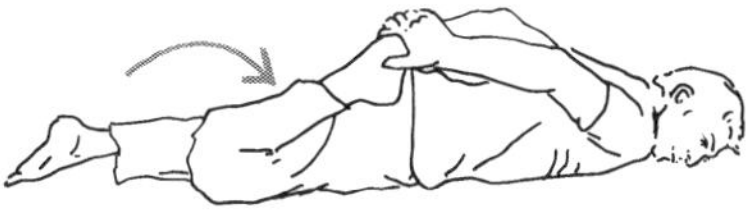

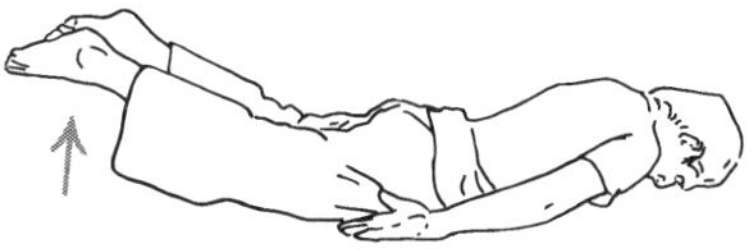

60 Bauchlage, ein Bein gestreckt anheben, 10 sec. halten

61 Fuß zum Gesäß führen, mit Händen greifen, stretchen

62 beide Beine gestreckt anheben, Hebung 15 sec. halten

63 beide Füße zum Gesäß einschlagen, Fußspanne umgreifen

64 über die Vorderseite rollen/schaukeln

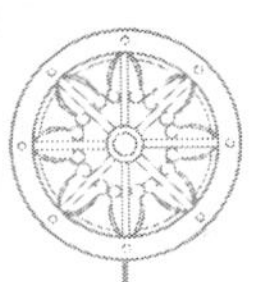

warm up

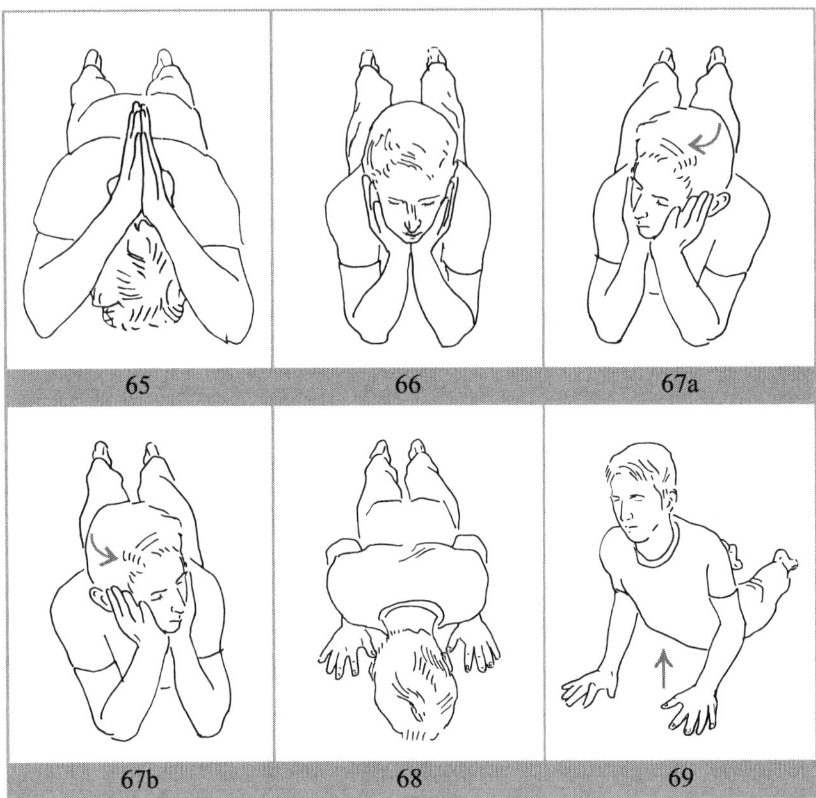

65 Handflächen über dem Kopf zusammenführen

66 Kinn liegt in Schmetterlingshänden

67a Kopf dreht nach rechts

67b Kopf dreht nach links

68 Hände neben den Schultern positionieren,
Ellenbogen befinden sich nah am Körper

69 Oberkörper aufrichten, Cobra

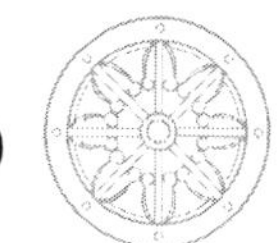

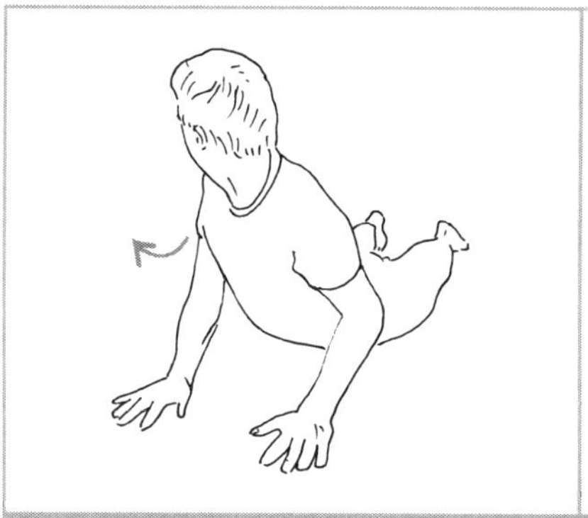

70a	70b
71	72

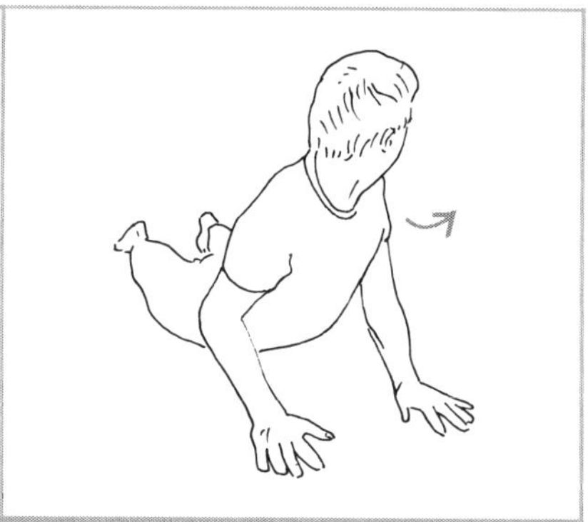

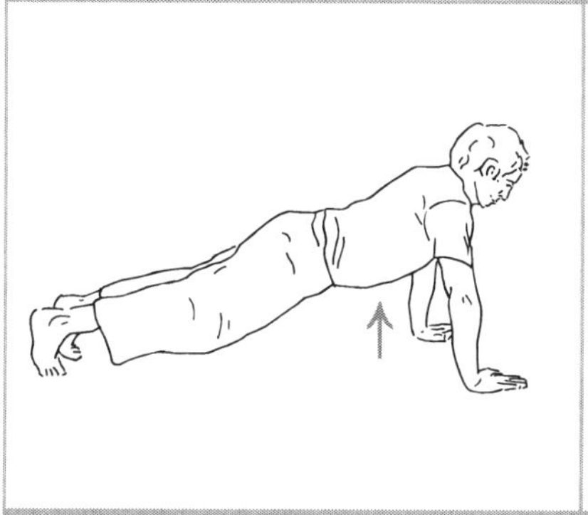

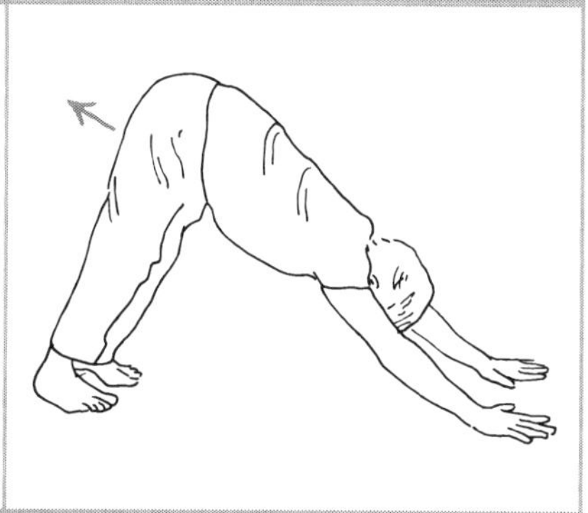

70a Oberkörper nach rechts drehen

70b Oberkörper nach links drehen

71 Plankenstellung

72 nach unten schauender Hund

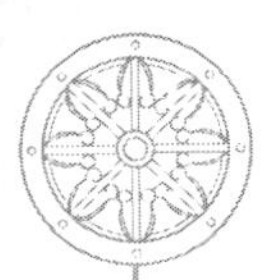

warm up

73
74
75
76
77
76|77 an der anderen Seite wiederholen

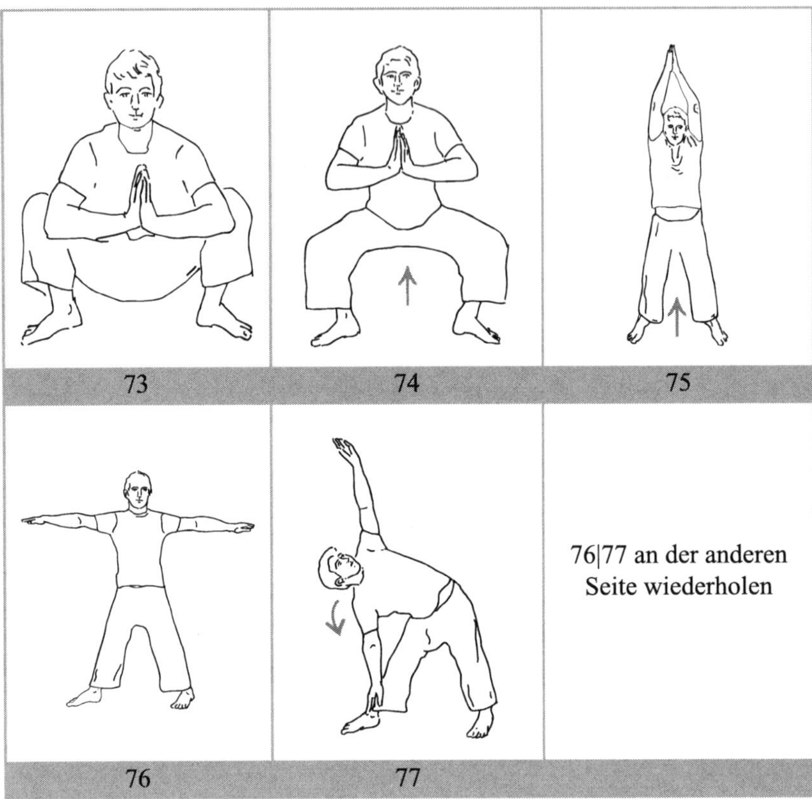

73 Hocke, 15 sec. halten

74 Körper auf halbe Höhe aufrichten, 10 sec. halten

75 Körper ganz aufrichten, auf die Zehenspitzen stellen,
Handprayer über dem Kopf

76 Arme zur Seite führen,
linkes Bein im 45° Winkel nach vorn eindrehen

77 Oberkörper über die Seite absenken,
Hand fasst an Unterschenkel, stretchen

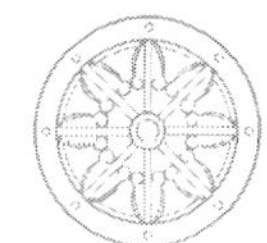

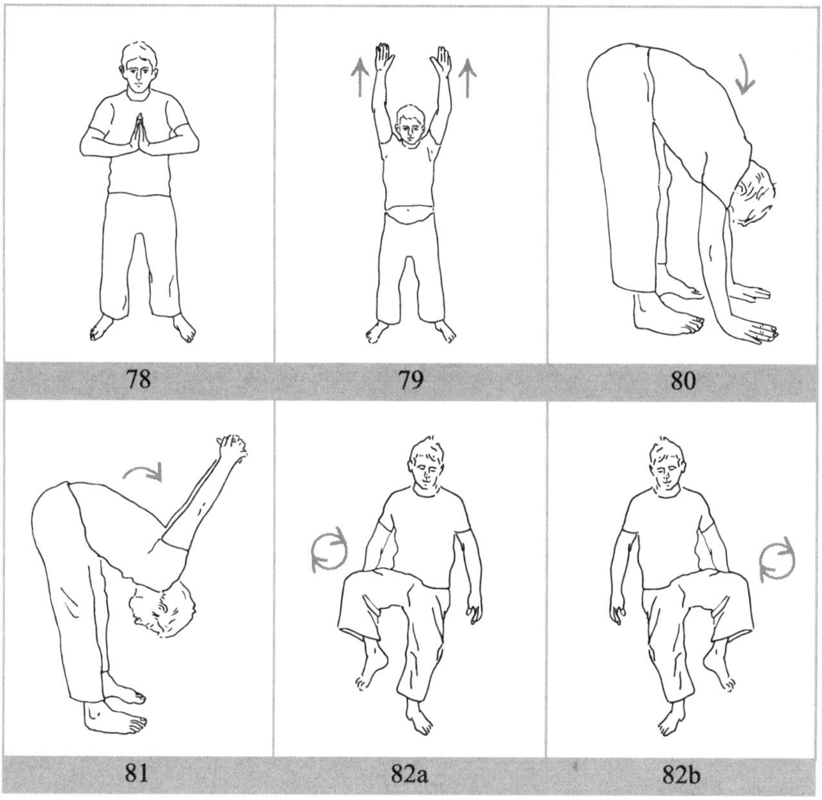

78	79	80
81	82a	82b

78 Handprayer

79 Arme zum Himmel führen

80 Oberkörper nach vorn beugen

81 Arme hinter dem Rücken verschränken und nach unten führen, stretchen

82a rechtes Bein anheben, 5- mal nach links und 5- mal nach rechts kreisen

82b linkes Bein anheben, 5- mal nach rechts und 5- mal nach links kreisen

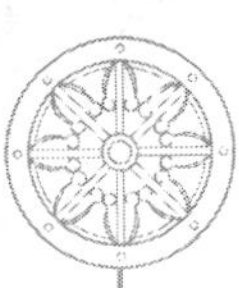

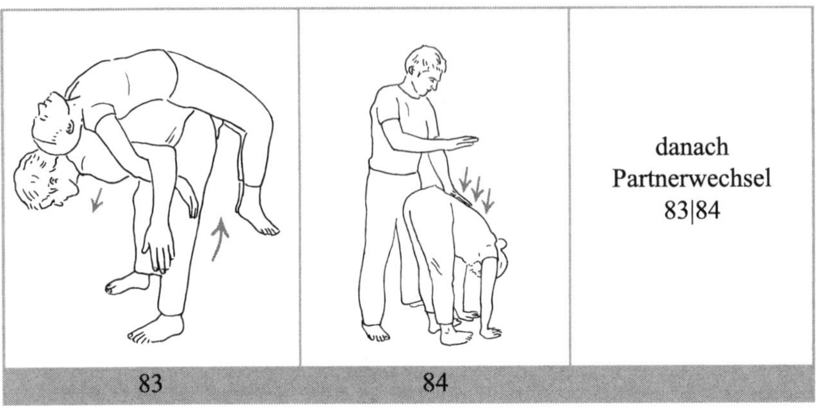

Abschlussübungen mit Partner

83 Rücken an Rücken stellen, Gesäß unter Gesäß vom Partner führen, aus der Hocke heraus anheben, 30 sec. halten

84 Partner mit Handflächen ca. 2 min. „ausklopfen“, Rücken, Arme, Beine

Bibliografie

Chongkol – Atchara Setthakorn – Nuad Bo-Rarn / The Traditional Massage of Thailand / Sang Ngern Printing, Chiang Mai, Thailand 1992

Maria Mercati / Thai Massage: Natural Therapy for Flexibility, Relaxation and Energy Balance / Asia Books 2001

Ohashi / Maria Müller - Ohashis Buch der Körperarbeit: Im Gleichgewicht der Energien / Schirner Verlag 2006

Wilfried Rappenecker / Shiatsu für Anfänger: Yu Sen - Sprudelnder Quell / Goldmann 1991

Maria Mercati / Thai Massage (Marshall Health Guides) / Marshall Editions 1999

Harald Brust / Die Kunst traditioneller Thaimassage - Traditionelle Thaimassage für Fortgeschrittene / Editions Duang Kamol 1998

Ohashi / Luise Kösling – Körperdeutung: Östliche Diagnose und Therapie / Schirner Verlag 2004

C. Pierce Salguero / Thai Massage Workbook: Basic and Advanced Courses / Findhorn Press 2007

B.K.S. Iyengar / Licht auf Yoga. Das grundlegende Lehrbuch des Hatha-Yoga / O.W. Barth Verlag 1993

Harald Brust / Die Kunst traditioneller Thaimassage / Editions Duang Kamol 1990

Carl Hermann Hempen / Taschenatlas Akupunktur. Tafeln und Texte zu Lage, Wirkung, Indikation, Stichtechnik / Georg Thieme Verlag 2005

Kam Thye Chow / Thai Yoga Massage / AT Verlag 2005

Shitsuto Masunaga, Watura Dhashi / Das große Buch der Heilung durch Shiatsu: Das Standardwerk über Theorie und Praxis der japanischen Heilmassage / O.W.Barth 2006

Renate Krackow / Traditionelle Thaimassage / Kolibri Verlag 1994

Leslie Kaminoff / Yoga Anatomy: Your illustrated guide to postures, movements, and breathing techniques / Human Kinetics 2007

Rudolf Theelen und Nicole Wetzler / Nuad-Thai: Grundlagen und Praxis der Traditionellen Thai-Massage / Pflaum Verlag 2003

Vishnu Devananda / Yoga für alle Lebensstufen, in Bildern / Graefe und Unzer Verlag / 1999

Vasant Lad / Das große Ayurveda-Heilbuch: Die umfassende Einführung in das Ayurveda. Mit praktischen Anleitungen zur Selbstdiagnose, Therapie und Heilung / Windpferd August 2003